ATLAS DER
KLINISCHEN HÄMATOLOGIE
UND CYTOLOGIE

BILDBAND

ATLAS DER KLINISCHEN HÄMATOLOGIE UND CYTOLOGIE

IN DEUTSCHER, ENGLISCHER, FRANZÖSISCHER UND SPANISCHER SPRACHE

VON

LUDWIG HEILMEYER UND HERBERT BEGEMANN

MIT BEITRÄGEN VON

W. MOHR UND W. LANGREDER

BILDBAND

MIT 257 FARBIGEN UND 4 EINFARBIGEN ABBILDUNGEN

GEZEICHNET VON
HANS DETTELBACHER UND THEA BARNER-DETTELBACHER

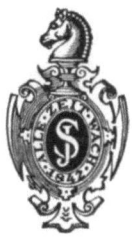

SPRINGER-VERLAG BERLIN HEIDELBERG GMBH

ISBN 978-3-642-53330-3   ISBN 978-3-642-53370-9 (eBook)
DOI 10.1007/978-3-642-53370-9

ALLE RECHTE,
INSBESONDERE DAS DER ÜBERSETZUNG IN FREMDE SPRACHEN,
VORBEHALTEN

OHNE AUSDRÜCKLICHE GENEHMIGUNG DES VERLAGES
IST ES AUCH NICHT GESTATTET, DIESES BUCH ODER TEILE DARAUS
AUF PHOTOMECHANISCHEM WEGE (PHOTOKOPIE, MIKROKOPIE), ZU VERVIELFÄLTIGEN

COPYRIGHT 1955 BY SPRINGER-VERLAG BERLIN HEIDELBERG
URSPRÜNGLICH ERSCHIENEN BEI SPRINGER-VERLAG OHG. IN BERLIN, GOTTINGEN AND HEIDELBERG 1955
SOFTCOVER REPRINT OF THE HARDCOVER 1ST EDITION 1955

Inhaltsverzeichnis.

Die im Normaldruck gesetzten Zahlen beziehen sich auf die Seiten im Textband, die *kursiv* gesetzten auf die *Tafelnummern* im Text- und Bildband.

	Seite	
A. Technische Einleitung	1	
I. Punktionstechnik	1	
II. Färbeverfahren	4	
III. Untersuchung auf Wurmeier und Amöben	8	
a) Wurmeier	8	
b) Amöben	9	
1. Herstellung von Frischpräparaten	9	
2. Gefärbtes Dauerpräparat auf Amöben (modifizierte Methode nach HEIDENHAIN)	10	
B. Bildteil	11	
I. Blut und Knochenmark	11	
1. Einzelzellen	11	
Übersichtstafeln	11,	*1/2*
Die Reticulumzellen des Knochenmarks	12,	*3*
Speichernde Zellen, Epithelien, Endothelien	12,	*4*
Plasmacelluläre Reticulumzellen	13,	*5*
Basophile Proerythroblasten	13,	*6*
Polychromatische Erythroblasten und orthochromatische Normoblasten	13,	*7*
Erythrocyten	14,	*8, 9*
Myeloblasten	15,	*10*
Gewebsbasophile (Gewebsmastzellen)	15,	*11*
Promyelocyten	15,	*12*
Neutrophile Myelocyten und Metamyelocyten	16,	*13*
Neutrophile Stab- und Segmentkernige, Abbauformen	16,	*14*
Die Peroxydasereaktion nach SATO der weißen Blutzellen	17,	*15*
Eosinophile und basophile Granulocyten, toxische Leukocytengranulation, PELGERsche Kernanomalie, ALDERsche Granulationsanomalie	17,	*16*
Megaloblasten	18,	*17*
Megaloblastenmitosen. Die Veränderungen der granulopoetischen Zellen bei der Perniciosa	18,	*18*
Die Entwicklung der Lymphocyten, verschiedene Lymphocytenformen	18,	*19*
Monocyten	19,	*20*
Die FEULGEN-Reaktion einzelner Blutzellen, Gegenfärbung mit Lichtgrün	19,	*21*
Junge und reife Megakaryocyten	20,	*22—24*
Osteoblasten und Osteoclasten	20,	*25*
Übersegmentierte Megakaryocyten	21,	*26*
2. Krankheitsbilder	21	
Normales Knochenmark	21,	*27/28*
Die Eisenmangelanämie	21,	*29*
Die hämolytischen Anämien	23	
Knochenmark bei hämolytischer Anämie	23,	*30*
Fetale Erythroblastose, Blutausstrich zusammengestellt	24,	*31*
Innenkörperanämie, Nilblausulfatfärbung	24,	*32*
Die megaloblastischen Anämien	24	
Megaloblastenmark bei perniziöser Anämie	26,	*33—38*
Ziegenmilchanämie, Knochenmark	26,	*39*
Ziegenmilchanämie, Blutbild	27,	*40*
Anbehandelte perniziöse Anämie	27,	*41*
Behandelte perniziöse Anämie	27,	*42*
Achromoreticulocyten bei perniziöser Anämie im Knochenmark	27,	*43*

Inhaltsverzeichnis.

	Seite	
Achromocyten und Achromoreticulocyten im peripheren Blut bei hämolytischem Ikterus	27,	*44*
Blutbilder bei perniziöser Anämie	28,	*45/46*
Die Polycythämie	28	
Vergleich zwischen Knochenmark eines Gesunden und einer Polycythämie	28,	*47/48*
Knochenmark bei Polycythämie	28,	*49*
Die Erythroblastosen des Erwachsenen	29	
Die chronische Erythroblastose (Typ HEILMEYER-SCHÖNER)	29,	*50—53*
Die akute Erythrämie (Typ Di GUGLIELMO)	30,	*54, 55*
Die reaktiven Knochenmarksveränderungen	30	
Knochenmark bei Infekt	30,	*56*
Reaktive Plasmazellvermehrung bei Infekt, Knochenmark	30,	*57*
Knochenmark bei Hypereosinophilie	31,	*58*
Peripheres Blut bei Hypereosinophilie	31,	*59*
Die infektiöse Mononucleose	31	*60—63*
Die chronisch myeloische Leukämie	32	
Knochenmark	33,	*64, 66, 67*
Peripheres Blut	33,	*65*
Megakaryocytenkernteile im peripheren Blut von chronisch myeloischer Leukämie	33,	*68*
Chronisch lymphatische Leukämie	33	
Knochenmark	34,	*69, 71—73*
Peripheres Blut	34,	*70*
Knochenmark eines Kranken mit Makroglobulinämie	34,	*74*
Chronisch myeloische Leukämie mit Myeloblastenschub, Knochenmark	34,	*75—80*
Die unreifzelligen Leukosen (akute Leukämien) und die akuten Erythroleukämien	35	
Paramyeloblastenleukämie, Knochenmark	37,	*81, 83, 85—93, 95, 97, 99, 100*
Paramyeloblastenleukämie, peripheres Blut	37,	*82, 84, 86, 94, 96, 98*
Akute lymphatische Leukämie im Knochenmark	40,	*101*
Akute lymphatische Leukämie, peripheres Blut, zusammengestellt	41,	*102*
Aleukämische Reticulose, Knochenmark	41,	*103, 105*
Aleukämische Reticulose, Blutbild, zusammengestellt	41,	*104, 106*
Akute Erythroleukämie, Knochenmark	42,	*107, 109, 110*
Akute Erythroleukämie, peripheres Blut	42,	*108*
Die Knochenmarksaplasie	42	
Leeres Knochenmark bei Panmyelophthise, zusammengestellt	43,	*111*
Panmyelophthise in Remission, Knochenmark	43,	*112*
Allergische Agranulocytose, Knochenmark	44,	*113*
Die Thrombopenien und -pathien	44	
Essentielle Thrombopenie (WERLHOFsche Krankheit), Knochenmark	44,	*114*
Einzelthrombocyten bei essentieller Thrombopenie	44,	*115*
Blutbild bei GLANZMANNscher Thrombasthenie, zusammengestelltes Bild	44,	*116*
Das Myelom (Plasmocytom)	45	
Myelom, Knochenmark	47,	*117—129*
Myelom, Knochenmark nach Behandlung mit Stilbamidin	48,	*130*
Paraproteinämische Reticulose, Knochenmark	49,	*131, 132*
Morbus GAUCHER, Knochenmarksausstriche	49,	*133, 134*
Lupus erythematodes-Zellen, Knochenmark	50,	*135*
II. Milz- und Lymphknotenpunktate	50	
Serosazellen im Milzpunktat	52,	*136*
Pulpazellen im Milzpunktat	52,	*137*
Normales Lymphknotenpunktat	52,	*138*
Lymphknotenpunktat bei einfacher Hyperplasie	53,	*139—143*
Lymphknotenpunktat bei hyperergischer Lymphknotenhyperplasie	54,	*144—147*

Lymphknotenpunktat bei großfollikulärem Lymphoblastom (BRILL-SYMMERSsche
    Krankheit) 54, *148*
Lymphknotenpunktat bei BOECKscher Krankheit 55, *149*
Lymphknotenpunktat bei Tuberkulose . . . . 55, *150—152*
Milzpunktat bei Milztuberkulose 55, *153*
Lymphknotenpunktat bei einschmelzender Lymphadenitis 56, *154*
LANGHANSsche Riesenzelle aus einer verkäsenden Lymphknotentuberkulose 56, *155*
Konfluierende Epitheloidzellen bei Lymphknotentuberkulose, Lymphknotenpunktat 56, *156*
Die Lymphogranulomatose 56
Lymphogranulomatose, Lymphknotenpunktat . . . . 57, 58, *157—162*
                                                                                                                                                   165—167
Lymphogranulomatose, Milzpunktat 58, *163, 164*

III. Die Cytologie der Leberpunktate 59
    Bearbeitet zusammen mit Dozent Dr. H. A. KÜHN, Freiburg.
    Normale Leberzellen, Ausstrichpräparat 60, *168, 171*
    Normale Leberzellen, Schnittpräparat 60, *169*
    Subakute Leberdystrophie, Ausstrichpräparat 60, *170*
    Akute Hepatitis, Ausstrichpräparat 60, *172*
    Akute Hepatitis, Schnittpräparat 60, *173*
    Leberzelle bei Pigmentcirrhose (Hämochromatose), Ausstrichpräparat, Berliner-
        Blaureaktion 60, *174*

IV. Sonstige Organpunktate 61
    Normale Speicheldrüse, Tupfpräparat 61, *175*
    Das Thyroidogramm 61
    Normale Schilddrüse, Ausstrichpräparat 61, *176*
    Nierenzellen, Tupfpräparat 61, *177/178*
    Prostata 62
    Normale Prostata, Tupfpräparat 62, *179*

V. Tumorpunktate 62
    Prostatacarcinom, Knochenmarksmetastase 63, *180*
    Bronchialcarcinom, Lymphknotenmetastase 63, *181, 182*
    Schilddrüsencarcinom, Tumorpunktat 64, *183*
    Gallertcarcinom (Knochenmarksmetastase) 64, *184*
    Mammacarcinom, Lymphknotenmetastase 64, *185*
    Mammasarkom, Tumorpunktat 64, *186*
    Chondrosarkom, Tumorpunktat 64, *187*
    Melanosarkom, Tumorpunktat 64, *188*
    Melanosarkom, Lymphknotenmetastasen 64, *189, 190*
    Sarkom, Tumorpunktate 65, *191, 192*
    Seminom, Lymphknotenmetastase 65, *193*
    Hypernephrom, Knochenmetastase 65, *194*
    Chlorom, Tumorpunktat 65, *195*
    Lymphosarkom, Lymphknotenpunktat 65, *196*
    Reticulosen, Reticulosarkome, EWING-Sarkom 66
    Reticulose, Lymphknotenpunktat 66, *197*
    Reticulosarkom, Lymphknotenpunktate 66, *198, 199*
    EWING-Sarkom, Knochenmarkspunktat 67, *200*

VI. Die Cytologie von Magensaft, Sputum, Ascites und Pleurapunktaten 67
    Magensaftsediment, PAPANICOLAOU-Färbung 68, *201*
    Tupfsondenpräparat aus dem Magen eines Gesunden. Zylinderzellen 68, *202*
    Tupfsondenpräparat bei Superacidität. Nebenzellen, 2 Belegzellen . . . . 68, *203—205*
    Tupfsondenpräparat bei Achylie. Niedriges Oberflächenepithel 69, *206*
    Tupfsondenpräparat bei Perniciosa. Großes kubisches Oberflächenepithel 69, *207*
    Tupfsondenpräparat bei Magencarcinom. Tumorzellen 69, *208*
    Duodenalsediment bei chronischer Cholangitis nach Syntobilininjektion (Lebergalle).
        Leberzellen 70, *209*
    Sputumausstriche 70, *210, 211*
    Sputumausstrich, Tumorzellen 70, *212*
    Pleurapunktat bei Stauungserguß. Sedimentausstrich 70, *213*
    Ascitessedimentausstrich bei Stauungserguß 71, *214*
    Pleurapunktat bei entzündlichem Exsudat, Sedimentausstrich 71, *215*
    Pleurapunktat. Metastasierendes Fornixcarcinom, Sedimentausstrich 71, *216*
    Ascitespunktat. Metastasierendes Gallertcarcinom, Sedimentausstrich 71, *217*

VIII   Inhaltsverzeichnis.

Seite

    Anhang

        Abstrich aus dem Grunde eines Epithelbläschens bei Herpes zoster. Riesenzellen . **71**, *218*

VII. Zur Cytologie der Vagina **72**

    Bearbeitet von Doz. Dr. WILHELM LANGREDER, Mainz.

        Ruhende Cyclusphase **77**, *219*
        Abstrichbild bei junger Proliferationsphase (6. Cyclustag). Trichomonadiasis und Reinheitsgrad III **78**, *220*
        Fortgeschrittene Proliferationsphase (14. Cyclustag) **78**, *221*
        Frühe Sekretionsphase (16. Cyclustag) **78**, *222*
        Mittlere Sekretionsphase (22. Cyclustag) **79**, *223*
        Späte Sekretionsphase (28. Cyclustag) **79**, *224*
        Menstruation (2. Cyclustag) **79**, *225*
        Junge Gravidität (mens II) **80**, *226*
        Fortgeschrittene Gravidität (mens VI) **80**, *227*, *228*
        Abortus incompletus (mens III) **81**, *229*
        Wöchnerin (4. Tag post partum) **81**, *230*
        Polyp der Cervix (12. Cyclustag) **81**, *231*
        Beginnendes Ca. colli (24. Cyclustag) **82**, *232*
        Fortgeschrittenes Ca. colli (Stadium III) **82**, *233*
        Adeno-carcinoma endometrii **82**, *234*
        Fortgeschrittenes Plattenepithelcarcinom (verhornendes Plattenepithelcarcinom der Portio vaginalis) **83**, *235*
        Plattenepithelcarcinom der Vagina **83**, *236*, *237*

VIII. Anhang:

    Blutparasiten. Wichtigste Erreger von Tropenkrankheiten und Wurmeier **84**
    Bearbeitet von Prof. Dr. WERNER MOHR, Hamburg.

        Malaria tertiana (Plasmodium vivax) **84**, *238*
        Malaria quartana (Plasmodium malariae) **85**, *239*
        Malaria tropica (Plasmodium falciparum sive immaculatum) **85**, *240*
        Schlafkrankheit, Erreger: Trypanosoma gambiense **86**, *241*
        Chagas-Krankheit, Erreger: Schizotrypanum cruzi (Trypanosoma cruzi) **86**, *242*
        Kala-Azar. Erreger: Leishmania donovani **86**, *243–245*
        Orientbeule. Erreger: Leishmania tropica **87**, *246*
        Rückfallfieber (Spirochaeta recurrentis sive spirochaeta obermeieri) **87**, *247*
        Oroyafieber. Erreger: Bartonella bacilliformis **87**, *248*
        Toxoplasmose. Erreger: Toxoplasma gondii **87**, *249*
        Lepra. Erreger: Mycobacterium leprae **87**, *250*
        Acantocheilonema **88**, *251*
        Loa loa **88**, *252*
        Wuchereria bancrofti **88**, *253*
        Onchocerca volvulus **88**, *254*
        Wurmeier **89**, *255*
        Amöbenruhr, Erreger: Entamoeba histolytica **90**, *256*
        Entamoeba histolytica bei starker Vergrößerung im Phasenkontrastmikroskop . **91**, *257*
        Übersichtstafel der Darmamöben des Menschen **91**, *258*
        Lamblia intestinalis (= Giardia intestinalis) **92**, *259*
        Hauptunterschiede zwischen Entamoeba histolytica und Entamoeba coli **92**, *260*, *261*

Sachverzeichnis am Schluß des Bandes nach Tafel 261.

Contents.

Numbers in normal print refer to the English text, those in *italics* refer to the respective plate.

	page	
A. Introduction and technical part	95	
I. Puncture technique	95	
II. Staining technique	97	
III. Methods of examination for worm eggs and for amebae	100	
a) Worm eggs	100	
b) Ameba	101	
1. Examination of fresh material	101	
2. Permanent mounts	101	
B. Discussion of plates	102	
I. Peripheral blood and bone marrow	102	
1. Cellular elements of the blood	102	
Survey	102,	*1, 2*
The reticulum of the bone marrow	102,	*3*
Phagocytes, epithelial and endothelial cells	103,	*4*
Plasma elements of the reticulum	103,	*5*
Basophilic proerythroblasts	103,	*6*
Polychromatic erythroblasts and orthochromatic normoblasts	104,	*7*
Erythrocytes	104,	*8, 9*
Myeloblasts	105,	*10*
Basophilic cells of tissues	105,	*11*
Promyelocytes	106,	*12*
Neutrophilic myelocytes and metamyelocytes	106,	*13*
Neutrophilic metamyelocytes (juvenile forms) and polymorphonuclear neutrophils	106,	*14*
The peroxydase reaction of leukocytes	106,	*15*
Eosinophilic and basophilic granulocytes, toxic granula, PELGER's and ALDER's anomalies of granulocytes	107,	*16*
Megaloblasts	107,	*17*
Mitosis of megaloblasts and granulopoietic cells in pernicious anemia	107,	*18*
Development of lymphocytes, forms of lymphocytes, lymphoid plasma cells	108,	*19*
Monocytes	108,	*20*
The FEULGEN reaction	108,	*21*
Young and mature megakaryocytes	108,	*22*
Osteoblasts and osteoclasts	109,	*25*
Hypersegmented megakaryocytes	109,	*26*
2. Cellular elements of blood in various diseases	110	
Normal bone marrow	110,	*27, 28*
The iron deficiency anemias	110,	*29*
Hemolytic anemias	110	
Bone marrow in hemolytic anemia	112,	*30*
Blood smear from a case of erythroblastosis fetalis	112,	*31*
HEINZ-EHRLICH bodies, Nile-blue sulfate stain	112,	*32*
The megaloblastic anemias	112	
Bone marrow in pernicious anemia	113,	*33—38*
Bone marrow in goat's milk anemia	115,	*39*
Peripheral blood smear in goat's milk anemia	115,	*40*
Bone marrow in pernicious anemia during therapy	115, 116,	*41, 42*
Bone marrow with achromoreticulocytes in a case of pernicious anemia	116,	*43*
Peripheral blood with achromocytes and achromoreticulocytes in a case of hemolytic anemia	116,	*44*
Peripheral blood in pernicious anemia	116,	*45, 46*

Contents.

	page	
Polycythemia	116	
Comparison of normal bone marrow with that from a case of true polycythemia	117,	*47, 48*
Bone marrow in polycythemia	117,	*49*
Erythroblastosis of the adult	117	
Chronic erythremia (Morbus HEILMEYER-SCHÖNER)	117	
Bone marrow in chronic erythremia	118,	*50–53*
Acute erythremia (Morbus DI GUGLIELMO)	118	
Bone marrow in acute erythremia	118,	*54, 55*
Bone marrow reaction to infection	119	
Bone marrow during infection	119,	*56*
Bone marrow during infection, increase in plasma cells	119,	*57*
Hypereosinophilia	119	
Bone marrow and peripheral blood in hypereosinophilia	119,	*58, 59*
Infectious mononucleosis	120	
Peripheral blood in infectious mononucleosis	120,	*60–63*
Chronic myeloid leukemia	121	
Bone marrow in chronic myeloid leukemia	121,	*64, 66, 67*
Peripheral blood in chronic myeloid leukemia	122,	*65, 68*
Chronic lymphatic leukemia	123	
Bone marrow in chronic lymphatic leukemia	123,	*69, 71–73*
Peripheral blood in chronic lymphatic leukemia	123,	*70*
Bone marrow in case of macroglobulinemia	124,	*74*
Bone marrow in chronic myeloid leukemia, transition to myeloblastic form	124,	*75–80*
The acute leukemias	125	
Bone marrow in acute paramyeloblastic leukemia	125—127	*81, 83, 85—93, 95, 97, 99, 100*
Peripheral blood in acute paramyeloblastic leukemia	126—127	*82, 84, 86, 94, 96, 98*
Bone marrow in acute lymphatic leukemia	128,	*101*
Peripheral blood from same case	128,	*102*
Bone marrow in aleukemic reticulosis	129,	*103, 105*
Peripheral blood in aleukemic reticulosis	129,	*104, 106*
Bone marrow in acute erythro-leukemia	129,	*107, 109, 110*
Peripheral in acute erythro-lenkemia	129,	*108*
The bone marrow aplasias	130	
Bone marrow in panmyelophthisis	130,	*111*
Bone marrow in panmyelophthisis during a remission	130,	*112*
Bone marrow in allergic agranulocytosis	131,	*113*
The disturbances in thrombopoiesis	131	
Bone marrow in WERLHOF's thrombopenia	131,	*114*
Thrombocytes in WERLHOF's thrombopenia	132,	*115*
Peripheral blood in congenital thrombasthenia	132,	*116*
Myeloma and reticulosis	132	
Bone marrow in myeloma	134,	*117–129*
Bone marrow in multiple myelomata after therapy with stilbamidine	135,	*130*
Bone marrow in paraproteinemic reticulosis	135,	*131, 132*
GAUCHER's disease	135,	*133, 134*
Lupus erythematosus	136,	*135*
II. Punctures of spleen and lymphnodes	136	
Serous peritoneal cells in splenic sample	138,	*136*
Pulp elements in sample of spleen	138,	*137*
Puncture of normal lymphnode	138,	*138*
Hyperplastic and hyperergic lymphnodes	138	
Hyperplastic lymphnode	138, 139,	*139–143*
Hyperergic lymphnode	139,	*144–147*

Contents.   XI

                                                                                                        page

      Lymphoblastoma (BRILL-SYMMERS' lymphoblastoma) 140, *148*
      Tuberculosis and sarcoidosis of lymphnodes and spleen 140
      BOECK's sarcoidosis 140, *149*
      Tuberculosis . . . . 140, *150—155*
      HODGKIN's disease . . . . 141, 142, *157—167*

III. The cytology of liver punctures 143
    Prepared together with A. H. KÜHN.
      Smear showing normal liver cells 143, 144 *168, 171*
      Section with normal liver cells 143, *169*
      Smear from subacute liver atrophy 143, *170*
      Smear from acute hepatitis 144, *172*
      Section from acute hepatitis 144, *173*
      Smear from hemochromatosis (Prussian-blue stain) 144, *174*

IV. Puncture of some organs 144
      Smear from normal salivary gland 144, *175*
      Puncture of the thyroid gland 144
      Smear showing normal thyroid cells 144, *176*
      Puncture of kidney 145
      Smear showing normal cells from the kidney . . . . 145, *177—178*
      Puncture of the prostate 145
      Smear of normal cells from the prostate gland 145, *179*

V. The cytology of tumour punctures 145
      Bone marrow in metastatic prostate carcinoma 146, *180*
      Lymph node in metastatic bronchial carcinoma 146, *181, 182*
      Primary thyroid carcinoma 146, *183*
      Bone marrow of metastatic mucoid carcinoma (GALLERT carcinoma) . . . 146, *184*
      Lymph node in metastatic carcinoma of mammary gland 146, *185*
      Primary sarcoma of the mammary gland 146, *186*
      Primary chondrosarcoma 146, *187*
      Melanosarcoma 146, *188*
      Lymph node in metastatic melanosarcoma 146, *189*
      Lymph node in metastatic melanosarcoma 147, *190*
      Primary sarcoma 147, *191, 192*
      Lymph node in metastatic seminoma 147, *193*
      Bone marrow in nephroma (Hypernephroma) 147, *194*
      Chloroma 147, *195*
      Lymph node in lymphosarcoma 147, *196*
      Reticulosis, reticulo-sarcoma, EWING's sarcoma 147
      Lymph node in benign reticulosis 148, *197*
      Lymph node in reticulosarcoma 148, *198, 199*
      Bone marrow in EWING's sarcoma 148, *200*

VI. Cytology of gastric juice, sputum, ascites and pleural fluid 148
      Sediment of gastric juice (PAPANICOLAOU's stain) 149, *201*
      Gastric smear with normal cells (Obtained by the methode of HENNING) . . . 149, *202*
      Gastric smear in hyperacidity (Obtained by the method of HENNING) . . . . 149, *203—205*
      Gastric smear in achylia (Obtained by the method of HENNING) 149, *206*
      Gastric smear in pernicious anemia (Obtained by the method of HENNING) . . . 150, *207*
      Gastric smear in carcinoma (Obtained by the method of HENNING) 150, *208*
      Sediment from duodenal fluid in chronic cholangitis 150, *209*
      Smear from sputum 150, *210, 211*
      Smear from sputum with tumour cells 150, *212*
      Sediment from pleural fluid 150, *213*
      Sediment of ascites 151, *214*
      Sediment from pleural exudate 151, *215*
      Sediment from pleural fluid in metastatic carcinoma 151, *216*
      Sediment from ascites in metastatic mucoid carcinoma 151, *217*
      Smear from a herpes zoster pustule 151, *218*

VII. Vaginal smear cytology 151
    By WILHELM H. LANGREDER, Mainz.
      Resting phase 156, *219*
      Proliferating phase, 6th day of cycle, trichomonadiasis 156, *220*

	page
Progressed proliferating phase, 14th day of cycle	156, *221*
Early secreting phase, 16th day of cycle	156, *222*
Mid secreting phase, 22nd day of cycle	157, *223*
Secreting phase, 28th day of cycle	157, *224*
Menstrual bleeding, 2nd day of cycle	157, *225*
Young pregnancy	157, *226*
Pregnancy in the 6th month	158, *227, 228*
Incomplete abortion in the 3rd month of pregnancy	158, *229*
Vaginal smear on the 4th day post partum	158, *230*
Cervical polyp, 12th day of cycle	159, *231*
Beginning carcinoma of the cervix, 24th day of cycle	159, *232*
Progressed carcinoma of cervix	159, *233*
Endometrial adeno-carcinoma	159, *234*
Progressed case of squamous cell carcinoma of the cervix	160, *235*
Squamous cell carcinoma of the vagina	160, *236, 237*

VIII. Parasites. The m,ost important agents causing tropical diseases, worm eggs 161
By WERNER MOHR, Hamburg.

Vivax or tertian malaria (Plasmodium vivax)	161, *238*
Quartan malaria (Plasmodium malariae)	161, *239*
Falciparum malaria or estivo-autumnal malaria or malaria tropica (Plasmodia falciparum sive immaculatum)	162, *240*
African trypanosomiasis, or African sleeping sickness (Trypanosoma gambiense)	162, *241*
CHAGAS' disease or South American trypanosomiasis (Trypanosoma cruzi)	162, *242*
Kala-Azar or visceral leishmaniasis or dumdum fever or black fever (Leishmania donovani)	162, *243*
Kala-Azar	163, *244*
Kala-Azar. Panoptic stain	163, *245*
Aleppo boil or cutaneous leishmaniasis or oriental sore (Leishmania tropica)	163, *246*
Relapsing fever or recurrent fever or tick fever or spirillium fever (Borrelia recurrentis sive Spirochaeta recurrentis sive Spirochaeta obermeieri)	163, *247*
CARRION's disease or oroya fever or bartonellosis (Bartonella bacilliformis)	163, *248*
Toxoplasmosis (Toxoplasma gondii)	163, *249*
Leprosy (Mycobacterium leprae)	164, *250*
Acanthocheilonema perstans	164, *251*
Filaria loa loa	164, *252*
Wuchereria bancrofti	164, *253*
Onchocerca volvulus	164, *254*
Worm eggs	165, *255*
Amebic dysentery	166, *256*
Entamoeba histolytica	167, *257*
Survey of intestinal amebas	167, *258*
Lamblia- or Giardia intestinalis	167, *259*
Main differences between entamoeba histolytica and entamoeba coli	168, *260, 261*

Subject Index at the end of this volume after table 261.

Table des Matières.

Les chiffres en caractères ordinaires renvoient aux pages du texte, ceux qui sont imprimés en *italique* renvoient aux N^{os} *des planches* dans le texte et dans la partie illustrée.

	Page	
A. Introduction technique	171	
1. Technique des ponctions	171	
2. Colorations	174	
3. Recherche des œufs de parasites et amibes	178	
a) œufs de parasites	178	
b) amibes	179	
Préparations fraiches	179	
Préparations séchées et colorées (Méth. de HEIDENHAIN modif.)	180	
B. Illustrations	180	
I. Sang et moelle osseuse	180	
1. Morphologie des différents types cellulaires	180	
Planches synoptiques	180,	*1/2*
Les cellules réticulaires de la moelle	181,	*3*
Epithéliums, endothéliums, macrophages	181,	*4*
Cellules réticulaires plasmocytaires	182,	*5*
Proérythroblastes basophiles	182,	*6*
Erythroblastes polychromatophiles et normoblastes orthochromat.	182,	*7*
Erythrocytes	183,	*8, 9*
Myéloblastes	184,	*10*
Basophiles tissulaires (Mastzellen tissulaires)	184,	*11*
Promyélocytes	184,	*12*
Myélocytes et métamyélocytes neutrophiles	184,	*13*
Neutrophiles non segmentés et segmentés	185,	*14*
La réaction de peroxydase de SATO appliquée aux leucocytes	185,	*15*
Granulocytes éosinophiles et basophiles, granulations toxiques, anomalie nucléaire de PELGER, anomalie d'ALDER	186,	*16*
Mégaloblastes	186,	*17*
Mégaloblastes en mitose. Modifications de la série granulocytaire au cours de l'anémie pernicieuse	187,	*18*
La lymphocytogenèse, diverses formes lymphocytaires	187,	*19*
Monocytes	188,	*20*
La réaction de FEULGEN avec contre-coloration au vert lumière	188,	*21*
Mégacaryocytes jeunes et adultes	188,	*22—24*
Ostéoblastes et ostéoclastes	189,	*25*
Mégacaryocytes hypersegmentés	191,	*26*
2. Syndromes cliniques	191	
Moelle osseuse normale	191,	*27/28*
L'anémie ferriprive	191,	*29*
Les anémies hémolytiques	192	
Moelle osseuse dans l'an. hémol.	192,	*30*
Erythroblastose foetale, sang, reconstitution	192,	*31*
Anémie à corps endoglobulaires, color. au sulf. de Bleu de Nil	193,	*32*
Les anémies mégaloblastiques	193	
Moelle mégaloblastique dans l'A. pernic.	194,	*33—38*
L'A. du lait de chèvre, moelle osseuse	196,	*39*
L'A. du lait de chèvre, image sanguine	196,	*40*
A. pernicieuse après début de traitement	196,	*41*
A. pernicieuse traitée	197,	*42*
Achromoréticulocytes dans la moelle osseuse dans l'A. pernic.	197,	*43*

XIV   Table des Matières.

	Page
Achromocytes et achromoréticulocytes dans le sang périphérique dans l'ictère hémolytique	197, *44*
Images sanguines dans l'anémie pernicieuse	197, *45/46*
La polycythémie	198
Comparaison entre une moelle normale et une moelle de polycythémie	198, *47/48*
Moelle osseuse en cas de polycythémie	199, *49*
Les érythroblastoses de l'adulte	199
Erythroblastose chronique (Type Heilmeyer-Schoener)	199, *50—53*
Erythrémie aigue (type Di Guglielmo)	200, *54—55*
Les modifications médullaires réactionnelles	201
Moelle osseuse en cas d'infection	201, *56*
Augmentation des plasmocytes dans l'infection, moelle	201, *57*
Moelle dans l'hyperéosinophilie	201, *58*
Sang périphérique dans l'hyperéosinophilie	201, *59*
La mononucléose infectieuse	202, *60—63*
Leucémie myéloïde chronique	203
Moelle osseuse	203—205, *64, 66, 67*
Sang périphérique	204, *65*
Fragments de mégacaryocytes dans le sang périphérique d'une leucémie myéloïde chronique	205, *68*
Leucémie lymphoïde chronique	205
Moelle osseuse	205, *69, 71—73*
Sang périphérique	205, *70*
Moelle osseuse dans un cas de macroglobulinémie	206, *74*
Poussée myéloblastique dans une leuc. myél. chron., moelle	206, 207, *75—80*
Leucoses à cellules souches (leucoses aigues) et érythroleucémies aigues	207
Leucémie à paramyéloblastes, moelle	208, *81, 83, 85—93, 95, 97, 99, 100*
Leucémie à paramyéloblastes, sang périphérique	209—211, *82, 84, 86, 94, 96, 98*
Leucémie lymphoïde aigue dans la moelle osseuse	212, *101*
Leucémie lymphoïde aigue, sang périphérique, reconstitution	212, *102*
Réticulose aleucémique, moelle	212, 213, *103, 105*
Réticulose aleucémique, image sanguine, reconstitution	213, *104, 106*
Erythroleucémie aigue, moelle	213, 214, *107, 109, 110*
Erythroleucémie aigue, sang périphérique	213, *108*
Aplasie médullaire	214
Moelle désertique dans la panmyélophtisie, reconstitution	215, *111*
Panmyélophtisie en phase de rémission, moelle	215, *112*
Agranulocytose allergique, moelle	215, *113*
Thrombopénies et thrombopathies	216
Thrombopénie essentielle, moelle (mal. de Werlhof)	216, *114*
Thrombocytes isolés dans la thrombopénie essentielle	216, *115*
Image sanguine dans la thrombasthénie de Glanzmann, reconstitution	216, *116*
Le myélome (Plasmocytome)	217
Myélome, moelle	219, *117—129*
Myélome, moelle après traitement au Stilbamidin	220, *130*
Réticulose paraprotéinémique, moelle	220, 221, *131, 132*
Maladie de Gaucher, moelle	221, *133, 134*
Cellules de lupus érythémateux, moelle	221, *135*
II. Ponctions de rate et de ganglions lymphatiques	222
Cellules séreuses dans la ponction splénique	224, *136*
Cellules de la pulpe splénique	224, *137*
Adénogramme normal	224, *138*
Adénogramme dans l'hyperplasie simple	224, 225, *139—143*

Adénogramme dans l'hyperplasie hyperergique. . . . . 225, 226, *144—147*
Adénogramme dans un lymphoblastome macrofolliculaire (mal. de BRILL-SYMMER) 226, *148*
Adénogramme dans la mal. de BESNIER-BOECK. 226, *149*
Adénogramme dans la tuberculose . . . . 227, *150—152*
Splénogramme dans la tuberculose splénique 227, *153*
Adénogramme dans une lymphadénie tuberculeuse en voie de ramollissement . . 227, *154*
Cellules géantes de LANGHANS d'une lymphadénie caséifiée 228, *155*
Cellules épithélioïdes confluentes dans une lymphadénie tuberculeuse 228, *156*
Lymphogranulomatose 228
Lymphogranulomatose, adénogramme . . . . 228, 229, 230, *157—162*
                                                                                    165—167
Lymphogranulomatose, splénogramme . . . . 230, *163—164*

III. Cytologie des ponctions du foie 230
   En collaboration avec le Dr. H. A. KUEHN, Priv. Doz., Freiburg.
   Cellules hépatiques normales, étalement 231, *168, 171*
   Cellules hépatiques normales, coupe 231, *169*
   Atrophie subaigue du foie, étalement 231, *170*
   Hépatite, aigue étalement 232, *172*
   Hépatite aigue, coupe 232, *173*
   Cellule hépatique dans la cirrhose pigmentaire, étalement 232, *174*

IV. Autres ponctions d'organes 232
   Glandes salivaires normales, décalque 232, *175*
   Thyroïdogramme 232
   Thyroïde normale, étalement 233, *176*
   Cellules rénale, décalques . . . . 233, *177—178*
   Prostate 233
   Prostate normale, décalque 233, *179*

V. Ponctions de tumeurs 234
   Cancer de la prostate, métastase dans la moelle osseuse 234, *180*
   Cancer bronchique, métastase ganglionnaire . . . . 235, *181—182*
   Cancer de la thyroïde, ponction de la tumeur 235, *183*
   Cancer colloïde, métastase dans la moelle osseuse 235, *184*
   Cancer du sein, métastase ganglionnaire 235, *185*
   Sarcome du sein, ponction de la tumeur 236, *186*
   Chondrosarcome, ponction de la tumeur 236, *187*
   Mélanosarcome, ponction de la tumeur 236, *188*
   Mélanosarcome; métastase ganglionnaire 236, *189*
   Sarcome, ponction de tumeur 236, *191/192*
   Séminome, métastase ganglionnaire 236, *193*
   Tumeur de GRAWITZ, métastase osseuse 236, *194*
   Sclérome, ponction de tumeur 237, *195*
   Lymphosarcome, adénogramme 237, *196*
   Réticulose, réticulosarcome, sarcome d'EWING 237
   Réticulose, adénogramme 238, *197*
   Réticulosarcome, adénogramme 238, *198/199*
   Sarcome d'EWING, ponction de moelle 238, *200*

VI. Cytologie gastrique, cytologie des crachats, des liquides d'ascite et de ponction pleurale 238
   Liquide gastrique, sédiment, coloration de PAPANICOLAOU 239, *201*
   Cytologie gastrique normale, cellules cylindriques 239, *202*
   Cytologie en cas d'hyperacidité gastrique . . . . 239, 240, *203—205*
   Cytologie dans l'achylie 240, *206*
   Cytologie dans l'anémie pernicieuse 240, *207*
   Cytologie dans le cancer de l'estomac, cellules tumorales 240, *208*
   Tubage duodénal, sédiment dans l'angiocholite chronique, après inj. de synthobilin 241, *209*
   Crachats, étalements . . . . 241, *210—211*
   Crachats, cellules tumorales 241, *212*
   Sédiments de transsudat pleural, étalement 241, *213*
   Sédiment d'ascite, étalement 242, *214*
   Sédiment de liquide pleural exsudatif 242, *215*
   Ponction pleurale dans un cas de métastase cancéreuse 242, *216*
   Ponction d'ascite en cas de métastase de cancer colloïde, Sédim 242, *217*
   Addendum: produit de raclage d'une vésicule herpetique dans l'Herpes Zoster,
       cellules géantes 242, *218*

		Page
VII.	Cytologie vaginale (par le Dr. LANGREDER, Priv. Doz., Mainz)	243
	Phase de repos du cycle	248, *219*
	Début de la phase de prolifération, 6ème jour du cycle; trichomonas, degré de pureté III	248, *220*
	Phase de prolifération avancée, 14ème jour	249, *221*
	Début de la phase de sécrétion, 16ème jour du cycle	249, *222*
	Milieu de la phase de sécrétion (22ème jour)	249, *223*
	Fin de la phase de sécrétion, 28ème jour	249, *224*
	Menstruation, 2ème jour du cycle	250, *225*
	Début de grossesse, 2ème mois	250, *226*
	Grossesse au 6ème mois	250, 251, *227/228*
	Avortement incomplet au 3ème mois	251, *229*
	4ème jour post partum	251, *230*
	Polype cervical, 12ème jour du cycle	252, *231*
	Début de Cancer du col, 24ème jour du cycle	252, *232*
	Cancer du col avancé, stade III	252, *233*
	Cancer de l'endomètre	253, *234*
	Epithélioma spinocellulaire avancé de la portio vaginalis	253, *235*
	Epithélioma spinocellulaire du vagin	253, 254, *236/237*
VIII.	Addendum	
	Parasites sanguicoles. Principaux agents des affections tropicales et œufs de parasites (par le Prof. WERNER MOHR, Hambourg).	254
	Paludisme, tierce bénigne (plasmodium vivax)	254, *238*
	Fièvre quarte (plasmodium malariae)	255, *239*
	Malaria tropica (plasm. falciparum)	255, *240*
	Agent de la maladie du sommeil: trypanosoma gambiense	255, *241*
	Agent de la maladie de Chagas: schizotrypanum cruzi	256, *242*
	Agent du Kala-Azar; Leishmania Donovani	256, *243—245*
	Bouton d'Orient (leishmania tropica)	256, *246*
	Fièvre récurrente (spirochaeta recurrentis)	256, *247*
	Fièvre d'Oroya (agent: Bartonella bacilliformis)	257, *248*
	Toxoplasmose (agent: Toxoplasma Gondii)	257, *249*
	Lèpre (agent: bacille de Hansen)	257, *250*
	Achantocheilonema	257, *251*
	Loa-Loa	257, *252*
	Wuchecheria Bancrofti	258, *253*
	Onchocerca volvulus	258, *254*
	Oeufs de parasites	258, 259, *255*
	Dysenterie amibienne: entamoeba histolytica	260, *256*
	Entamoeba histolytica au fort grossissement (microscope à contraste de phase)	260, *257*
	Tableau récapitulatif des amibes rencontrées dans le tube digestif de l'homme	260, *258*
	Lamblia intestinalis	261, *259*
	Différences principales entre Entamoeba histolytica et E. coli	261, *260/261*

Table des matières à la fin de ce tome illustré après la planche 261.

Indice de materias.

Los números impresos en tipos normales indican las páginas del tomo correspondiente al texto, y los impresos en letra *cursiva* se refieren a la numeración de las láminas, tanto en el tomo de texto como en el volumen de ilustración.

	Página
A. Introducción técnica	265
I. Técnica de la punción	265
II. Técnica de tinción	268
III. Métodos de investigación de huevos de helmintos y amebas	274
a) Huevos de helmintos	274
b) Amebas	275
1. Elaboración de las preparaciones frescas	275
2. Preparación permanente coloreada de amebas	275
B. Sección de figuras	277
I. Sangre y médula ósea	277
1. Células individuales	277
Figuras de conjunto	277, *1/2*
Células reticulares de la médula ósea	278, *3*
Células fagocitantes (o almacenadoras), células epiteliales, células endoteliales	278, *4*
Células reticulares plasmáticas	279, *5*
Proeritroblastos basófilos	279, *6*
Eritroblastos policromáticos y normoblastos ortocromáticos	279, *7*
Eritrocitos	280, *8, 9*
Mieloblastos	281, *10*
Células cebadas tisulares	281, *11*
Promielocitos	281, *12*
Mielocitos neutrófilos y metamielocitos	282, *13*
Células baciliformes y segmentados (ambos neutrófilos), formas degenerativas	282, *14*
La reacción de peroxidasa según Sato de los glóbulos blancos	283, *15*
Granulocitos eosinófilos y basófilos; granulaciones tóxicas de los leucocitos; anomalía nuclear de PELGER; anomalía de la granulación de los leucocitos, de ALDER	283, *16*
Megaloblastos	284, *17*
Mitosis de los megaloblastos	284, *18*
Maduración de los linfocitos; diversas formas linfocitarias	285, *19*
Monocitos	285, *20*
La reacción de FEULGEN de varias células sanguíneas	285, *21*
Megacariocitos inmaduros y maduros	286, *22*
Megacariocitos	286, *23, 24*
Osteoblastos y osteoclastos	287, *25*
Megacariocitos hipersegmentados	287, *26*
2. Elementos celulares sanguíneos en varios cuadros patológicos	287
Frotis medular normal	287, *27, 28*
Las anemias ferropénicas	288, *29*
Las anemias hemolíticas	288
Frotis medular en anemia hemolítica	290, *30*
Frotis hemático en eritroblastosis fetal	290, *31*
Anemias con cuerpos internos de HEINZ-EHRLICH	290, *32*
Las anemias megaloblásticas	291
Frotis medular con megaloblastos en anemia perniciosa	292, *33—38*
Frotis medular en anemia por leche de cabra	294, *39*
Frotis de sangre periférica en la misma anemia por leche de cabra	294, *40*
Frotis medular en anemia perniciosa durante la fase inicial del tratamiento	294, *41*
Frotis medular en anemia perniciosa tratada	295, *42*
Acromoreticulocitos en la médula ósea en anemia perniciosa	295, *43*

Indice de materias.

	Página
Acromocitos y acromoreticulocitos en sangre periférica en ictericia hemolítica	295, *44*
Frotis hemático en anemia perniciosa	295, *45 y 46*
Las policitemias	296
Comparación de un frotis medular normal con un frotis en policitemia vera	296, *47/48*
Frotis medular en policitemia vera	296, *49*
Las eritroblastosis del adulto	297
La eritremia crónica (forma Heilmeyer-Schöner)	297
Frotis medular en eritremia crónica	297, *50—53*
La eritremia aguda (forma di Guglielmo)	298
Frotis medular en eritremia aguda	298, *54 y 55*
Las alteraciones reaccionales de la médula ósea en las infecciones	298
Frotis medular durante la infección	298, *56*
Aumento reaccional de las células plasmáticas	299, *57*
Frotis medular en la hipereosinofilia	299, *58*
Frotis de sangre periférica en la hipereosinofilia	299, *59*
La mononucleosis infecciosa	299
Frotis hemático en mononucleosis infecciosa	300, *60—63*
La leucemia mieloide crónica	300
Frotis medular en leucemia mieloide crónica	301, *64*
Frotis de sangre periférica en leucemia mieloide crónica	302, *65*
Frotis medular en leucemia mieloide crónica	302, *66 y 67*
Fragmentos nucleares de megacariocitos en la sangre periférica en leucemia mieloide crónica	303, *68*
Leucemia linfática crónica	303
Frotis medular en leucemia linfática crónica	303, *69 y 71—73*
Frotis de sangre periférica en leucemia linfática crónica	303, *70*
Frotis medular en macroglobulinemia	304, *74*
Frotis medular en leucemia crónica mieloide, con brote de mieloblastos	304, *75—80*
Las leucemias agudas y las eritroleucemias agudas	305
Leucemia paramieloblástica, frotis medular	306, *81, 83, 85—93, 95, 97, 99, 100*
Leucemia paramieloblástica, sangre periférica	307, *82, 84, 86, 94, 96, 98*
Frotis medular de leucemia linfática aguda	310, *101*
Sangre periférica del mismo caso de leucemia aguda linfática	311, *102*
Frotis medular en una reticulosis aleucémica	311, *103, 105*
Sangre periférica del mismo caso de reticulosis aleucémica	311, *104, 106*
Frotis medular en eritroleucemia aguda	311, *107, 109, 110*
Sangre periférica del mismo caso de eritroleucemia aguda	312, *108*
La aplasia de la médula ósea	312
Frotis medular en panmieloptisis	313, *111*
Frotis medular en panmieloptisis durante una remisión	313, *112*
Frotis medular en agranulocitosis alérgica	313, *113*
Las trombopenias y las trombopatías	314
Frotis medular en trombopenia esencial (enfermédad de Werlhof)	315, *114*
Trombocitos aislados en la trombopenia esencial	315, *115*
Sangre periférica en la trombastenia congénita de Glanzmann	315, *116*
El mieloma (plasmocitoma)	315
Frotis medular en mieloma múltiple	317, *117—129*
Frotis medular en mieloma después del tratamiento con estilbamidina	319, *130*
Frotis medular en reticulosis paraproteinémica	319, *131, 132*
Frotis medular en el mal de Gaucher	319, *133, 134*
Células de lupus eritematoso. Frotis medular	320, *135*
II. Los frotis esplénicos y ganglionares	320
Células de la serosa en frotis esplénico	321, *136*
Células de pulpa en frotis esplénico	323, *137*

Índice de materias.

	Página
Frotis ganglionar normal	323, *138*
Frotis de un ganglio linfático hiperplásico	323, *139—143*
Frotis de un ganglio linfático con hiperplasia hiperérgica	324, *144—147*
Frotis de un linfoblastoma de folículos grandes (Enfermedad de Brill-Symmers)	325, *148*
Frotis ganglionar en la sarcoidosis de Boeck	325, *149*
Frotis ganglionar en la tuberculosis	326, *150—152*
Frotis esplénico en la tuberculosis del bazo	326, *153*
Frotis ganglionar en linfandenitis caseosa	326, *154*
Célula gigante de Langhans de una tuberculosis ganglionar caseosa	327, *155*
Frotis ganglionar en tuberculosis ganglionar con células epiteloides confluentes	327, *156*
La linfogranulomatosis maligna (enfermedad de Hodgkin)	327
Frotis ganglionar en la enfermedad de Hodgkin	328, *157—162* *165—167*
Frotis esplénico en la enfermedad Hodgkin	329, *163, 164*

III. La citología del frotis hepático 330

Frotis con células hepáticas normales	330, *168, 171*
Células hepáticas normales. Corte histológico hepático	330, *169*
Frotis hepático en distrofia sub-aguda del hígado	330, *170*
Frotis hepático en hepatitis aguda	331, *172*
Corte histológico del hígado en hepatitis aguda	331, *173*
Frotis hepático en hemocromatosis (cirrosis pigmentaria)	331, *174*

IV. La citología del material de punción de algunos organos 331

Frotis de glándula salival normal	331, *175*
Frotis de glándula tiroides (el tiroideograma)	331
Frotis de glándula tiroides normal	332, *176*
Riñón. Frotis renal	332, *177/178*
Próstata. Frotis de próstata normal	333, *179*

V. Frotis tumorales 333

Metástasis medular de carcinoma prostático	334, *180*
Metástasis ganglionar de carcinoma bronquial	334, *181, 182*
Frotis de un carcinoma primario de la glándula tiroides	334, *183*
Metástasis medular de carcinoma gelatinoso (mucoso)	334, *184*
Metástasis ganglionar de cáncer de la mama	335, *185*
Frotis de un sarcoma primario de la mama	335, *186*
Frotis de un condrosarcoma primario	335, *187*
Frotis de un melanosarcoma primario	335, *188*
Metástasis ganglionar de melanosarcoma	335, *189, 190*
Frotis de un sarcoma primario	335, *191, 192*
Metástasis ganglionar de seminoma	335, *193*
Metástasis ósea de hipernefroma	336, *194*
Frotis de un cloroma primario	336, *195*
Frotis ganglionar en linfosarcoma	336, *196*
Reticulosis, reticulosarcomas, sarcoma de Ewing	336
Frotis ganglionar en reticulosis	337, *197*
Frotis ganglionar en sarcoma reticular	337, *198, 199*
Frotis medular en sarcoma de Ewing	337, *200*

VI. La citología del jugo gástrico, del esputo, de la ascitis y del líquido pleural 337

Sedimento de jugo gástrico	338, *201*
Frotis de mucosa gástrica de una persona sana, obtenido mediante el método de Henning. Células cilíndricas	339, *202*
Frotis de mucosa gástrica de un enfermo con hiperacidéz, obtenido con el método de Henning. Células accesorias; dos células delomorfas de las glandulas gástricas	339, *203—205*
Frotis de mucosa gástrica de un enfermo con aquília, obtenido mediante el método de Henning. Epitelio de revestimiento bajo	340, *206*
Frotis de mucosa gástrica en la anemia perniciosa, obtenido mediante el método de Henning. Epitelio de revestimiento cúbico grande	340, *207*
Frotis de mucosa gástrica en carcinoma gástrico. Células tumorales	340, *208*
Sedimento de jugo duodenal en colangitis crónica, después de una inyección de sintobilina (bilis hepática). Células hepáticas	340, *209*
Frotis de esputo	341, *210, 211*
Frotis de esputo. Células tumorales	341, *212*

XX Indice de materias.

	Página
Frotis de sedimento de trasudado pleural	341, *213*
Frotis de sedimento de trasudado ascítico	341, *214*
Frotis de sedimento de exudado pleural inflamatorio	342, *215*
Frotis de sedimento de derrame pleural, en metástasis, pleural de cáncer gástrico.	342, *216*
Frotis de sedimento de líquido ascítico de un enfermo con carcinoma gelatinoso metastático	342, *217*
Suplemento. Frotis tomado del fondo de una vesícula de herpes zóster. Células gigantes	342, *218*

VII. La citología del frotis vaginal. 342

Frotis vaginal durante la fase de reposo 348, *219*
Frotis vaginal durante el principio de la fase de proliferación (6º día del ciclo). Tricomoniasis. Grupo de limpieza: III. 348, *220*
Frotis vaginal durante la fase de proliferación avanzada (14º día del ciclo) . . . 349, *221*
Frotis vaginal durante la fase de secreción incipiente (16º día del ciclo) 349, *222*
Frotis vaginal en la mitad de la fase de secreción (22º día del ciclo) 349, *223*
Frotis vaginal al final de la fase de secreción (28º día del ciclo) 350, *224*
Frotis vaginal durante la hemorragia menstrual (2º día del ciclo) 350, *225*
Frotis vaginal en el principio de la gravidez (2º mes.) 350, *226*
Frotis vaginal en gravidez avanzada (6º mes.) 351, *227, 228*
Frotis vaginal en aborto incompleto (3º mes.). 351, *229*
Frotis vaginal de una puérpera (4º día „post partum") 352, *230*
Frotis vaginal de una enferma con pólipo cervical (12º día del ciclo). 352, *231*
Frotis vaginal de una enferma con carcinoma cervical incipiente (24º día del ciclo) 352, *232*
Frotis vaginal de una enferma con carcinoma cervical avanzado 353, *233*
Frotis vaginal de una enferma con adenocarcinoma uterino. 353, *234*
Frotis vaginal en epitelioma espinocelular avanzado del hocico de tenca 353, *235*
Frotis vaginal en epitelioma de la vagina 354, *236, 237*

VIII. Suplemento. Parásitos hemáticos. Los agentes etiológicos más importantes de enfermedades tropicales. Los huevos de helmintos. 354

Malaria terciana (Plasmodium vivax) 354, *238*
Malaria cuartana (Plasmodium malariae). 355, *239*
Malaria trópica o terciana maligna (Plasmodium falciparum) 356, *240*
Enfermedad del sueño. Agente etiológico: Trypanosoma gambiense 356, *241*
Enfermedad de Chagas. Agente etiológico: Trypanosoma cruzi 356, *242*
Kala-azar. Agente etiológico: Leishmania donovani. . . . . 357, *243—245*
Botón de Oriente. Agente etiológico: Leishmania tropica 357, *246*
Fiebre recurrente (Spirochaeta Obermeieri). 357, *247*
Fiebre de Oroya. Agente etiológico: Bartonella bacilliformis 357, *248*
Toxoplasmosis. Agente etiológico: Toxoplasma gondii 358, *249*
Lepra. Agente etiológico: Mycobacterium Leprae (bacilo de HANSEN) 358, *250*
Filariasis. Acantocheilonema perstans. 358, *251*
Loa Loa 358, *252*
Wuchereria bancrofti 359, *253*
Onchocerca volvulus 359, *254*
Huevos de helmintos 359, *255*
Disenteria amebiana. Agente etiológico: Entamoeba histolytica 361, *256*
Entamoeba histolytica con aumento microscópico grande en el microscopio de fases contrastadas 361, *257*
Cuadro de conjunto de las amebas intestinales humanas 361, *258*
Lamblia intestinalis (= Giardia intestinalis) 362, *259*
Diferencias principales entre entameba histolítica y entameba coli. 362, *260/261*

Indice alfabético
El índice alfabético se encuentra al final de este volumen, a continuación de la lámina 261.

I.

Blut und Knochenmark.

Peripheral blood and bone marrow.

Sang périphérique et moelle osseuse.

Sangre y médula ósea.

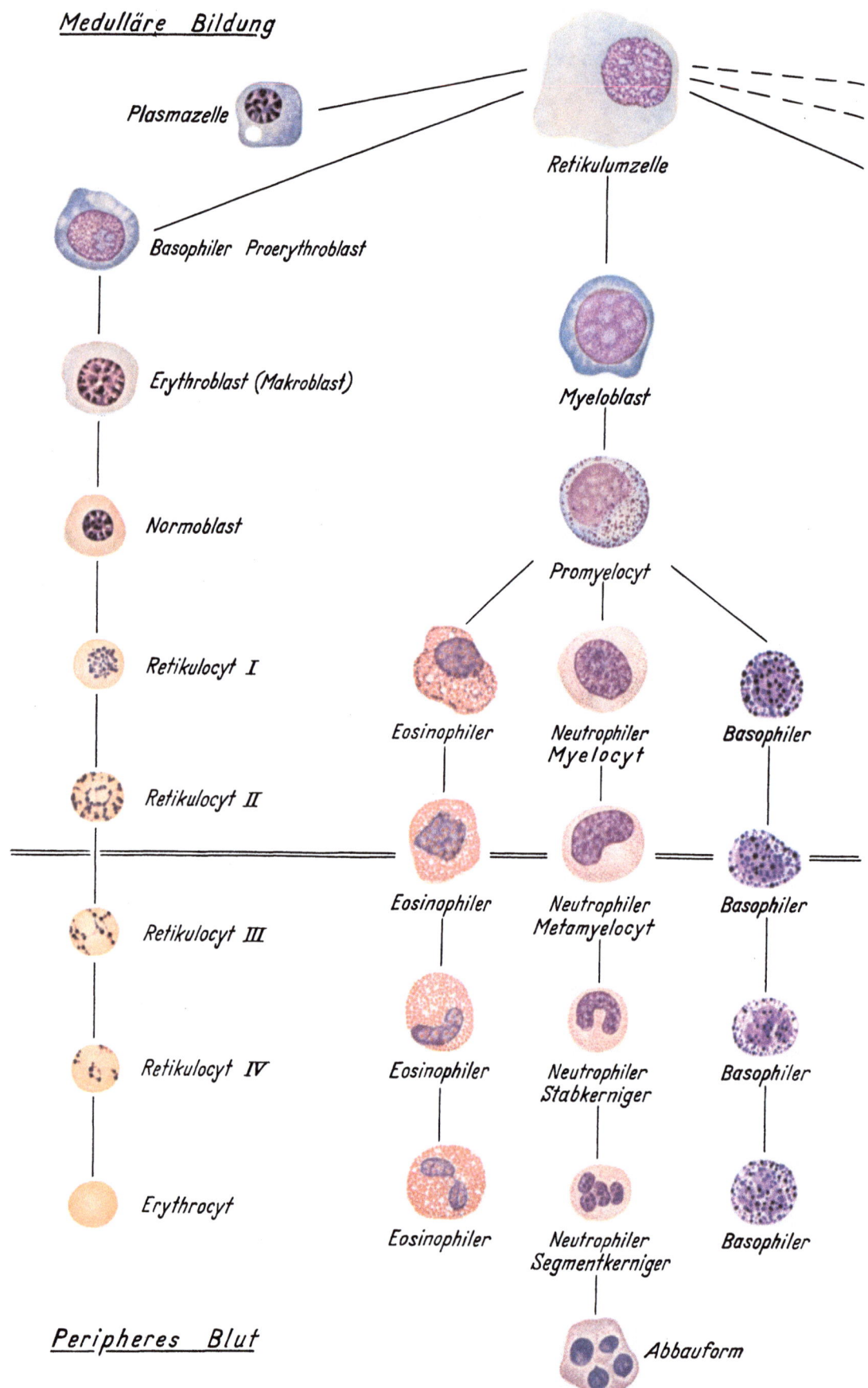

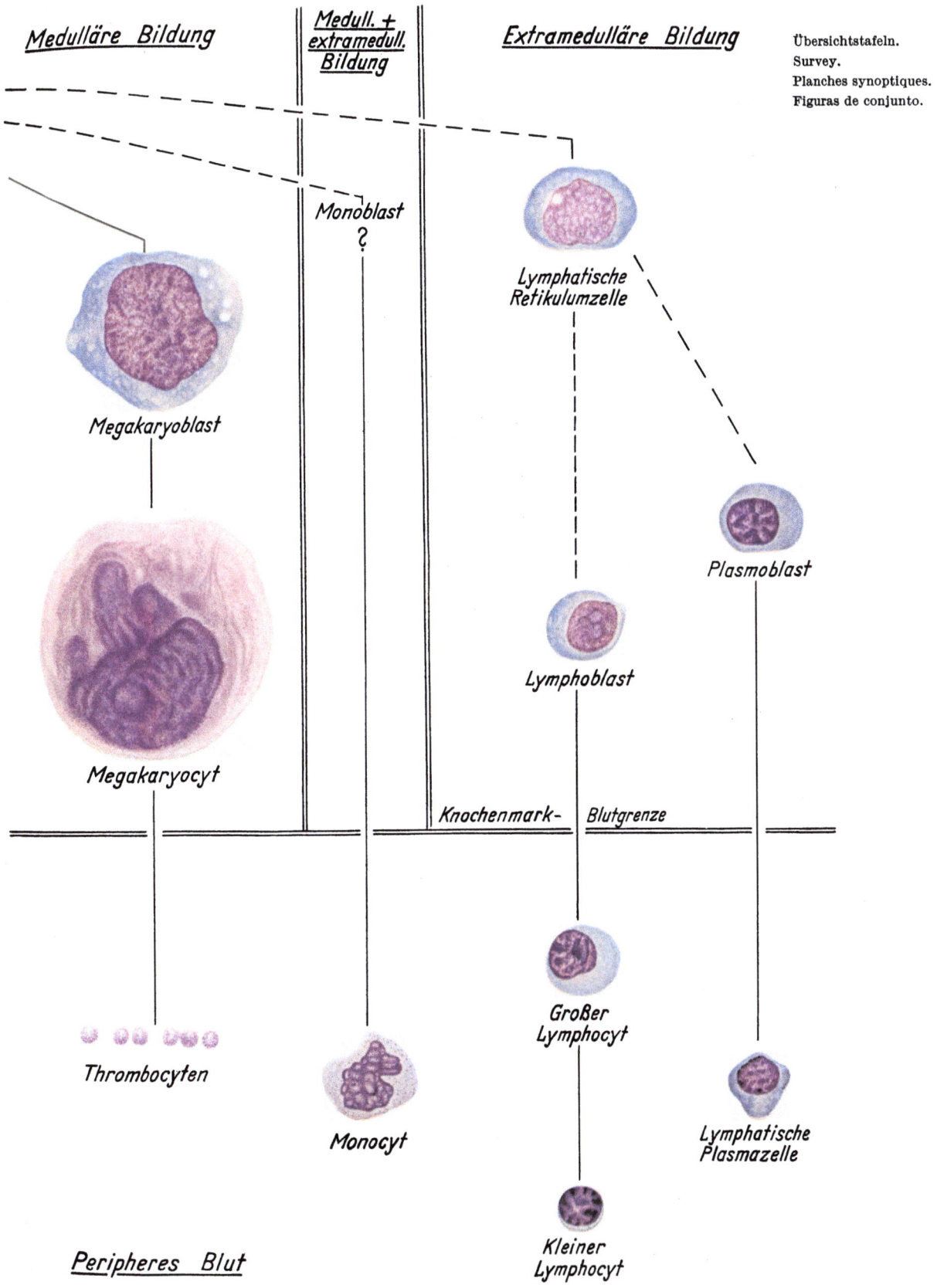

3

Reticulumzellen.
Reticulum of the bone marrow.
Cellules réticulaires de la moelle osseuse.
Células reticulares de la médula ósea.
~1250×.

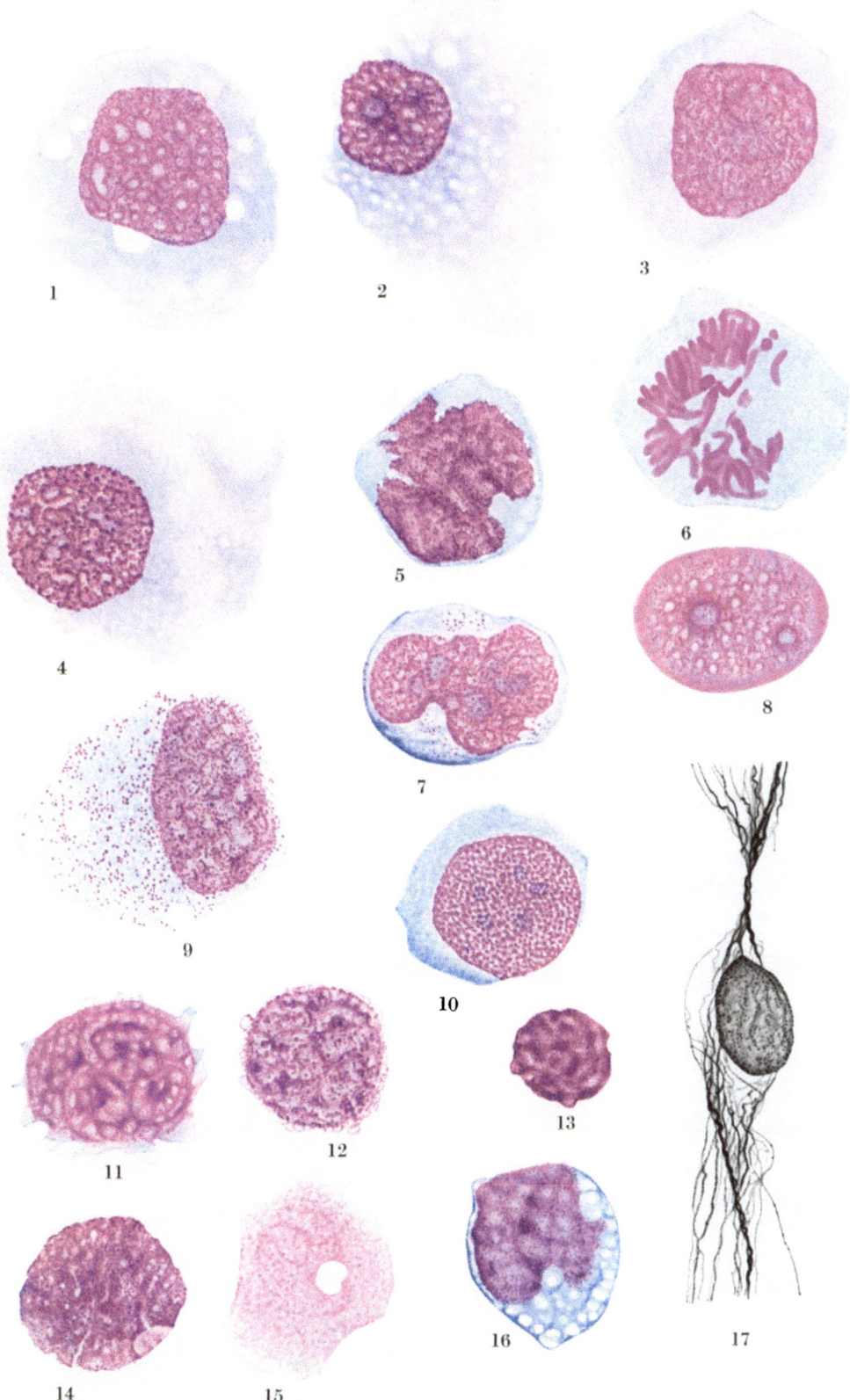

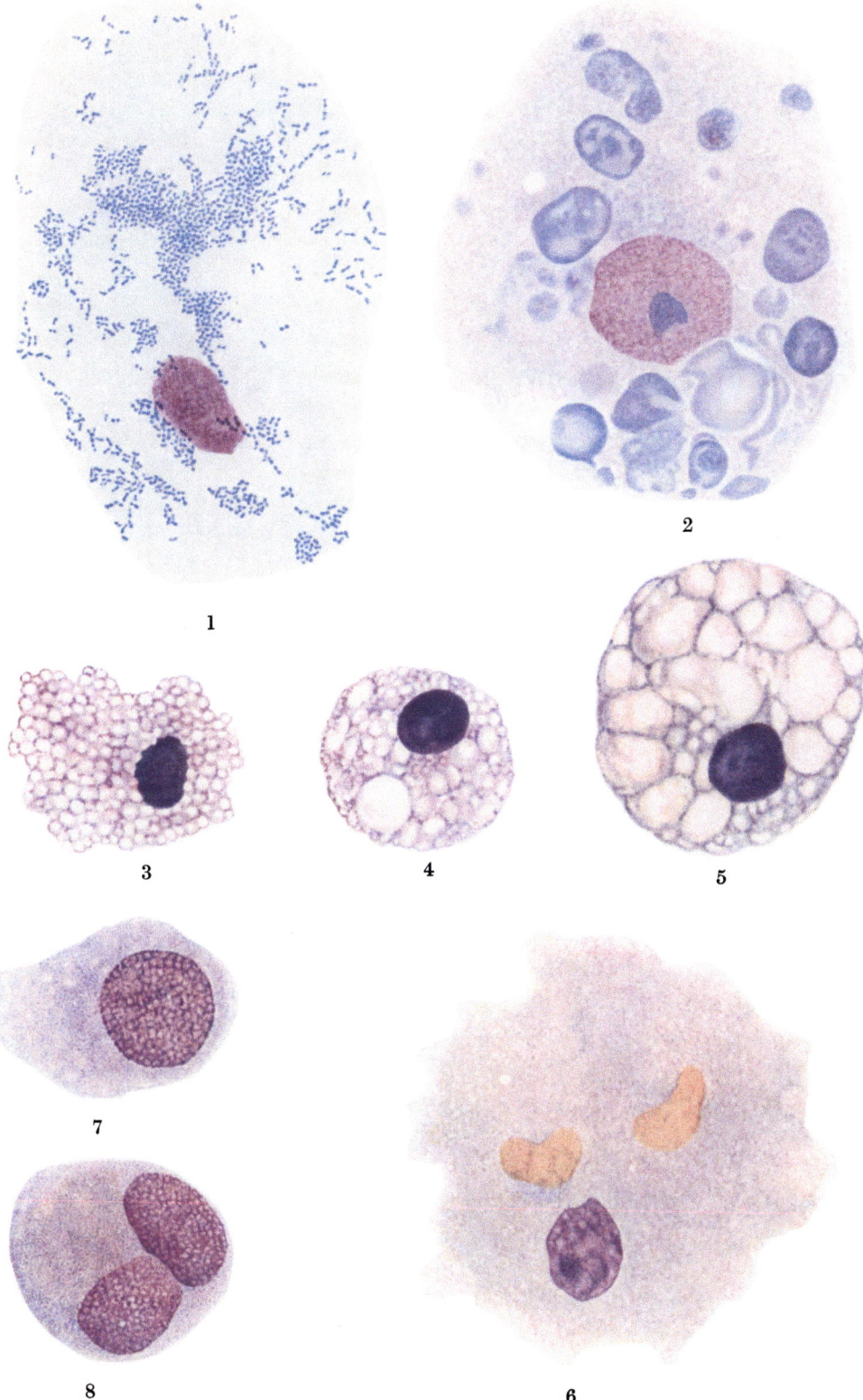

4

Speichernde Zellen, Epithelien, Endothelien.
Phagocytes, epithelial and endothelial cells.
Phagocytes, cellules épithéliales et endothéliales.
Células almacenadoras, epitelios, endotelios.
∼1250×.

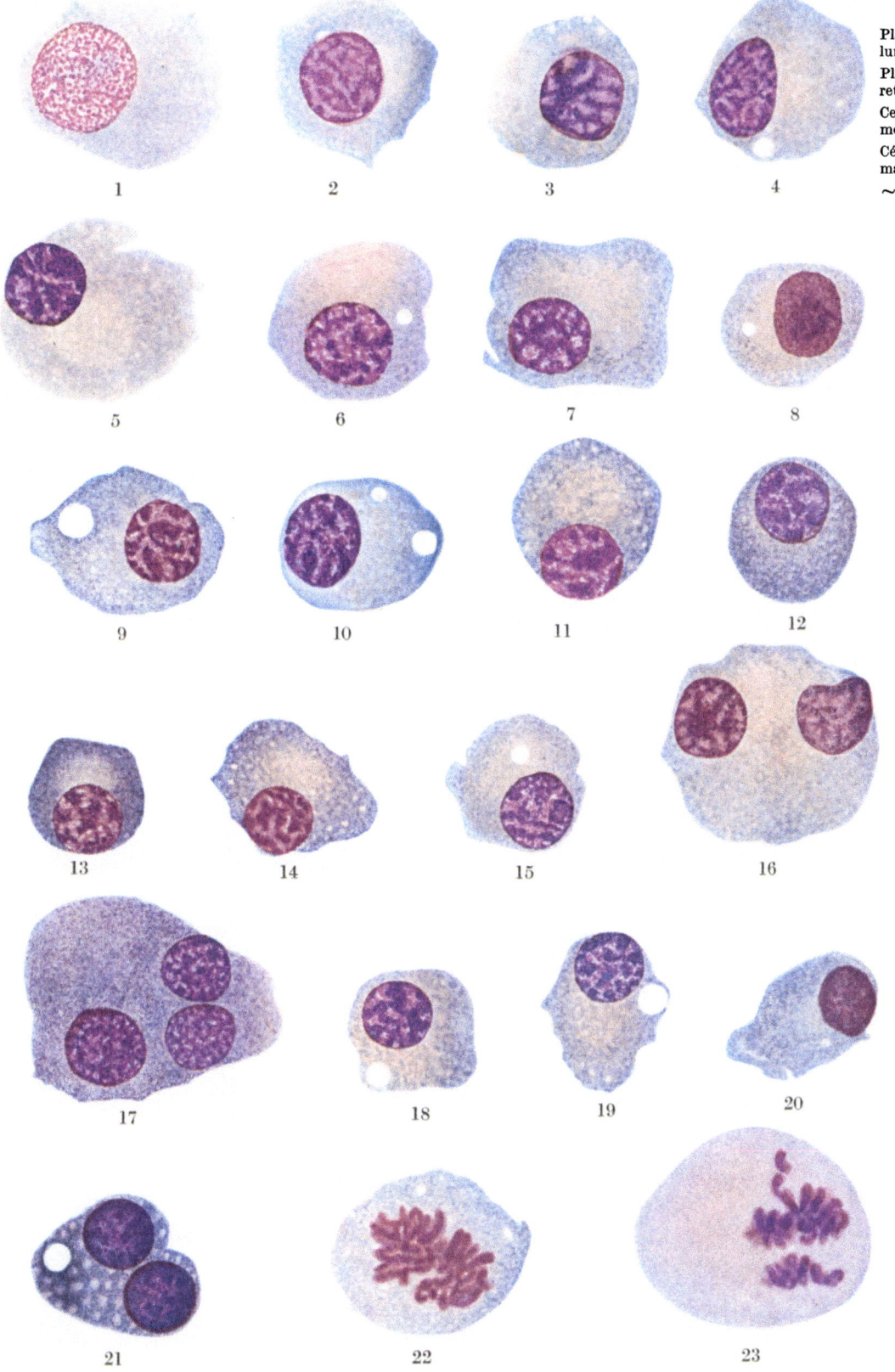

5

Plasmacelluläre Reticulumzellen.
Plasma elements of the reticulum.
Cellules réticulaires plasmocytaires.
Células reticulares plasmáticas.
∼1250×.

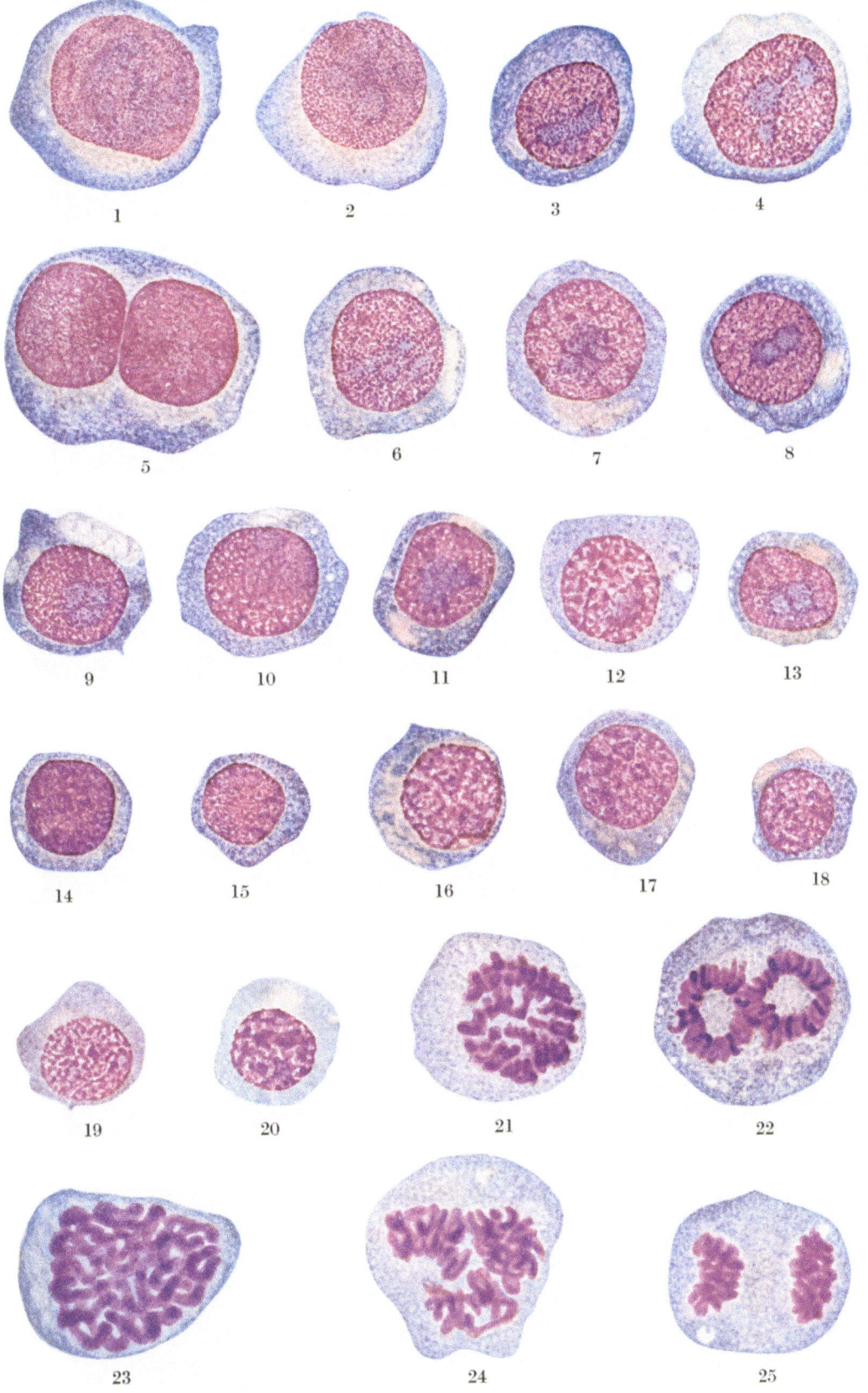

6

Basophile Proerythroblasten.
Basophilic proerythroblasts.
Proérythroblastes basophiles.
Proeritroblastos basófilos.
∼1250×.

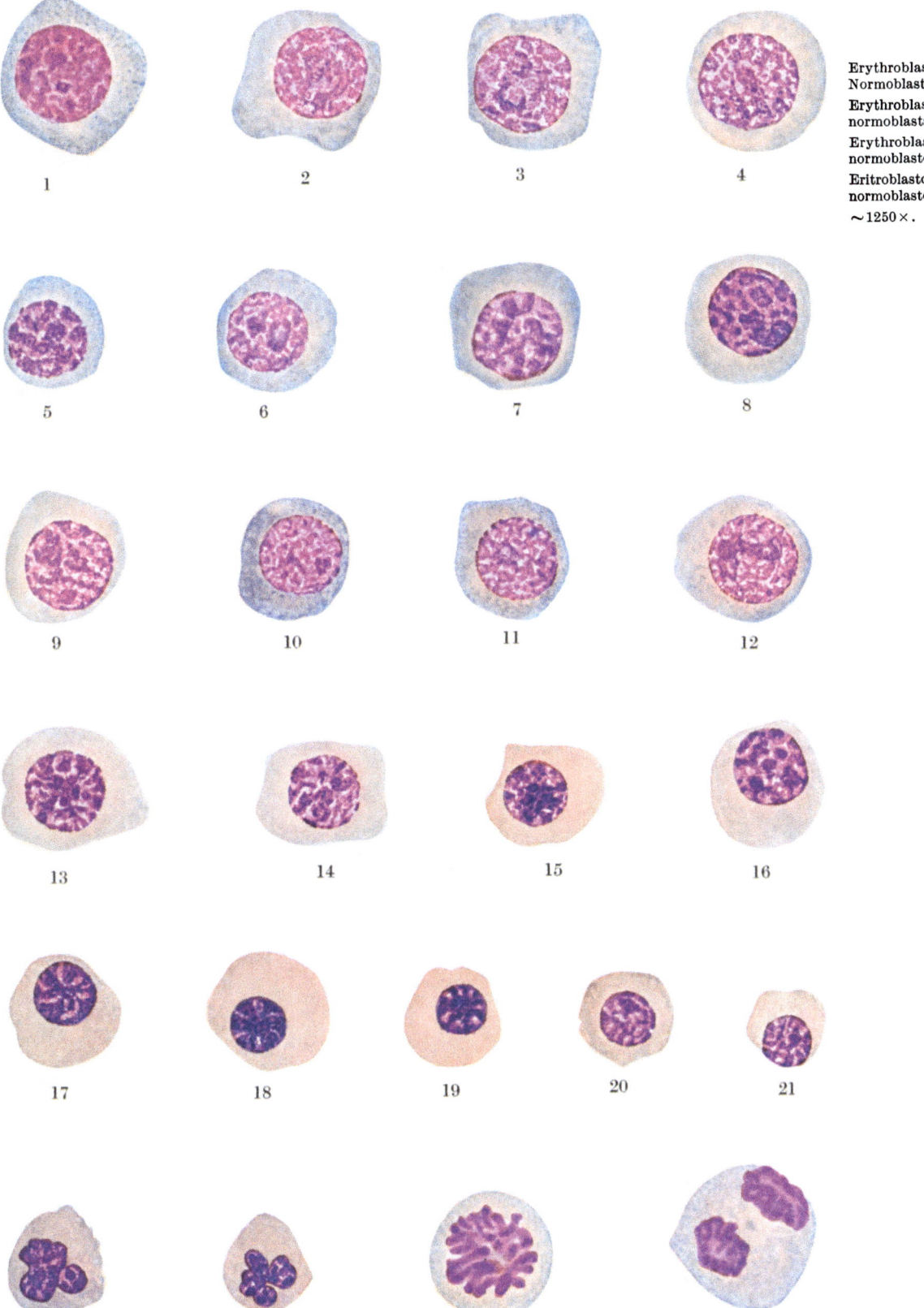

7

Erythroblasten und
Normoblasten.
Erythroblasts and
normoblasts.
Erythroblastes et
normoblastes.
Eritroblastos y
normoblastos.
∼1250×.

8

Erythrocyten 1.
Erythrocytes 1.
Erythrocytes 1.
Eritrocitos 1.
~1250×.

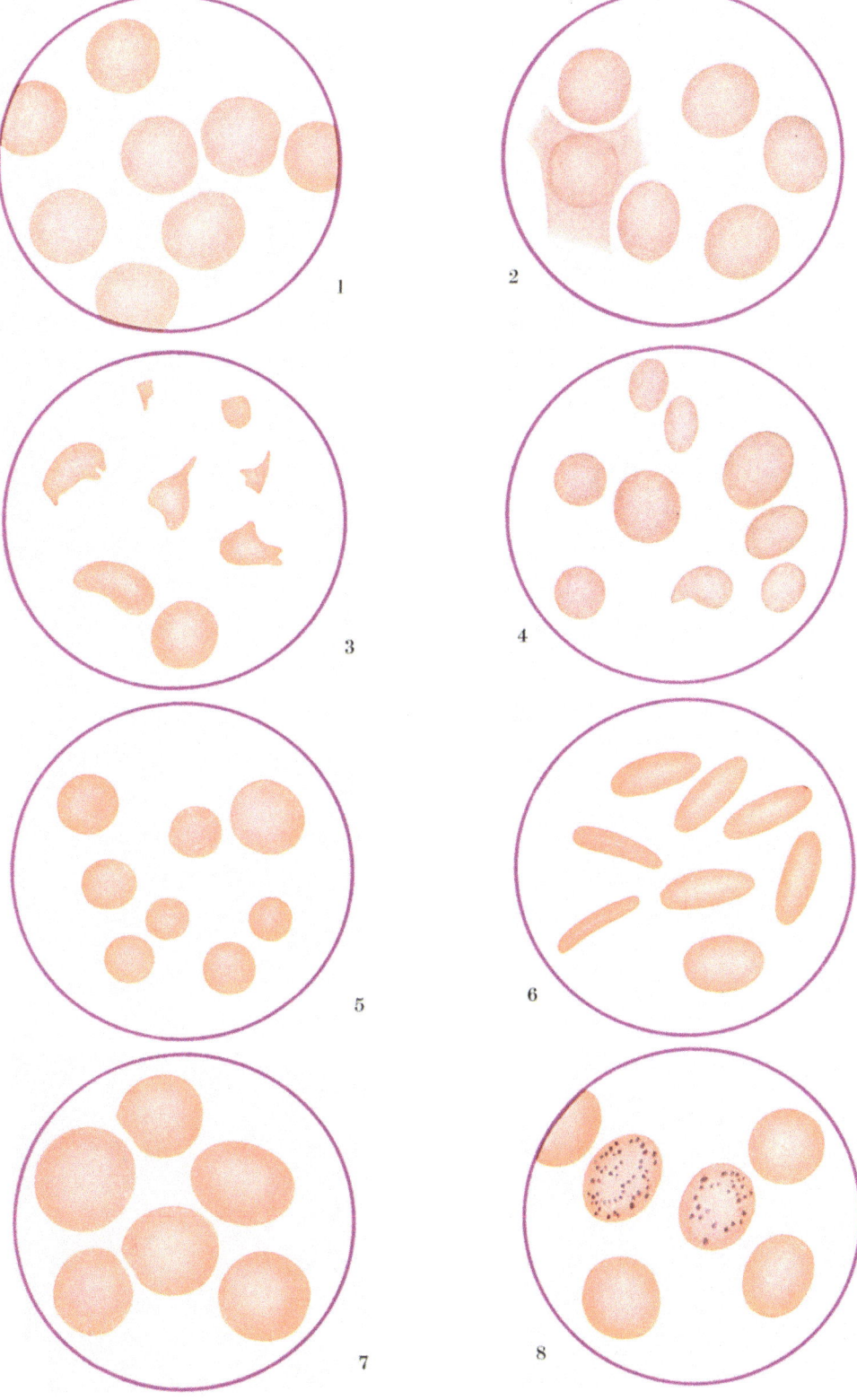

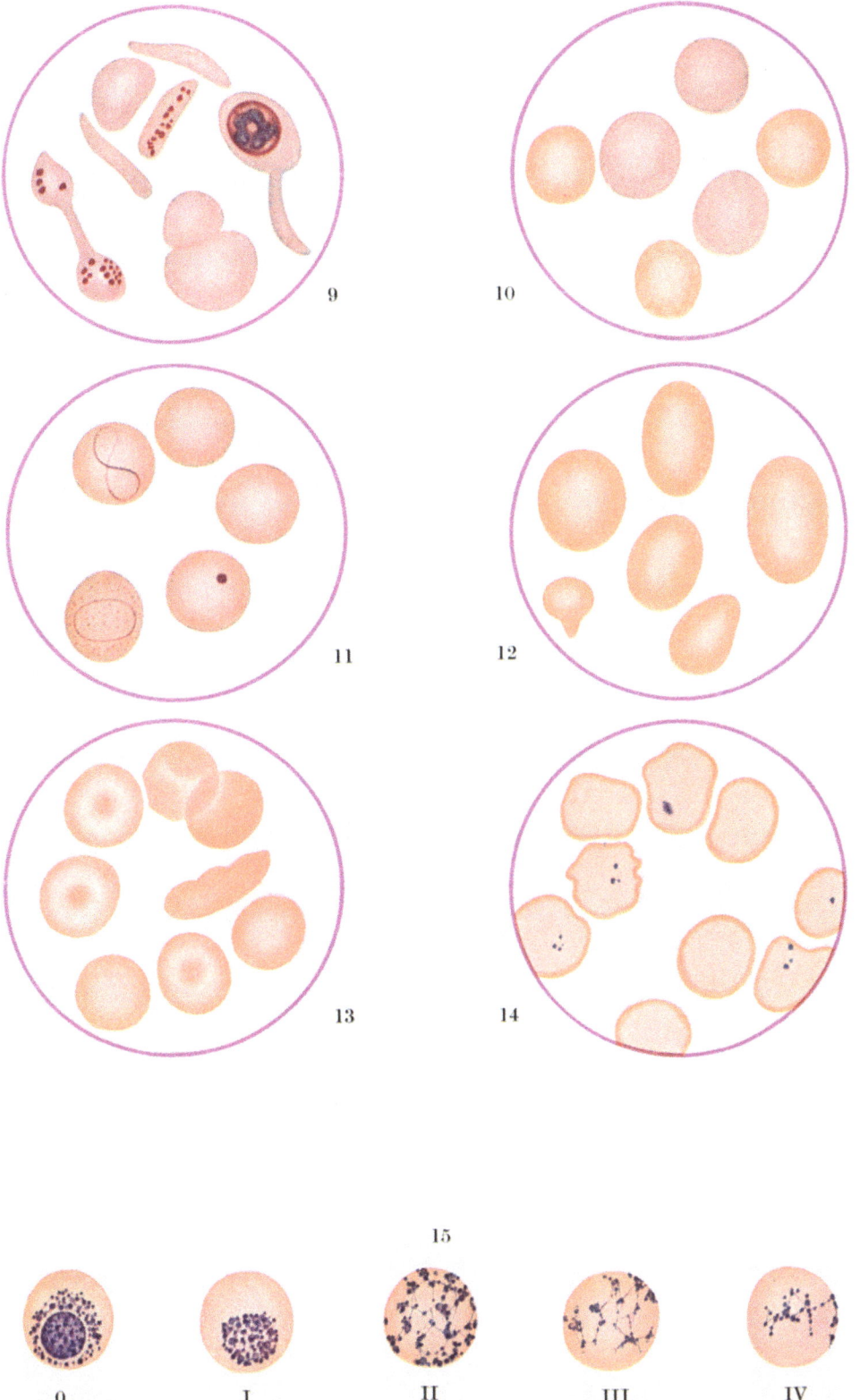

Erythrocyten 2.
Erythrocytes 2.
Erythrocytes 2.
Eritrocitos 2.
~1250×.

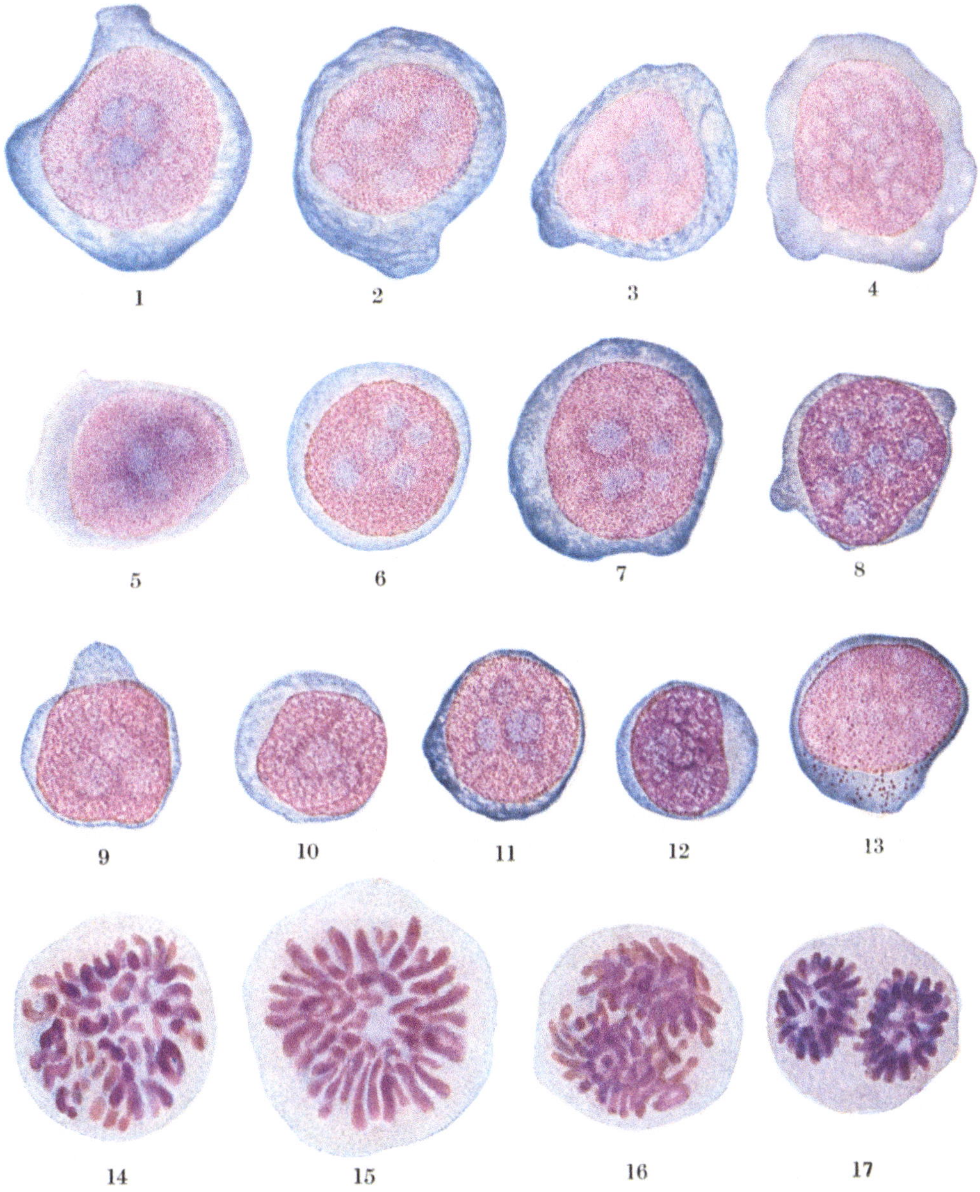

10

Myeloblasten.
Myeloblasts.
Myéloblastes.
Mieloblastos.
~1250×.

11

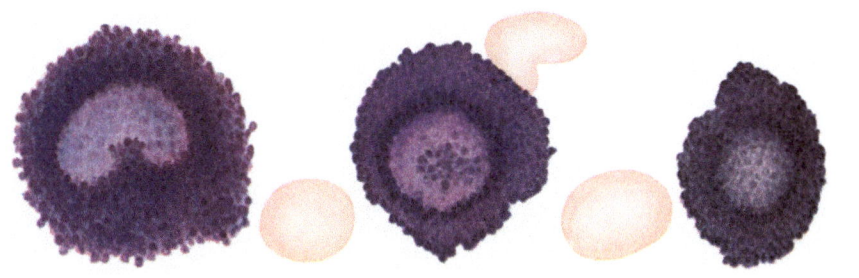

Gewebsmastzellen.
Basophilic cells of tissues.
Mastzellen tissulaires.
Células cebadas tisulares.
~1250×.

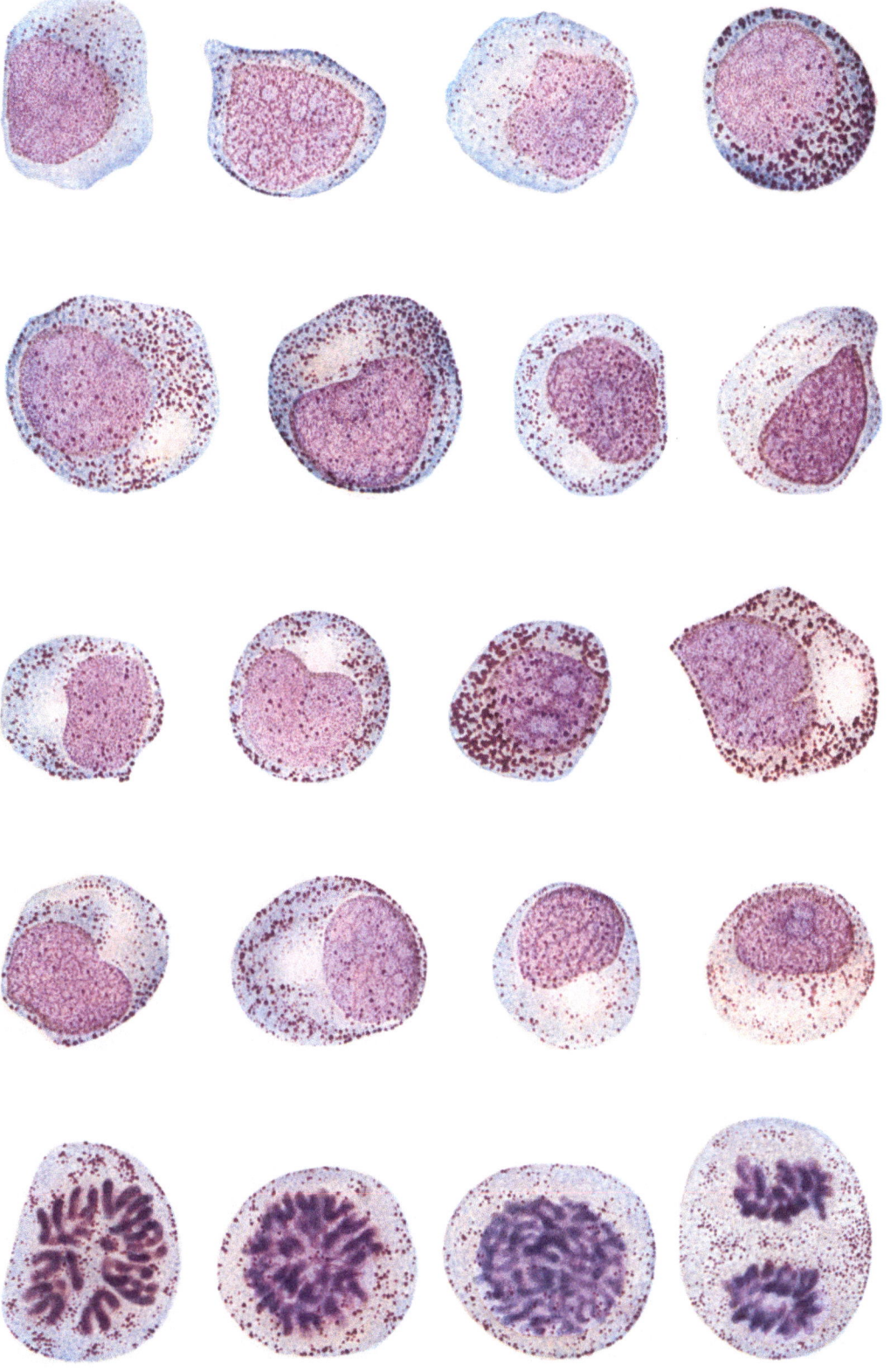

12

Promyelocyten.
Promyelocytes.
Promyélocytes.
Promielocitos.
∼1250×.

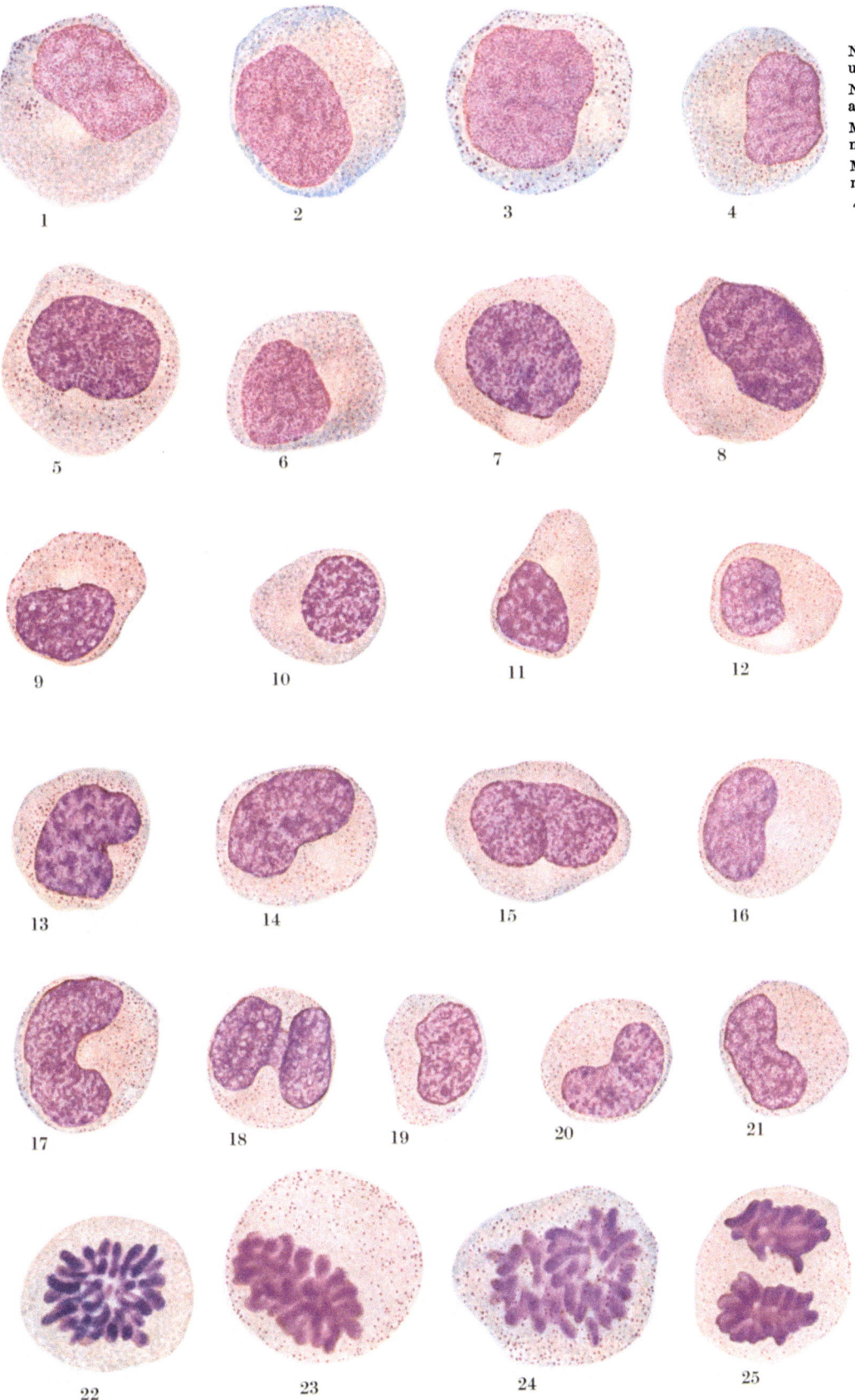

13

Neutrophile Myelocyten und Metamyelocyten.
Neutrophilic myelocytes and metamyelocytes.
Myélocytes et métamyélocytes neutrophiles.
Mielocitos neutrófilos y metamielocitos.
∼1250×.

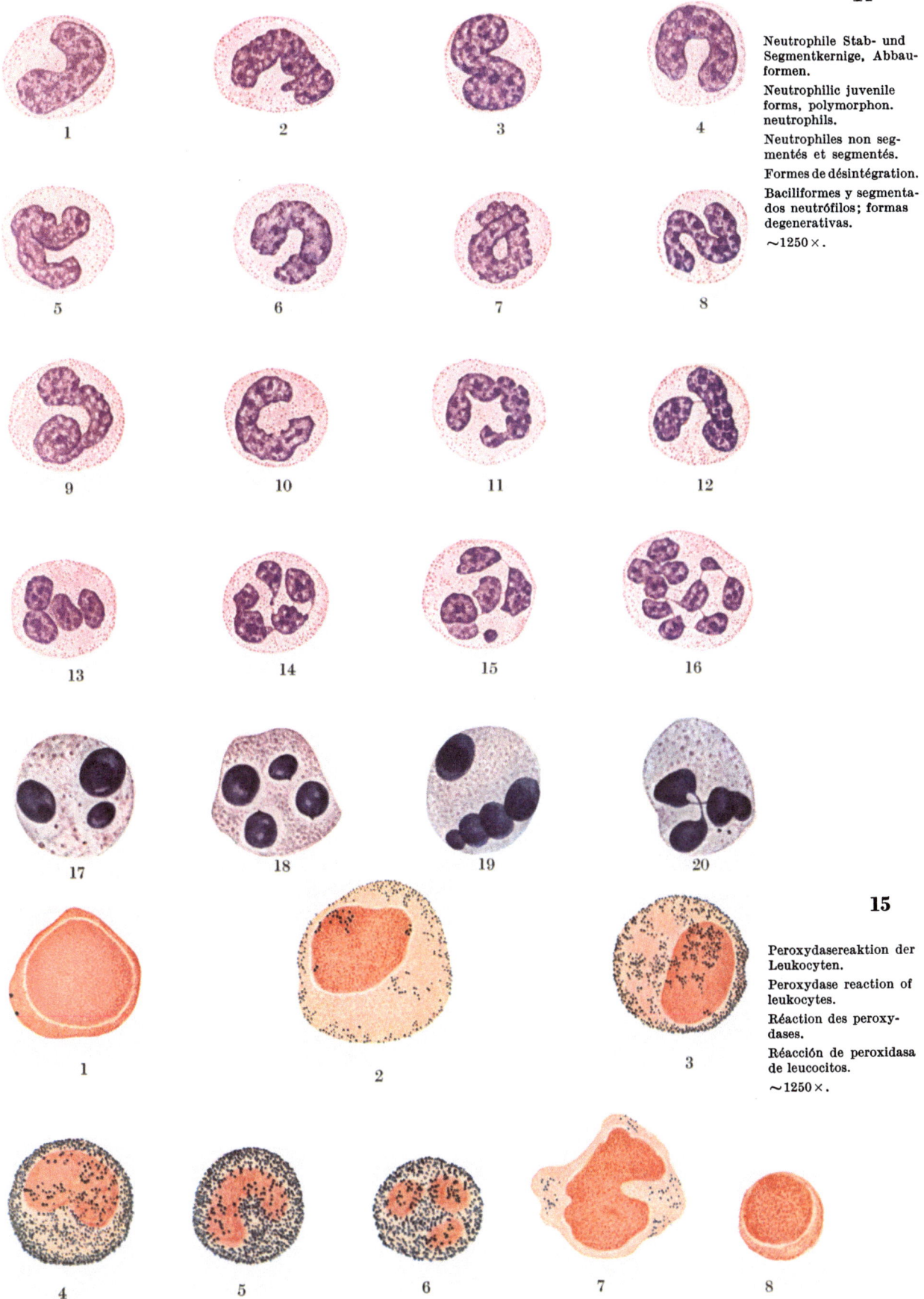

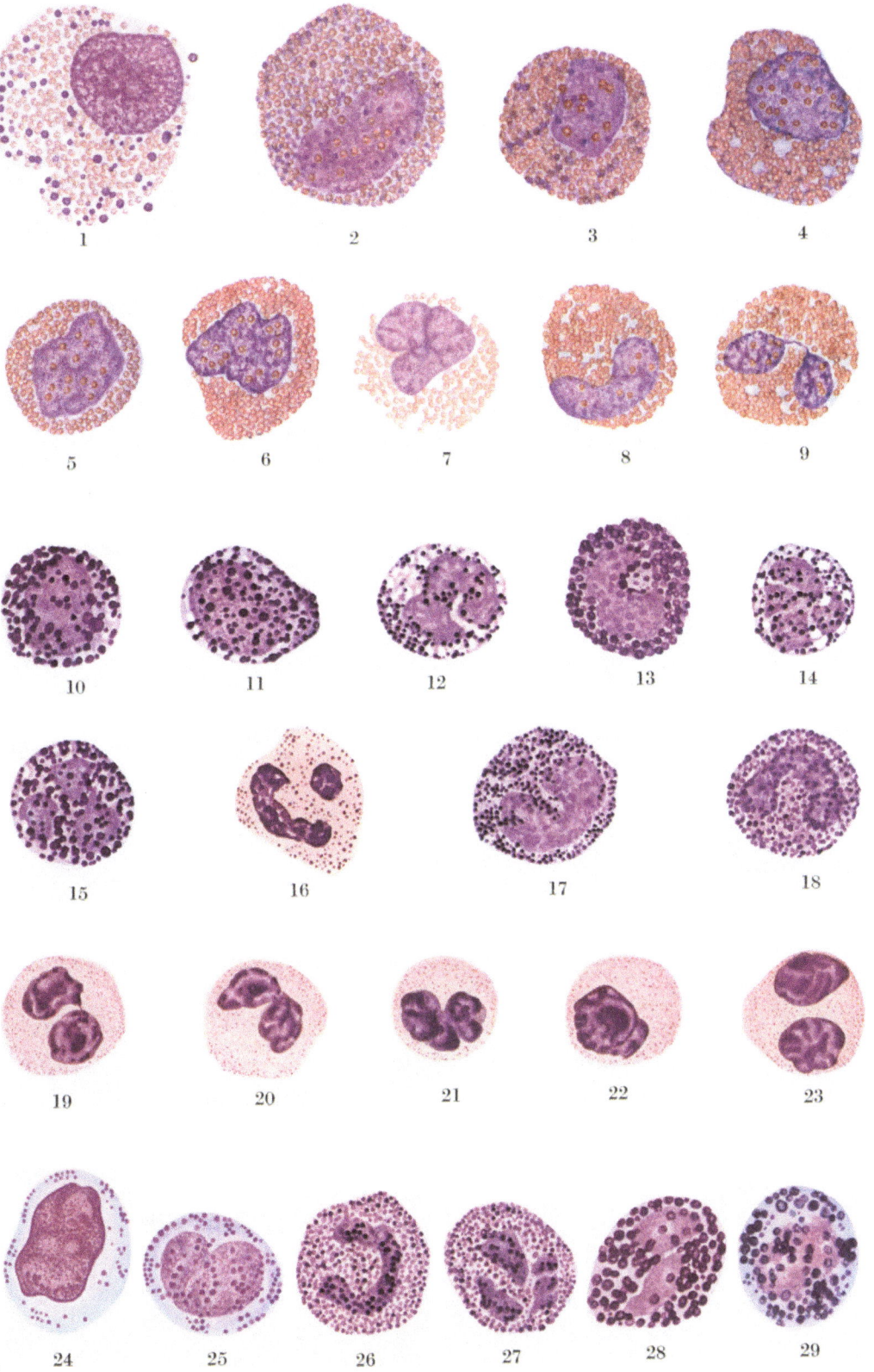

16

Eosinophile und basophile Granulocyten. Leukocytenanomalien usw.

Eosinophilic and basophilic granulocytes. Anomalies of granulocytes, etc.

Granuloc. Eosinoph. et basoph. Anomalies leucocytaires, etc.

Granulocitos eosinofilos y basófilos. Anomalías de leucocitos

∼1250 ×.

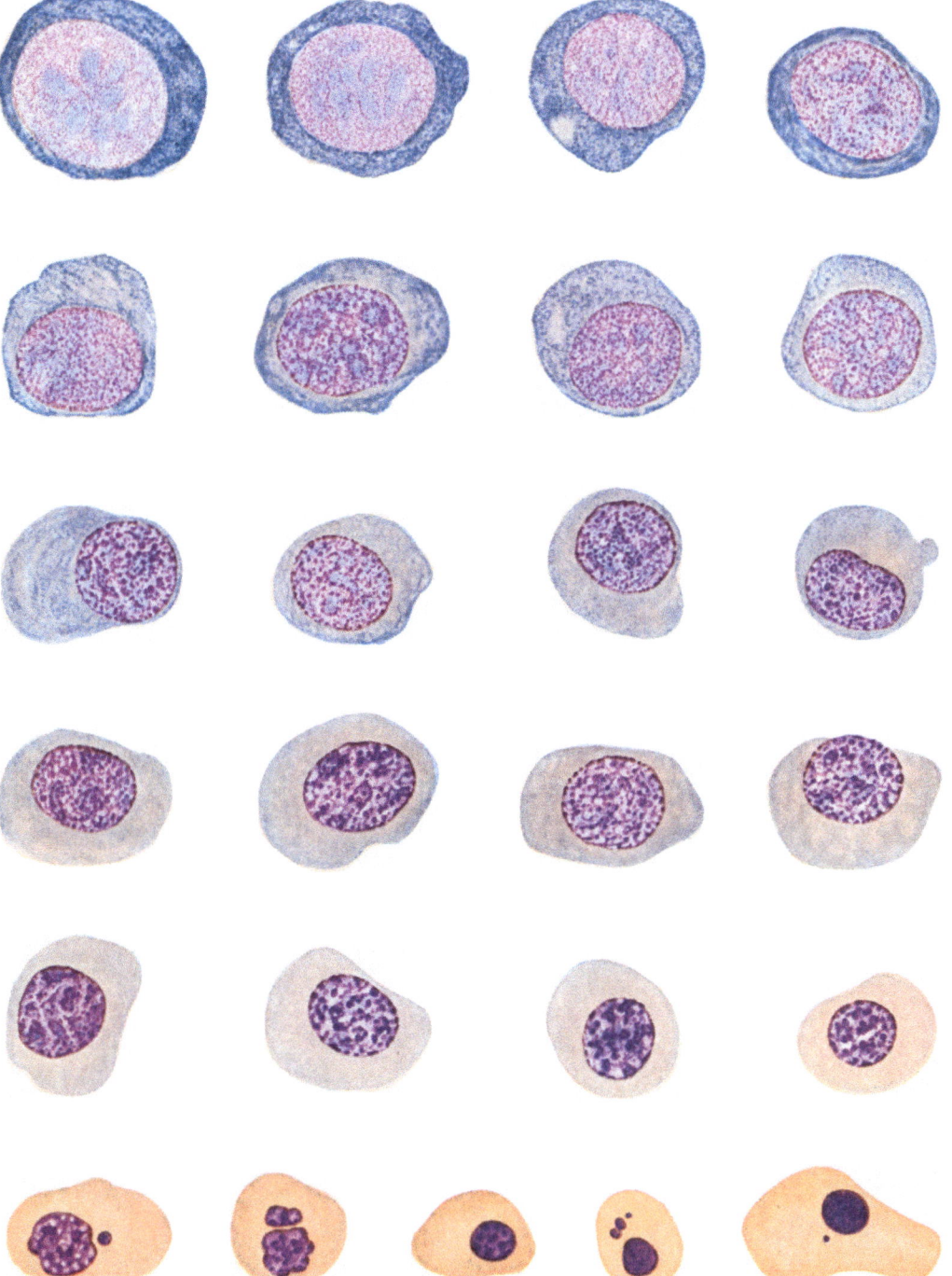

17

Megaloblasten.
Megaloblasts.
Mégaloblastes.
Megaloblastos.
∼1250×.

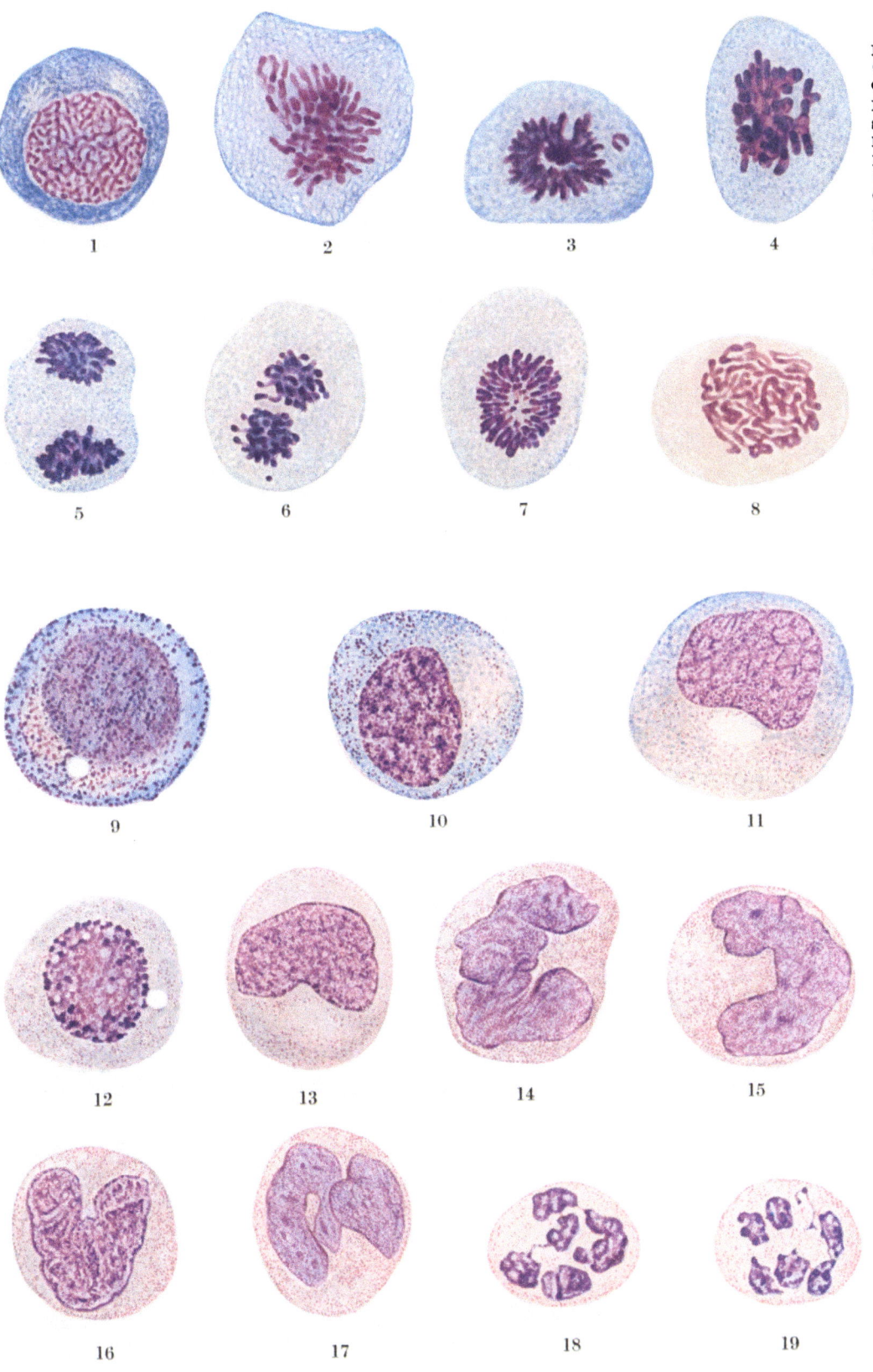

18

Megaloblastenmitosen, Granulocyten bei Perniciosa.

Mitosis of megaloblasts, granulopoietic cells in pernicious anemia.

Mitoses de mégaloblastes. Granulocytes en cas d'anémie pernicieuse.

Mitosis de megaloblastos. Granulocitopoyesis en anemia perniciosa.

∼1250×.

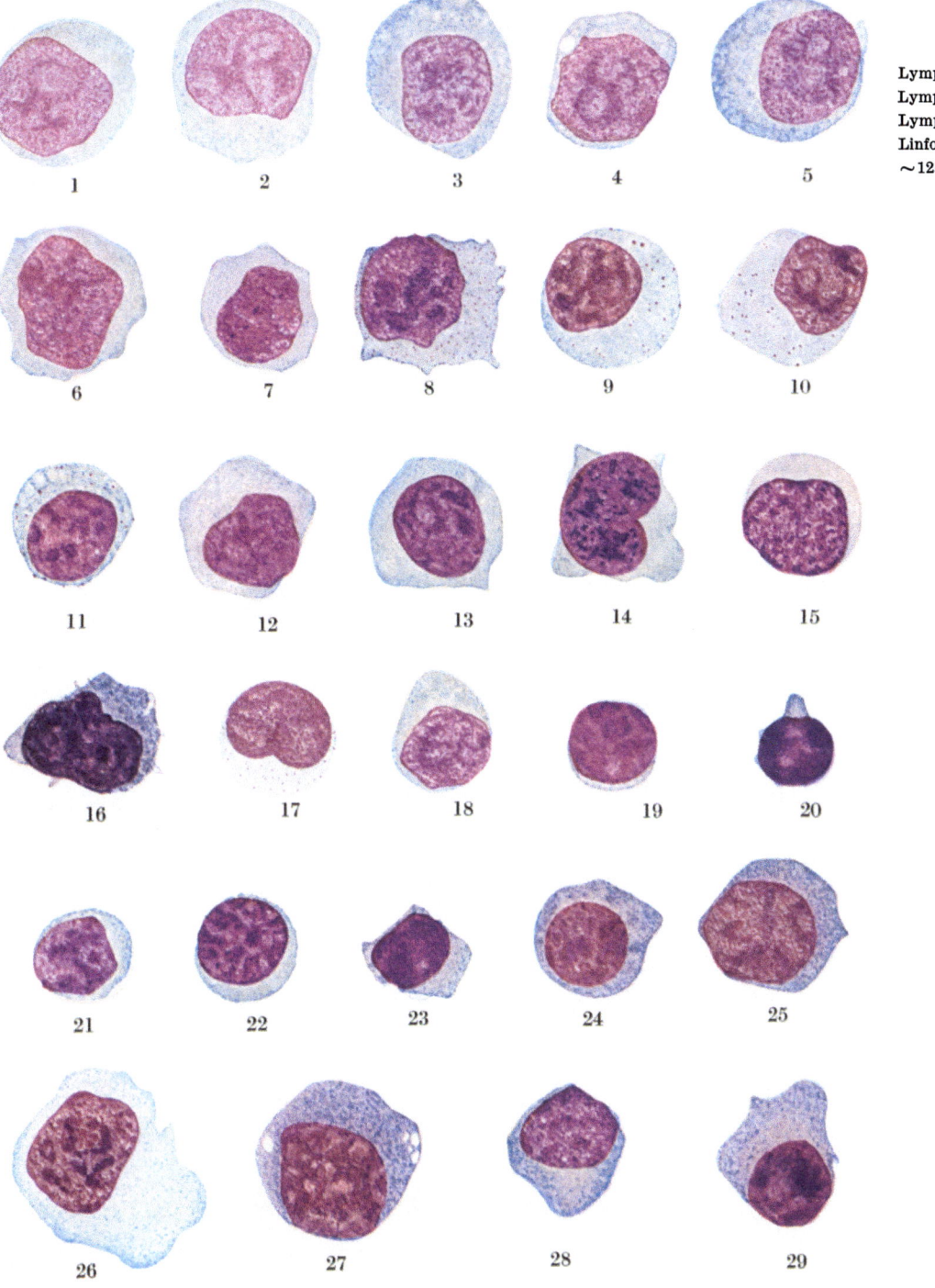

19

Lymphocyten.
Lymphocytes.
Lymphocytes.
Linfocitos.
∼1250×.

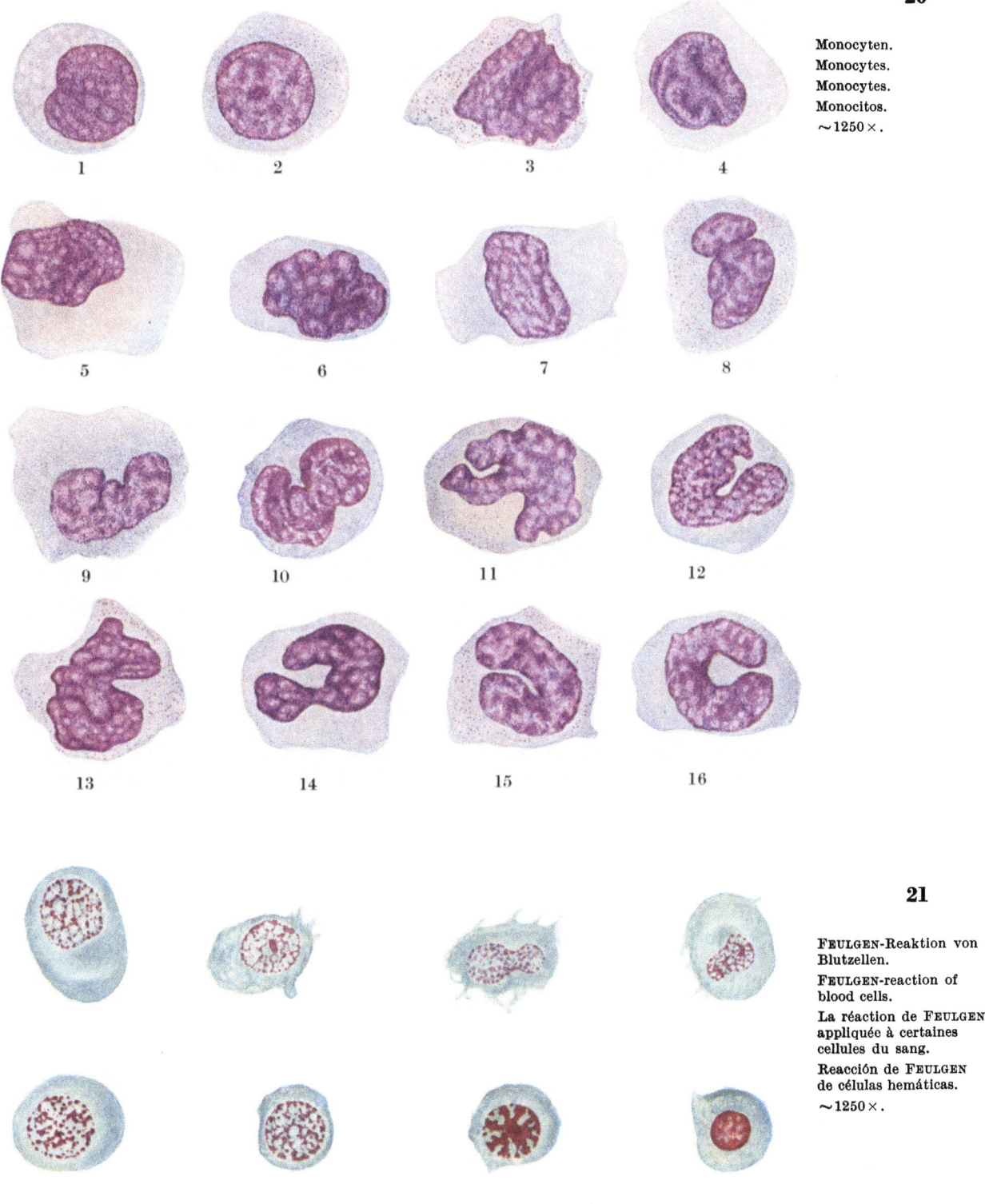

20

Monocyten.
Monocytes.
Monocytes.
Monocitos.
∼1250×.

21

Feulgen-Reaktion von Blutzellen.
Feulgen-reaction of blood cells.
La réaction de Feulgen appliquée à certaines cellules du sang.
Reacción de Feulgen de células hemáticas.
∼1250×.

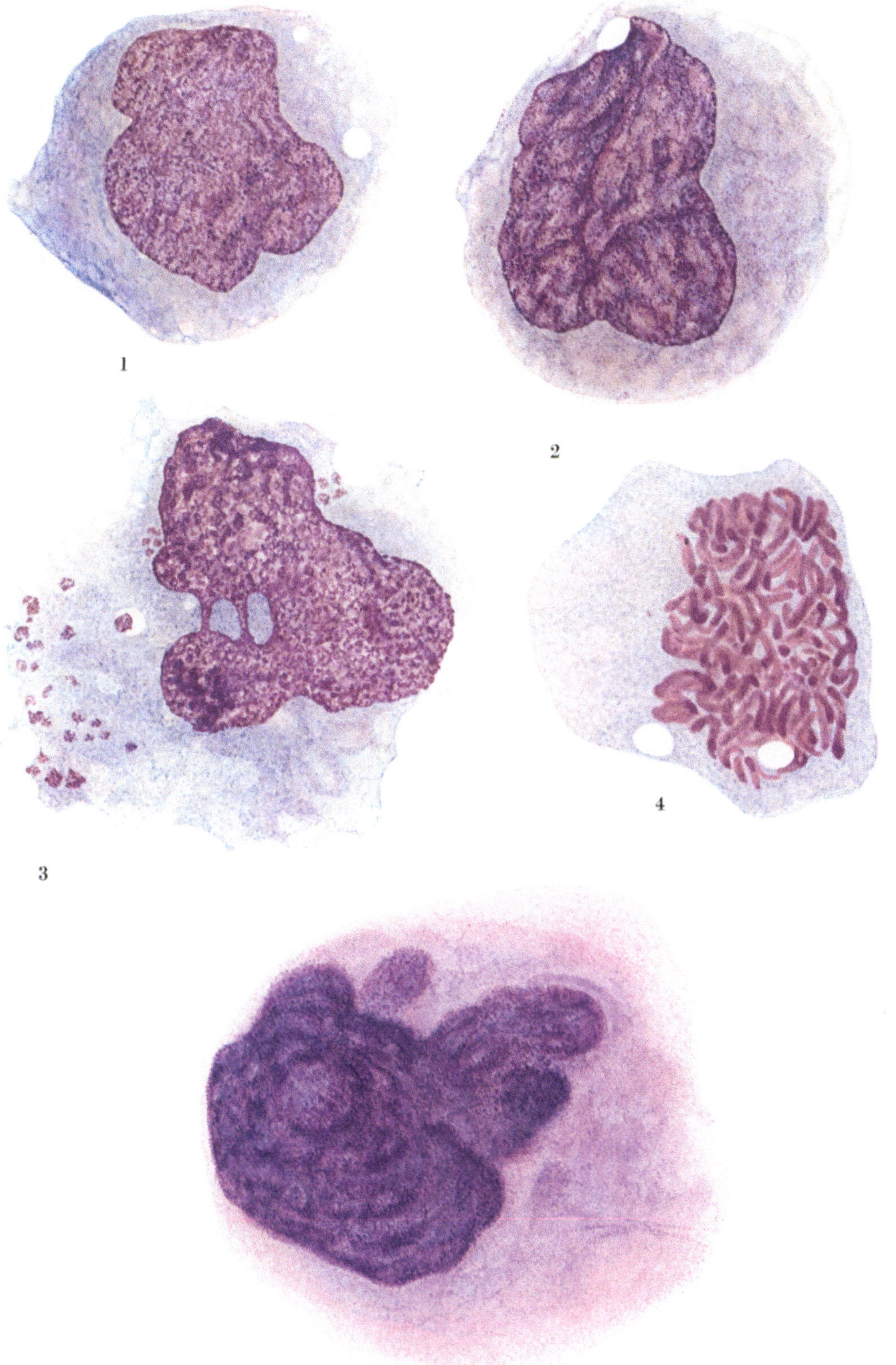

22

Megakaryocyten 1.
Megakaryocytes 1.
Mégacaryocytes 1.
Megacariocitos 1.
∼1250×.

23

Megakaryocyten 2.
Megakaryocytes 2.
Mégacaryocytes 2.
Megacariocitos 2.
∼1250×.

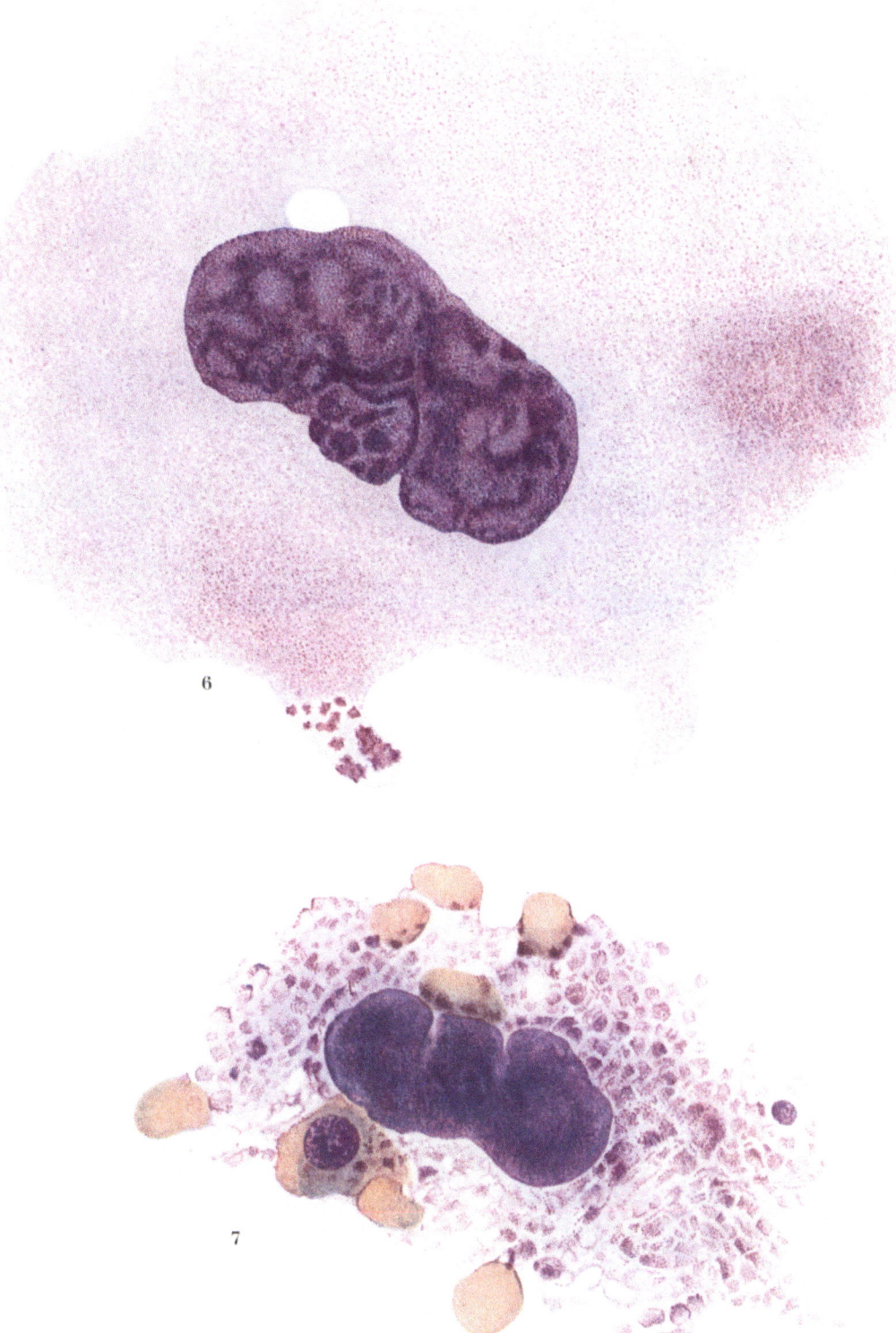

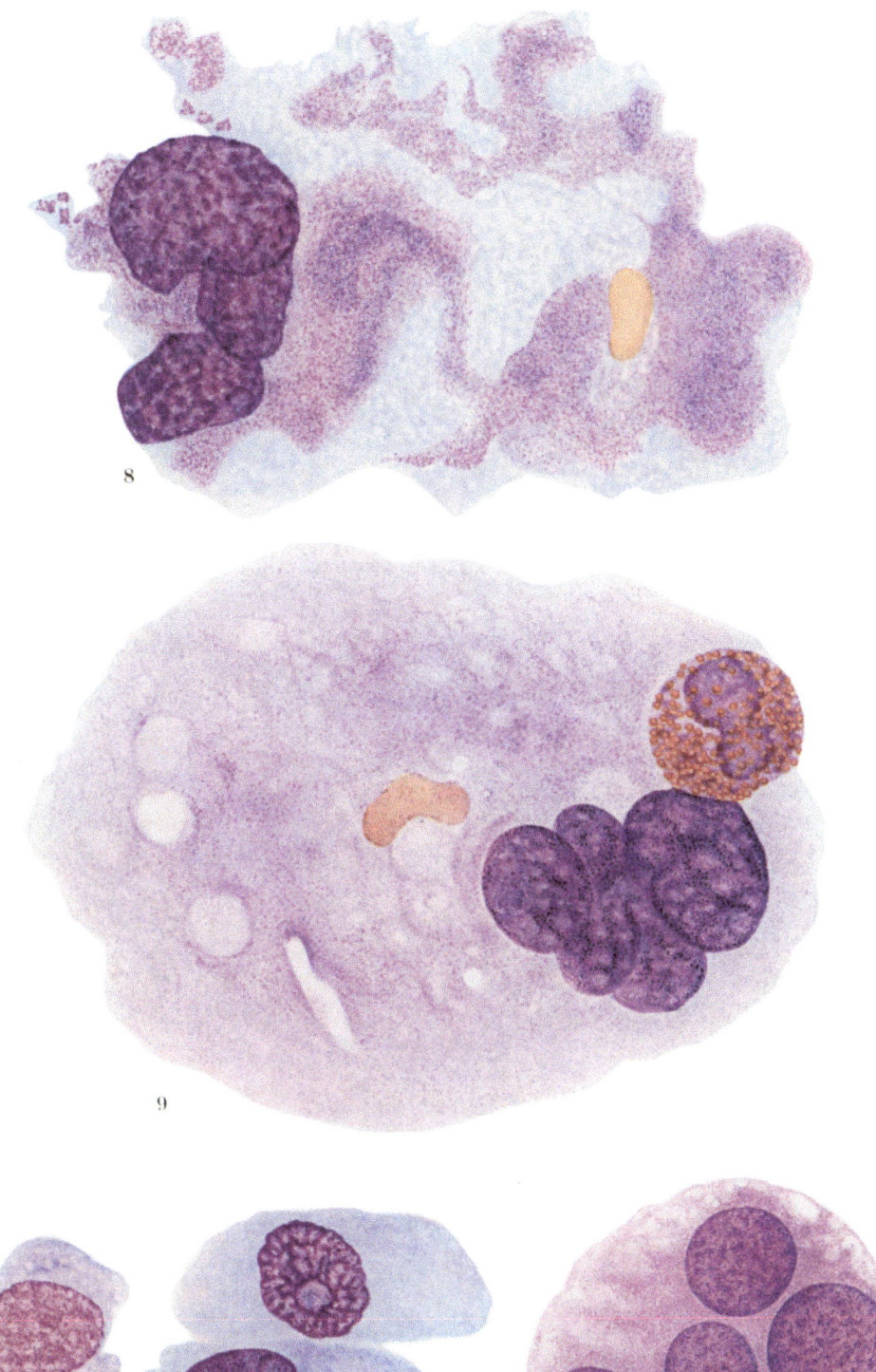

24

Megakaryocyten 3.
Megakaryocytes 3.
Mégacaryocytes 3.
Megacariocitos 3.
~1250×.

25

Osteoblasten und Osteoclasten.
Osteoblasts and osteoclasts.
Ostéoblastes et ostéoclastes.
Osteoblastos y osteoclastos.
~1250×.

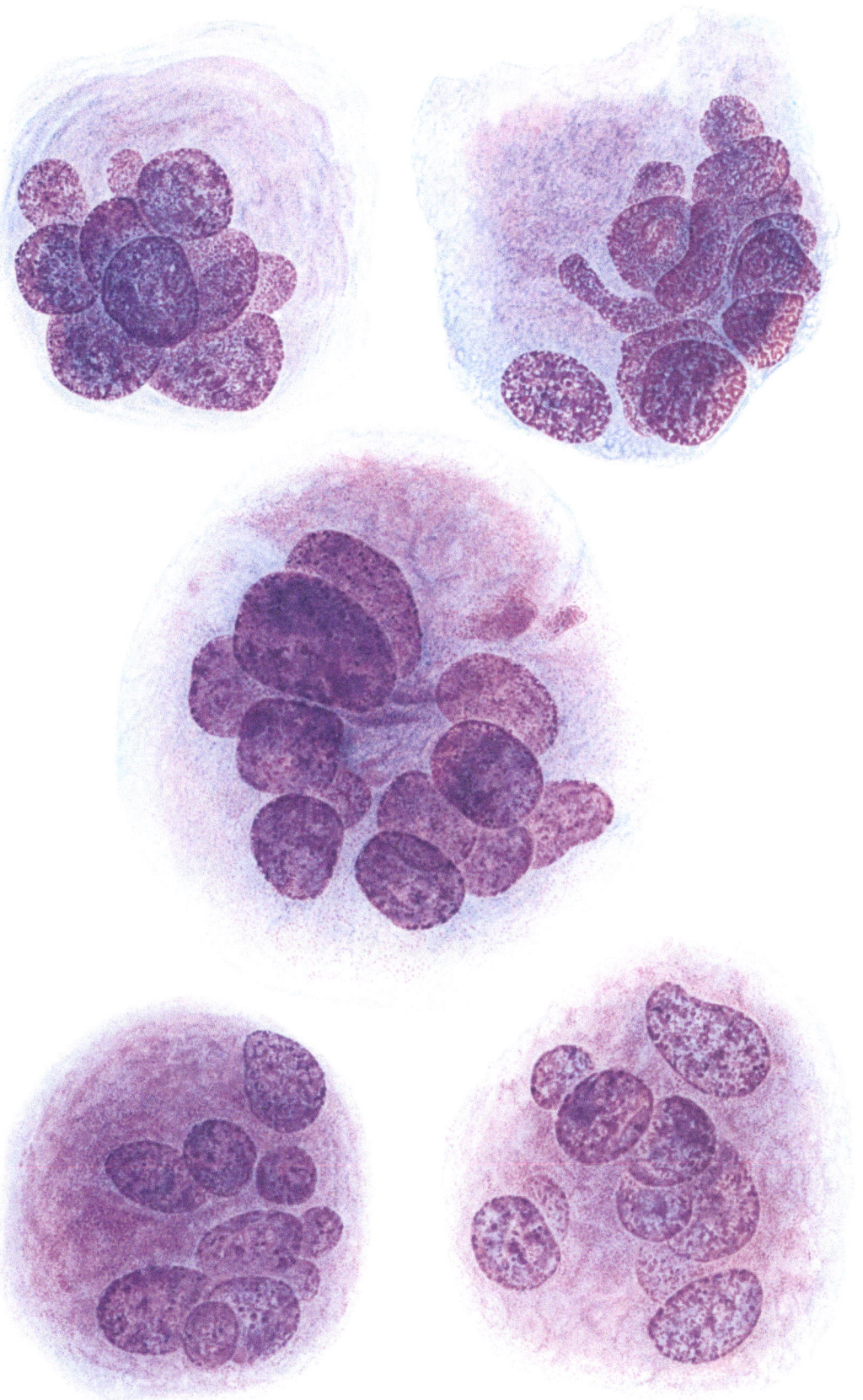

Übersegmentierte Megakaryocyten.
Hypersegmented megakaryocytes.
Mégacaryocytes hypersegmentés.
Megacariocitos hipersegmentados.
∼1250×.

27

Normales Knochenmark.
Normal bone marrow.
Moelle osseuse normale.
Médula ósea normal.
∼1100×.

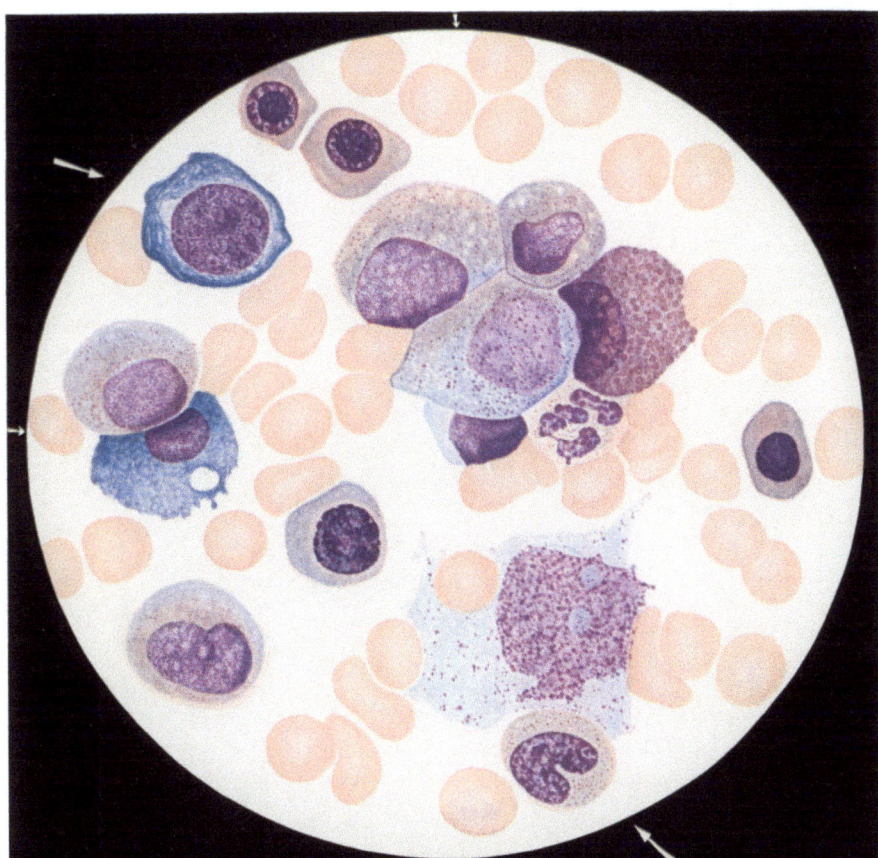

28

Normales Knochenmark.
Normal bone marrow.
Moelle osseuse normale.
Médula ósea normal.
∼1100×.

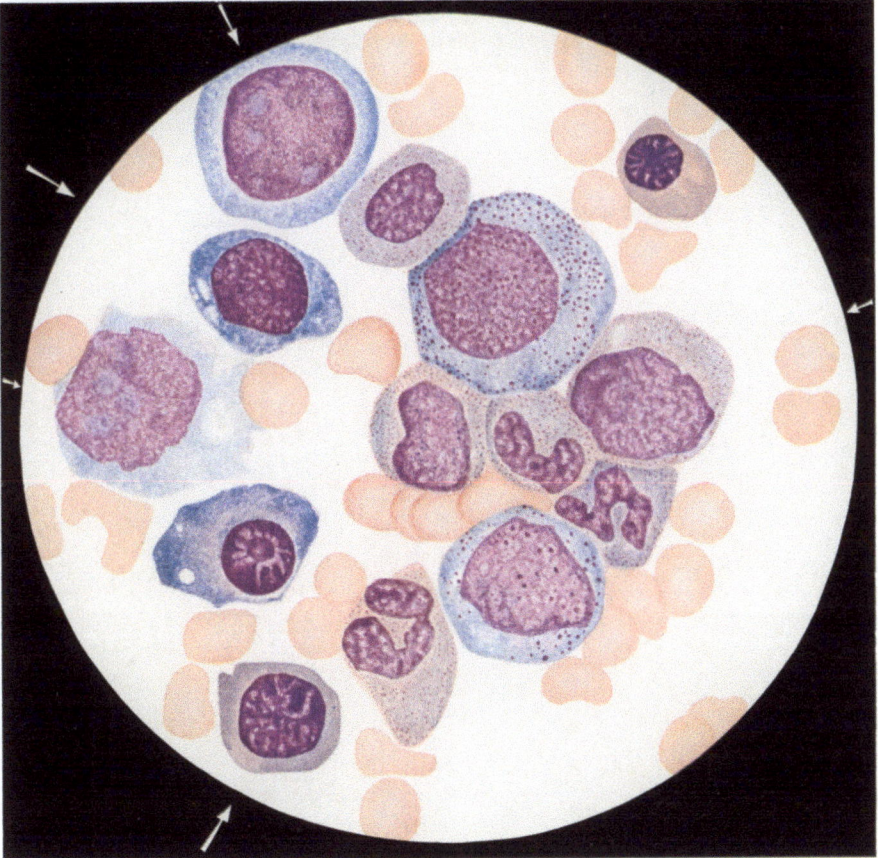

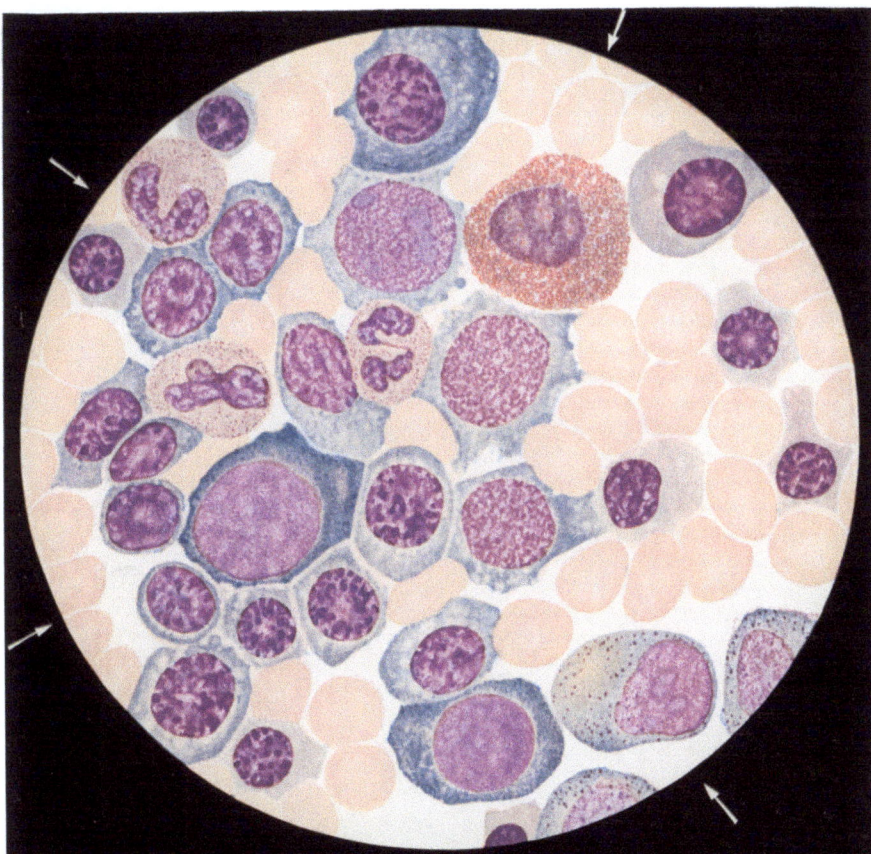

29

Eisenmangelanämie.
Iron-deficiency anemia.
Anémie ferriprive.
Anemias ferropénicas.
∼1100×.

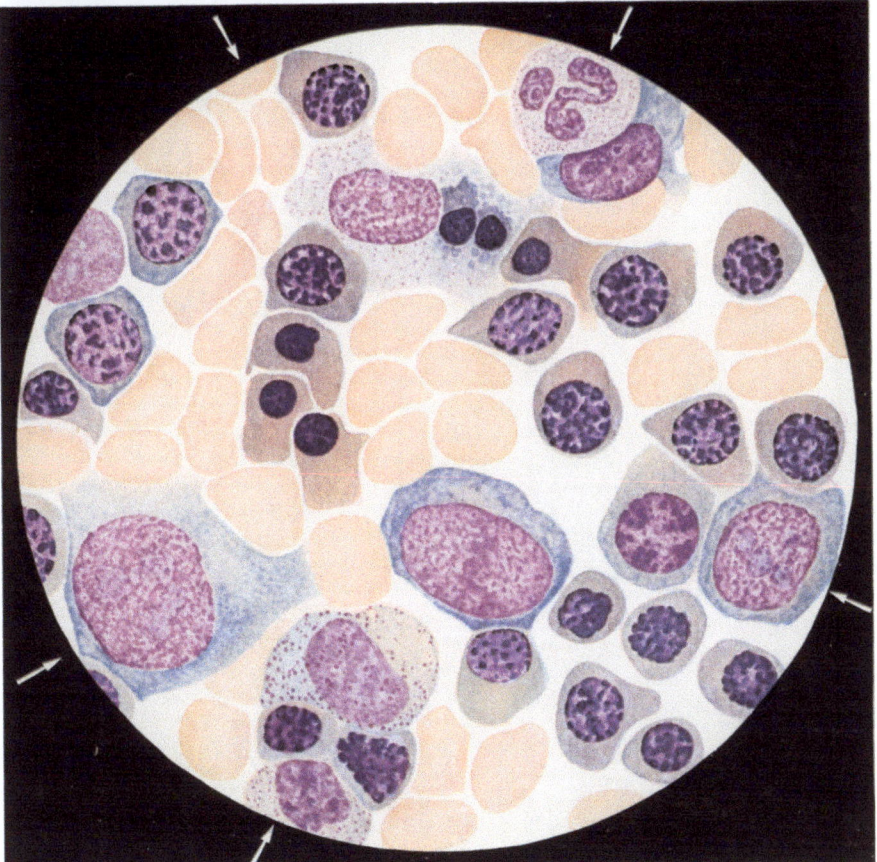

30

Hämolytische Anämie.
Hemolytic anemia.
Anémies hémolytiques.
Anemias hemolíticas.
∼1100×.

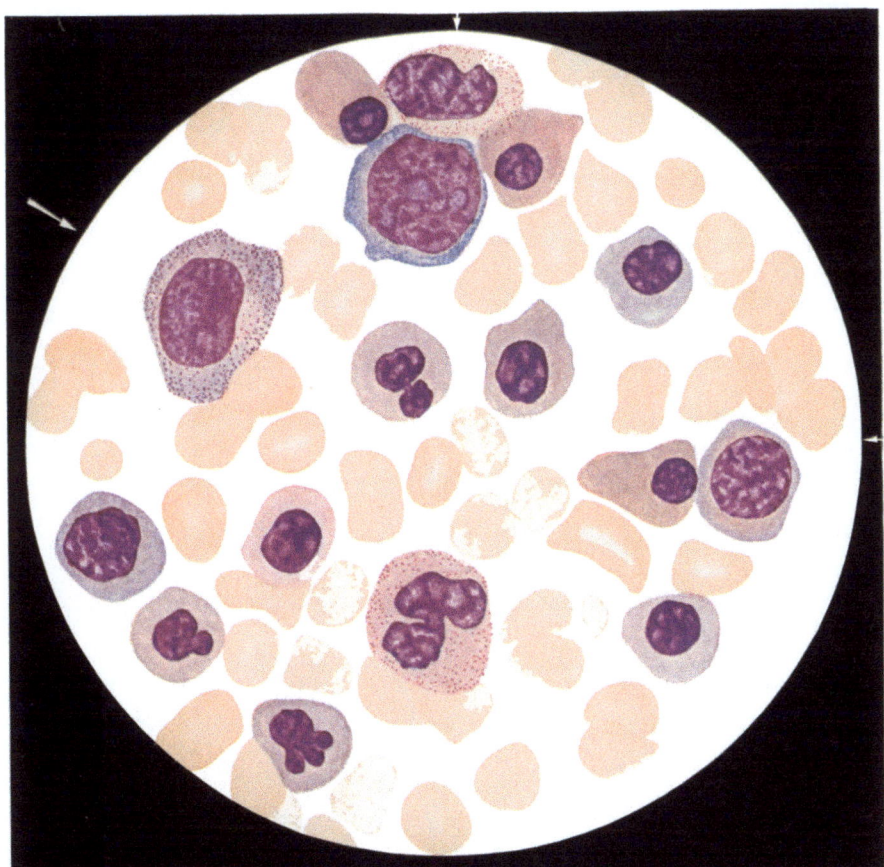

31

Fetale Erythroblastose.
Erythroblastosis fetalis.
Maladie hémolytique périnatale.
Eritroblastosis fetal.
∼1100×.

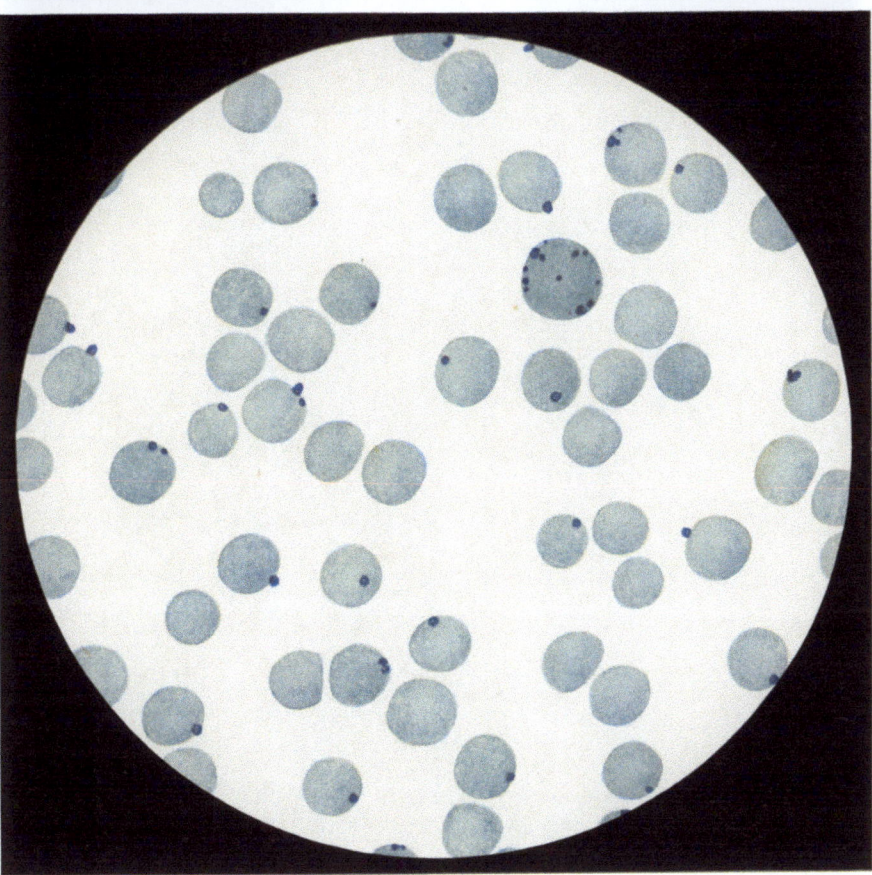

32

Innenkörperanämie.
HEINZ-EHRLICH bodies.
Anémie à corps endoglobulaires.
Anemia de cuerpos internos.
∼1100×.

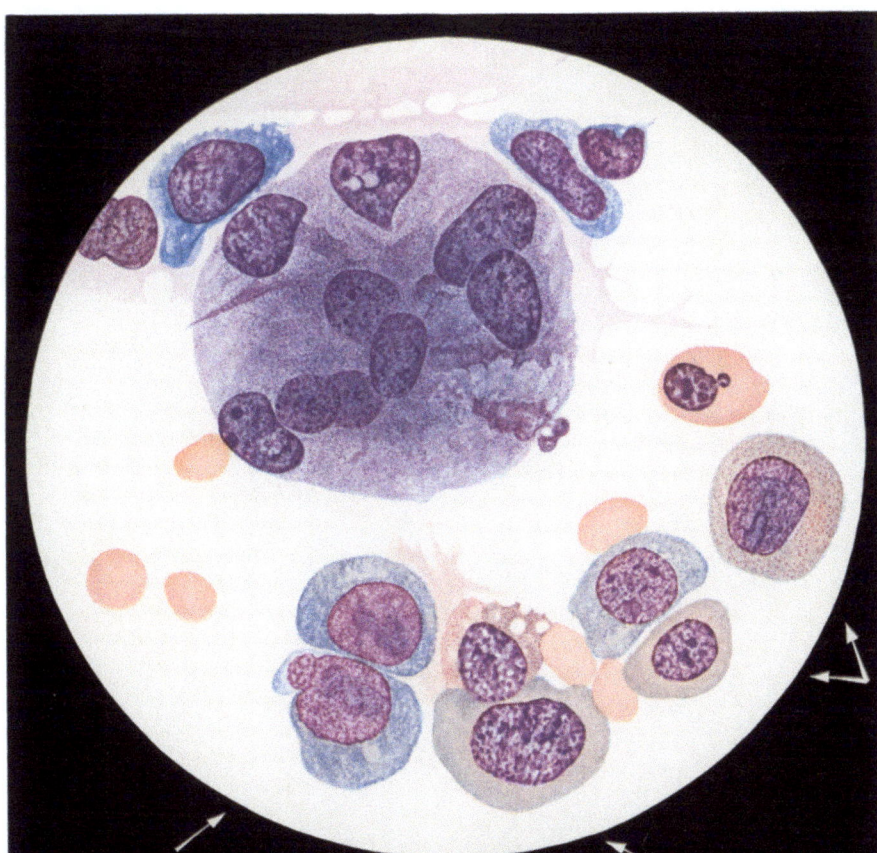

33

Perniciosa.
Pernicious anemia.
Anémie pernicieuse.
Anemia perniciosa.
~1100×.

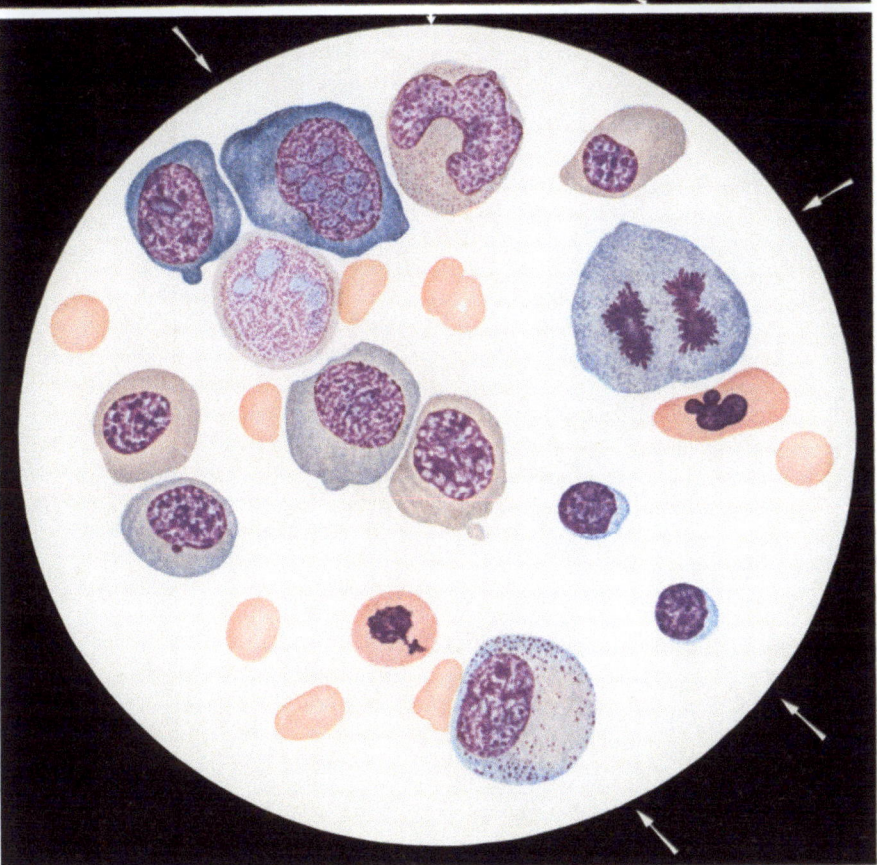

34

Perniciosa.
Pernicious anemia.
Anémie pernicieuse.
Anemia perniciosa.
~1100×.

35

Perniciosa.
Pernicious anemia.
Anémie pernicieuse.
Anemia perniciosa.
∼1100×.

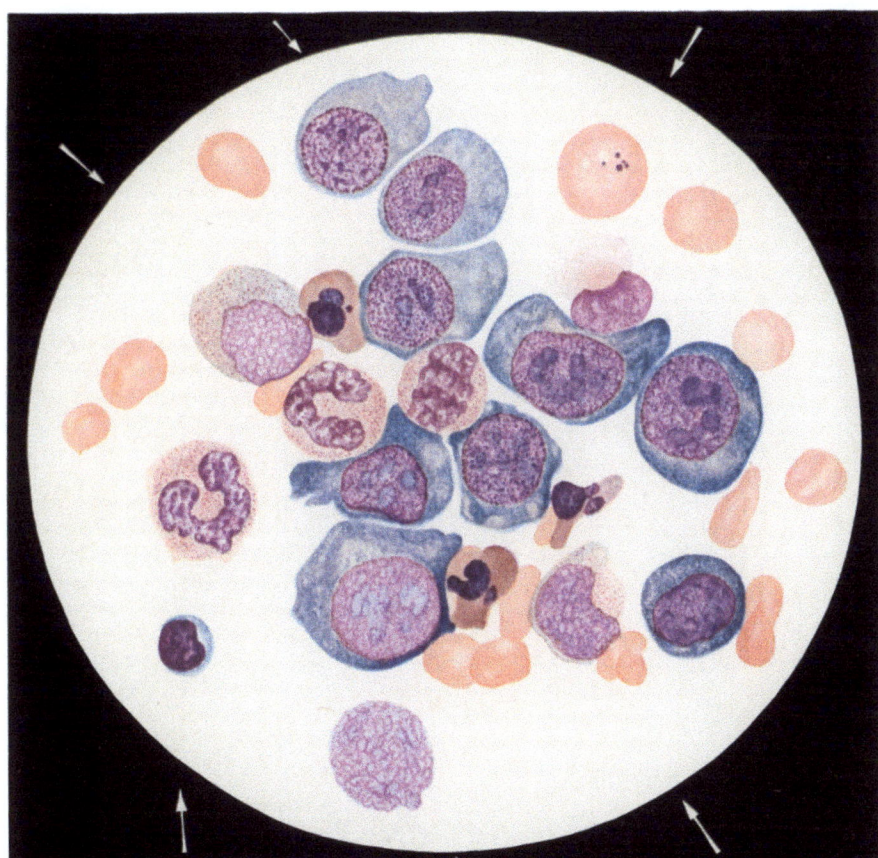

36

Perniciosa.
Pernicious anemia.
Anémie pernicieuse.
Anemia perniciosa.
∼1100×.

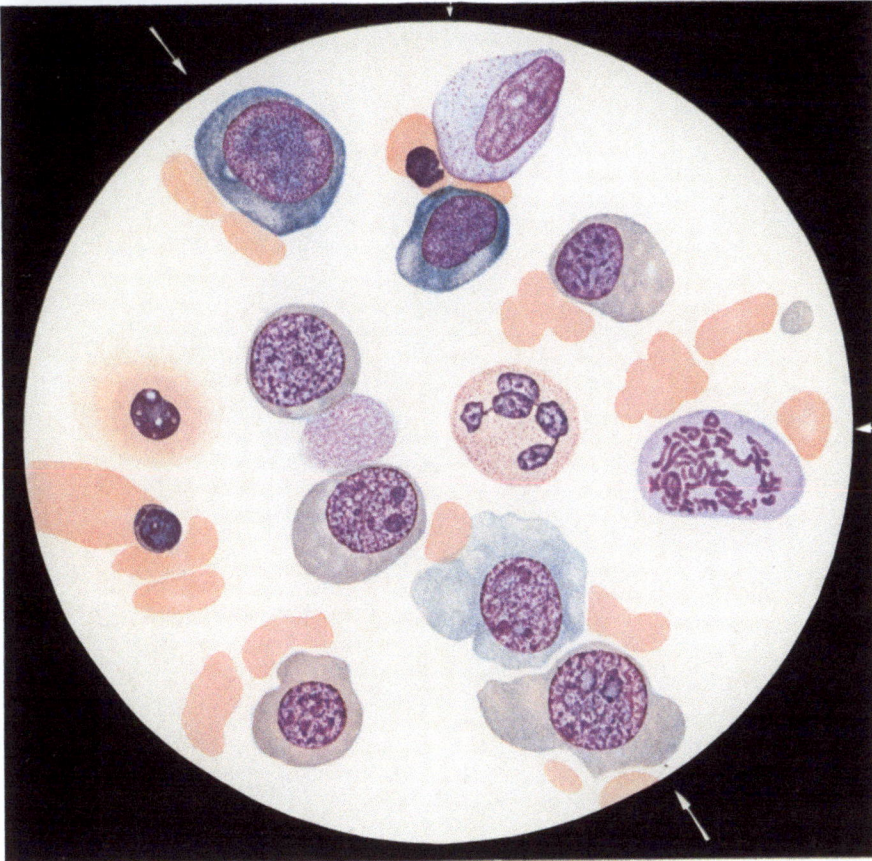

37

Perniciosa.
Pernicious anemia.
Anémie pernicieuse.
Anemia perniciosa
~1100×.

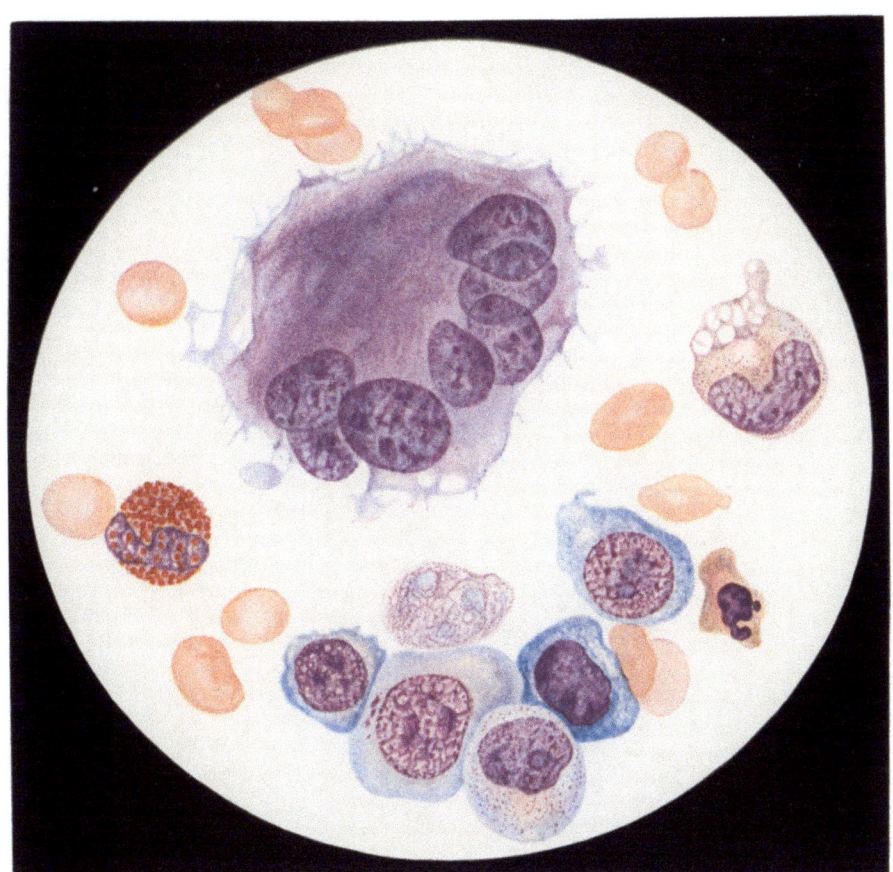

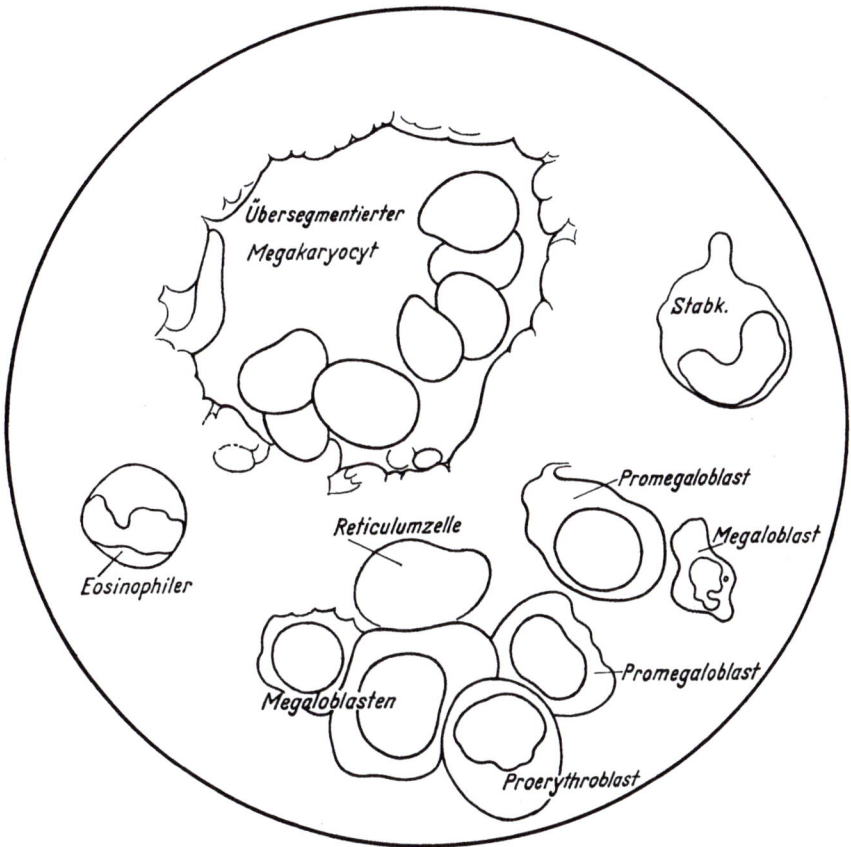

38

Perniciosa.
Pernicious anemia.
Anémie pernicieuse.
Anemia perniciosa.
~1100×.

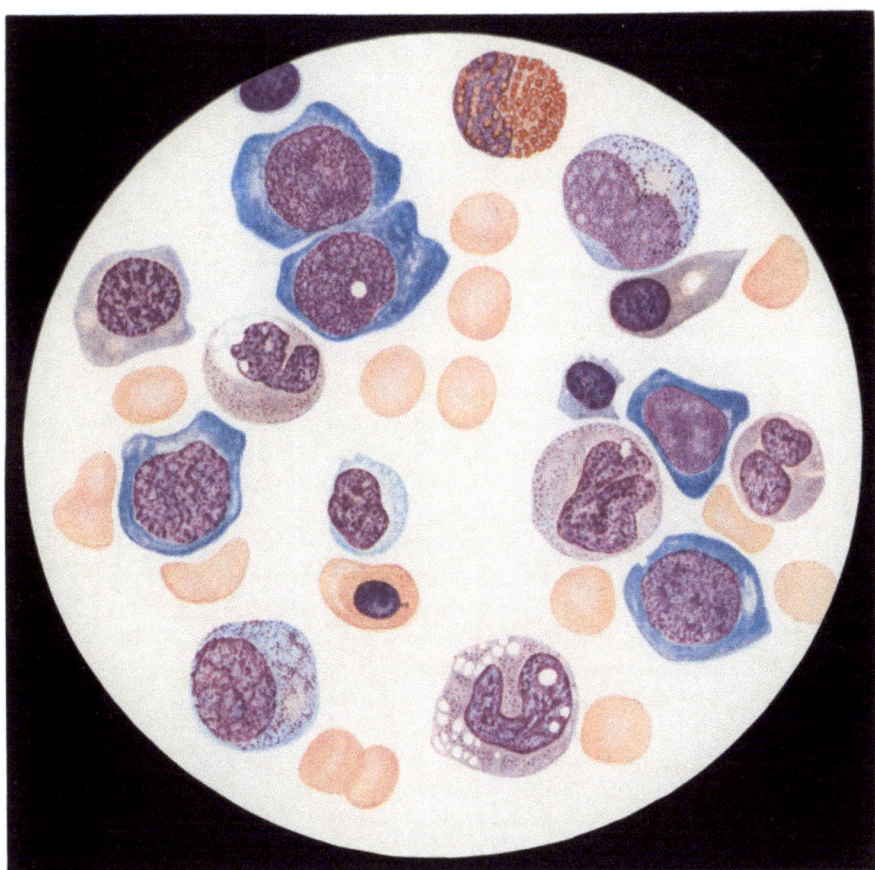
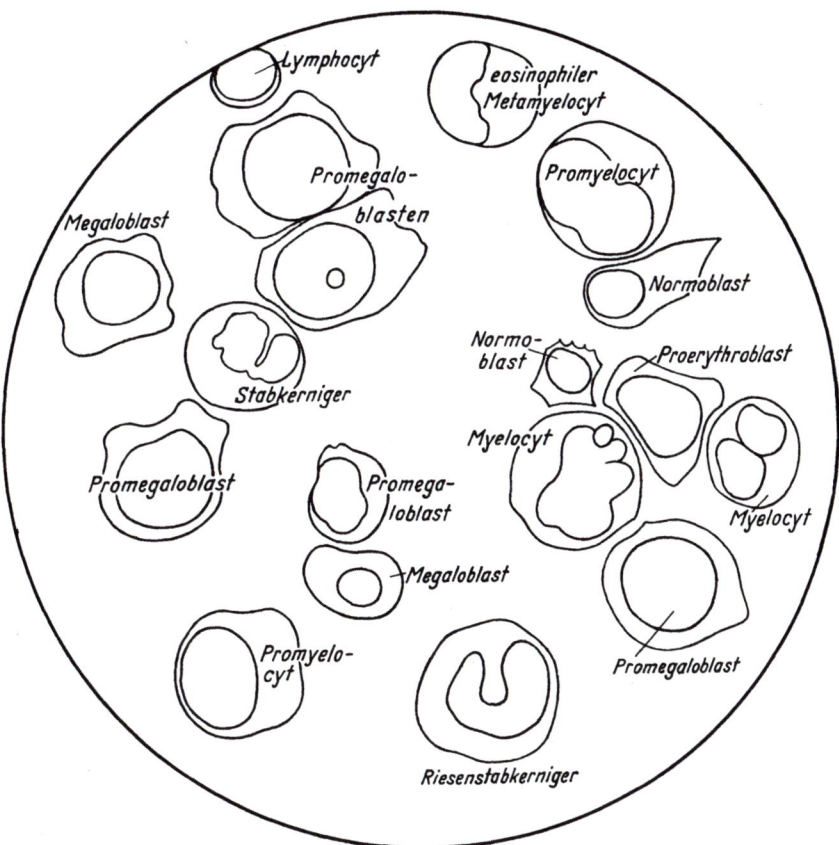

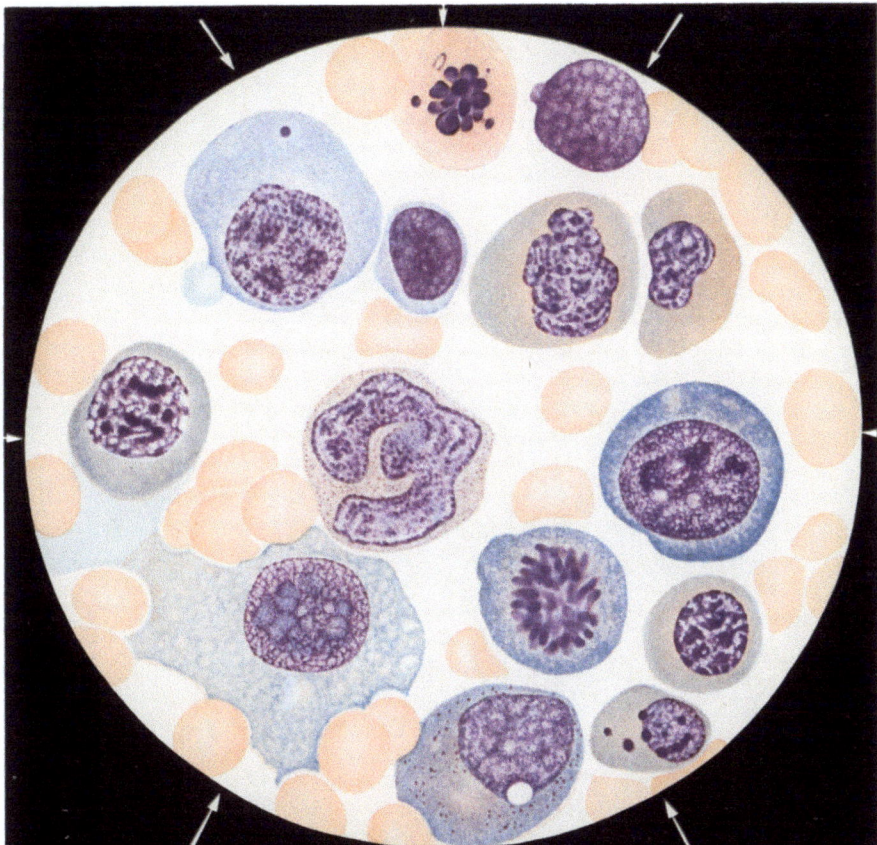

39

Ziegenmilchanämie.
Goat's milk anemia.
Anémie du lait de chèvre.
Anemia por leche de cabra.
~1100×.

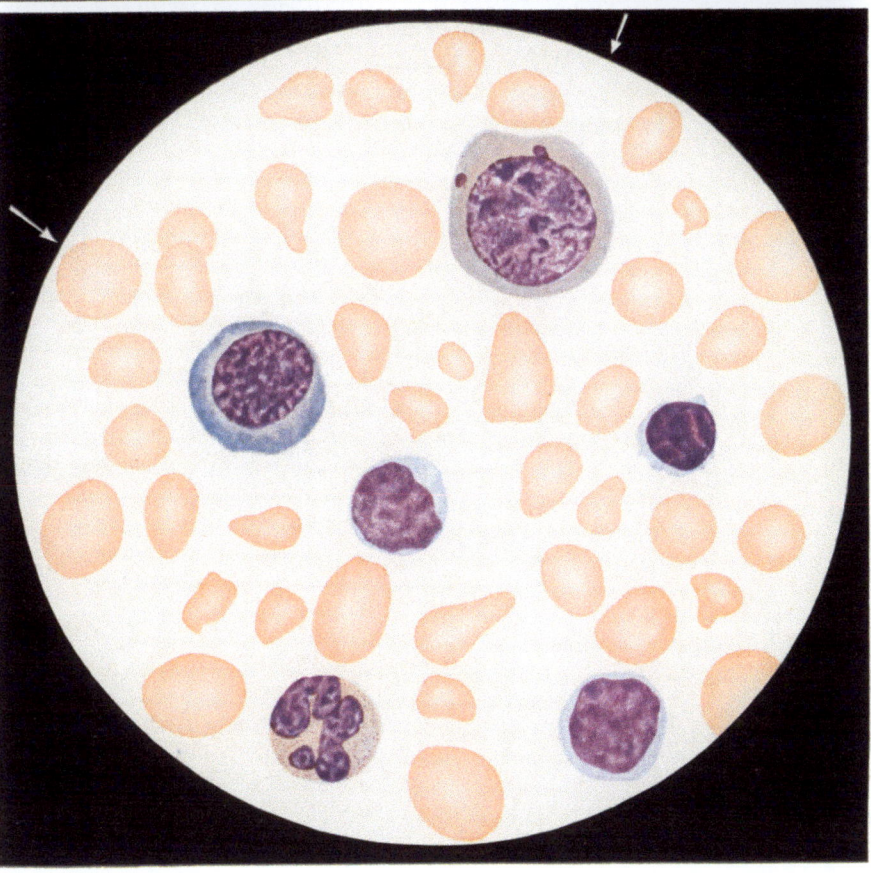

40

Ziegenmilchanämie.
Goat's milk anemia.
Anémie du lait de chèvre.
Anemia por leche de cabra.
~1100×.

41

Perniciosa, behandelt.
Pernicious anemia during therapy.
Anémie pernicieuse, traitée.
Anemia perniciosa tratada.
∼1100×.

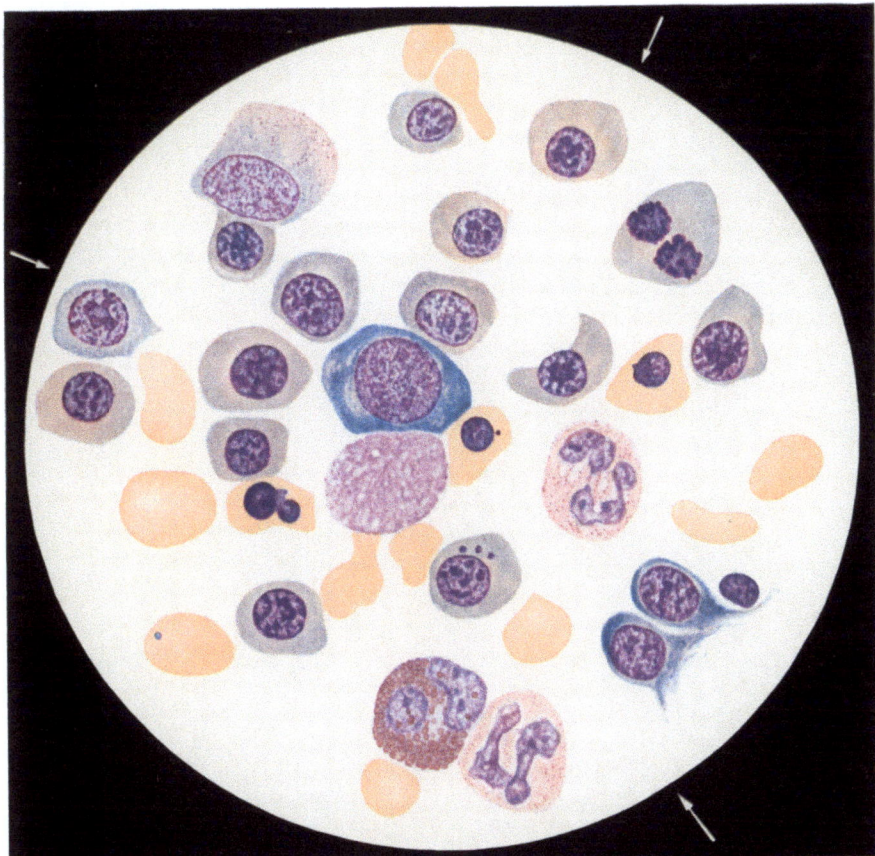

42

Perniciosa, behandelt.
Pernicious anemia during therapy.
Anémie pernicieuse, traitée.
Anemia perniciosa tratada.
∼1100×.

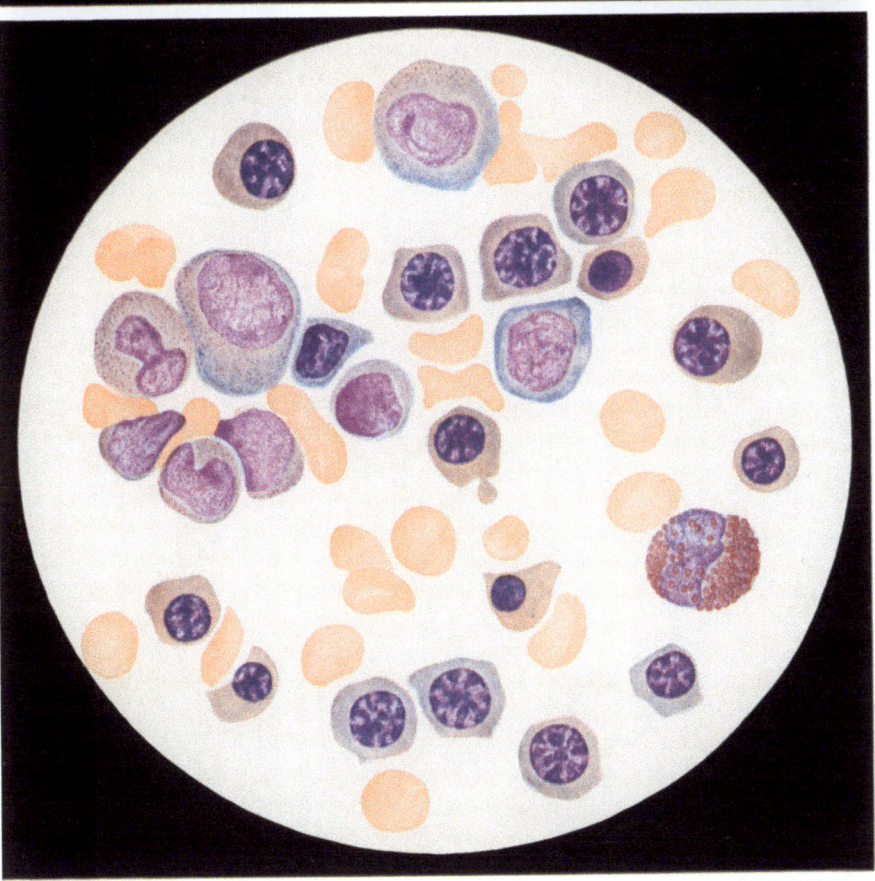

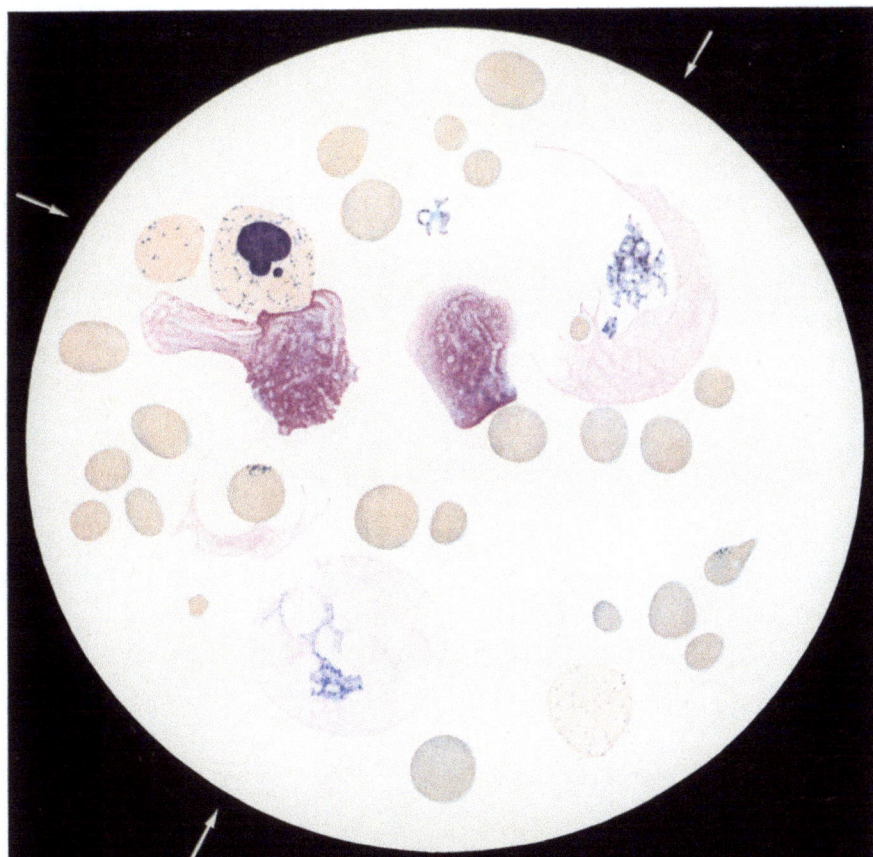

43

Achromoreticulocyten.
Achromoreticulocytes.
Achromoréticulocytes.
Acromoreticulocitos.
∼1100×.

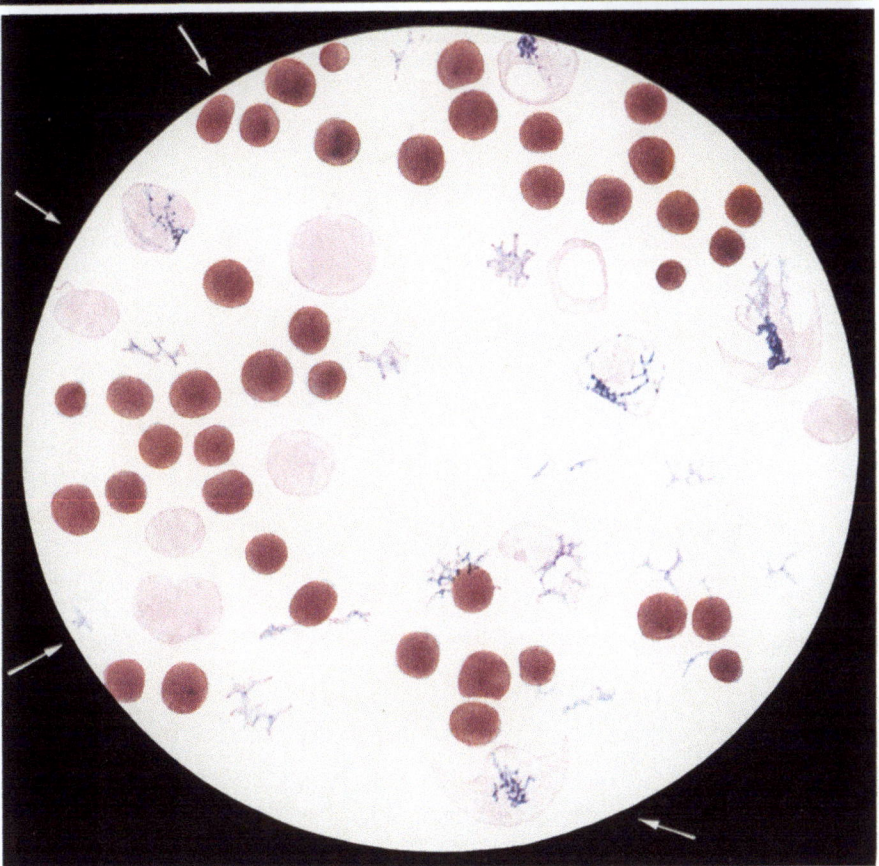

44

Achromocyten, Achromoreticulocyten.
Achromocytes, achromoreticulocytes.
Achromocytes, achromoréticulocytes.
Acromocitos, acromoreticulocitos.
∼1100×.

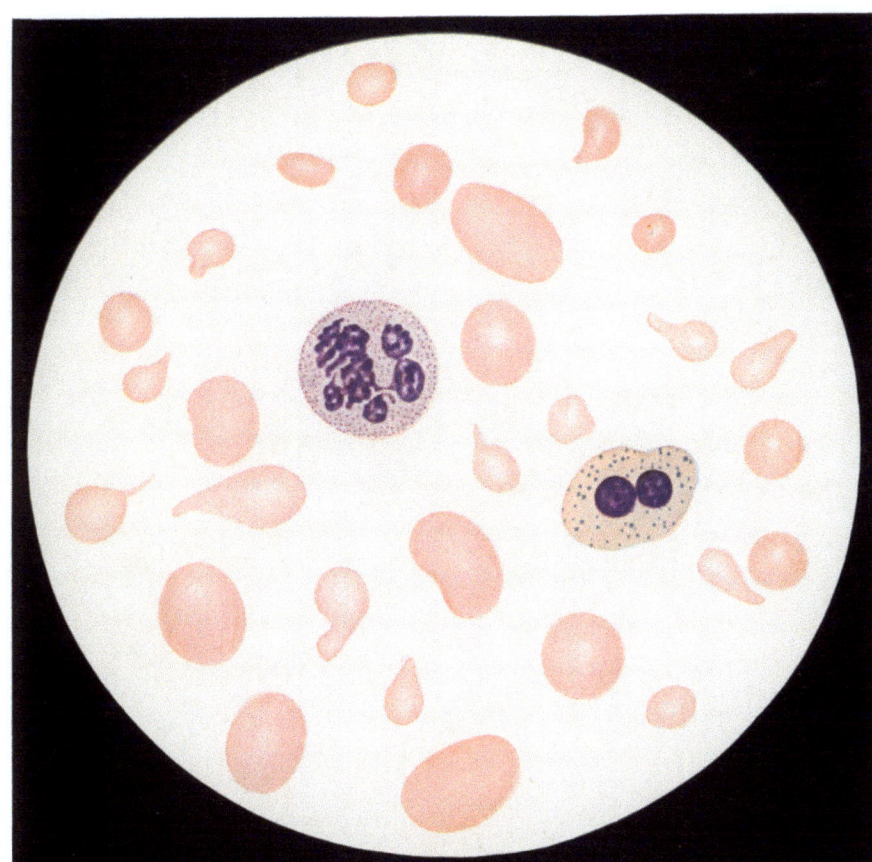

45

Perniciosa, peripheres Blut.
Pernicious anemia, peripheral blood.
Anémie pernicieuse, sang périphérique.
Anemia perniciosa, sangre periférica.
∼1100×.

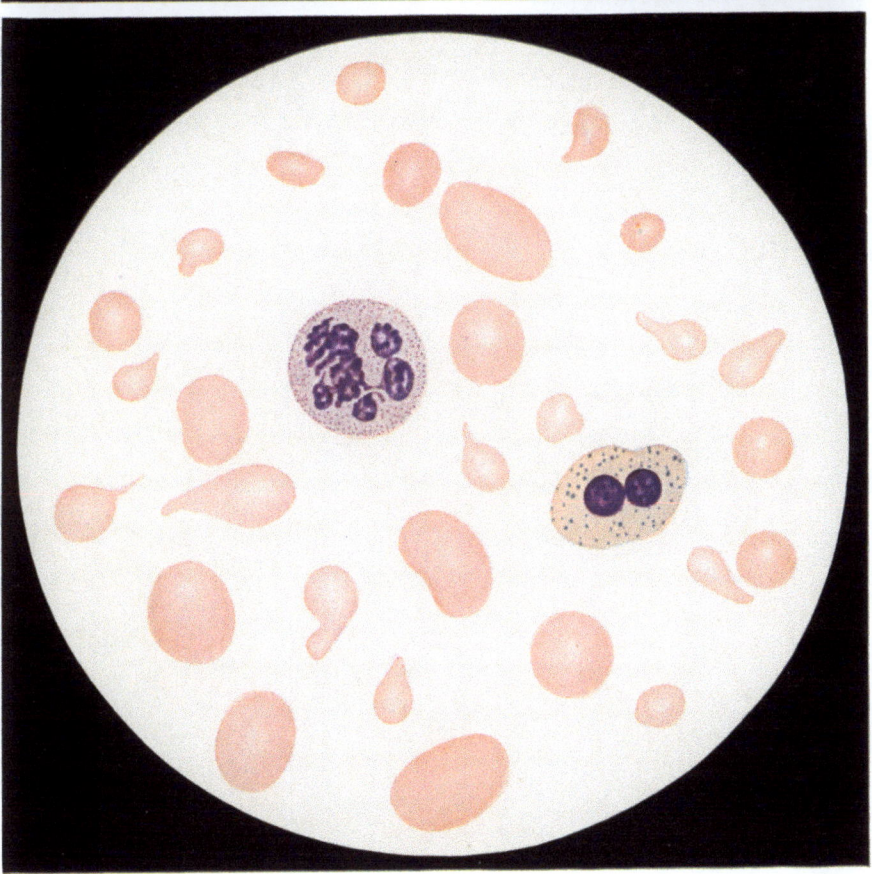

46

Perniciosa, peripheres Blut.
Pernicious anemia, peripheral blood.
Anémie pernicieuse, sang périphérique.
Anemia perniciosa, sangre periférica.
∼1100×.

47

Normales Knochenmark.
Normal bone marrow.
Moelle osseuse normale.
Médula ósea normal.
∼200×.

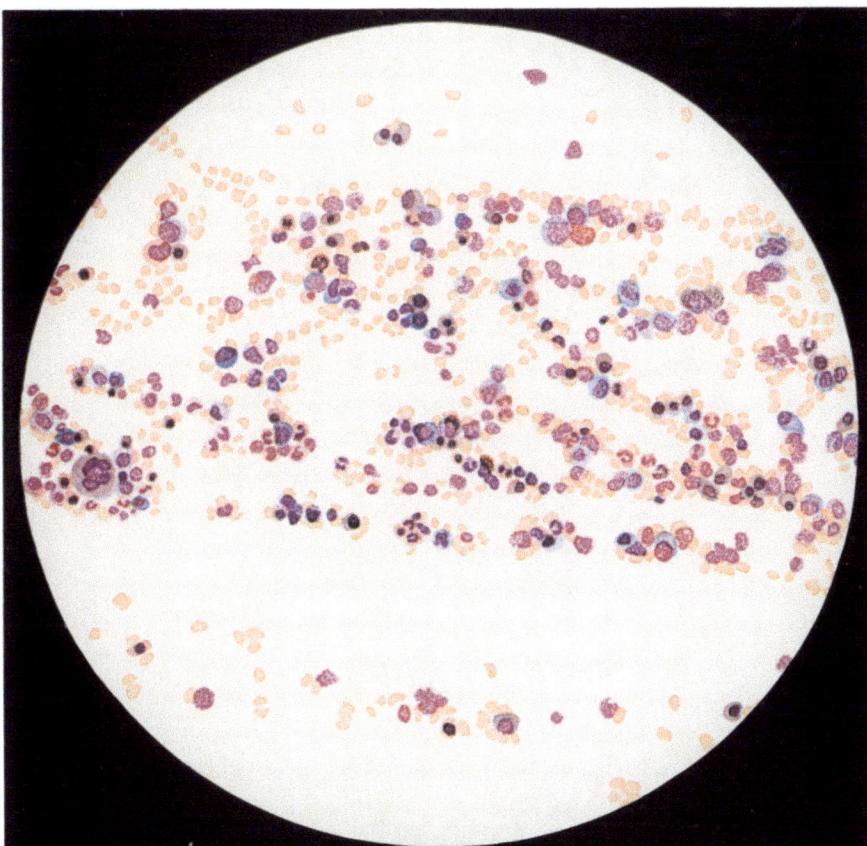

48

Polycythämie.
Polycythemia.
Polycythémie (polyglobulie, maladie de VAQUEZ).
Policitemia.
∼200×.

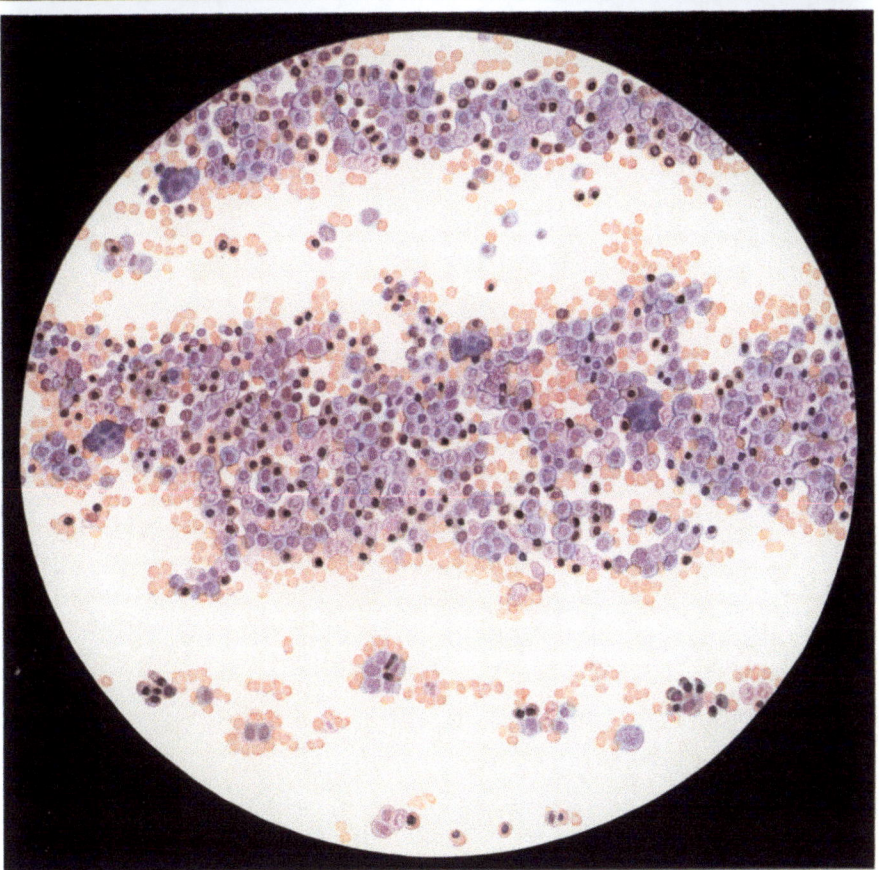

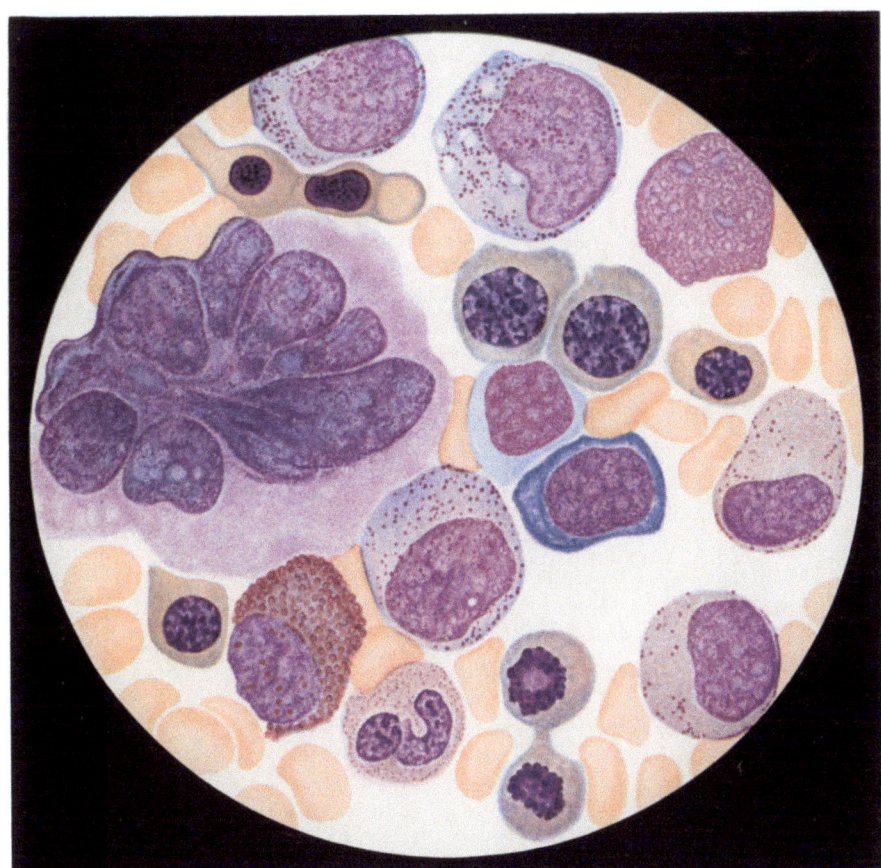

Polycythämie.
Polycythemia.
Maladie de VAQUEZ.
Policitemia.
~1100×.

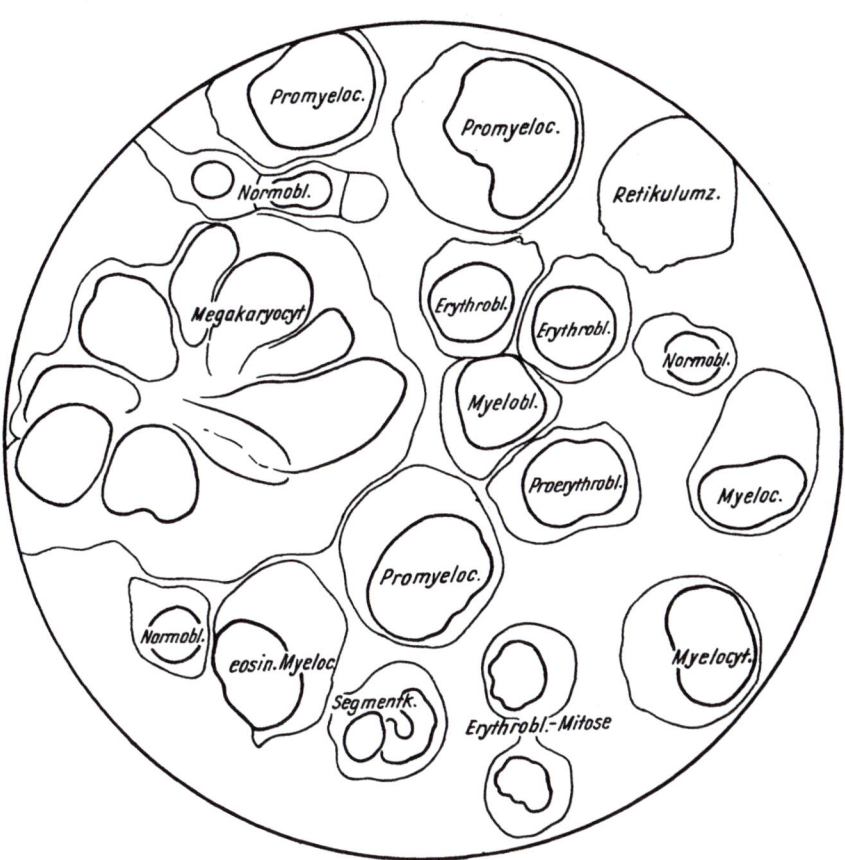

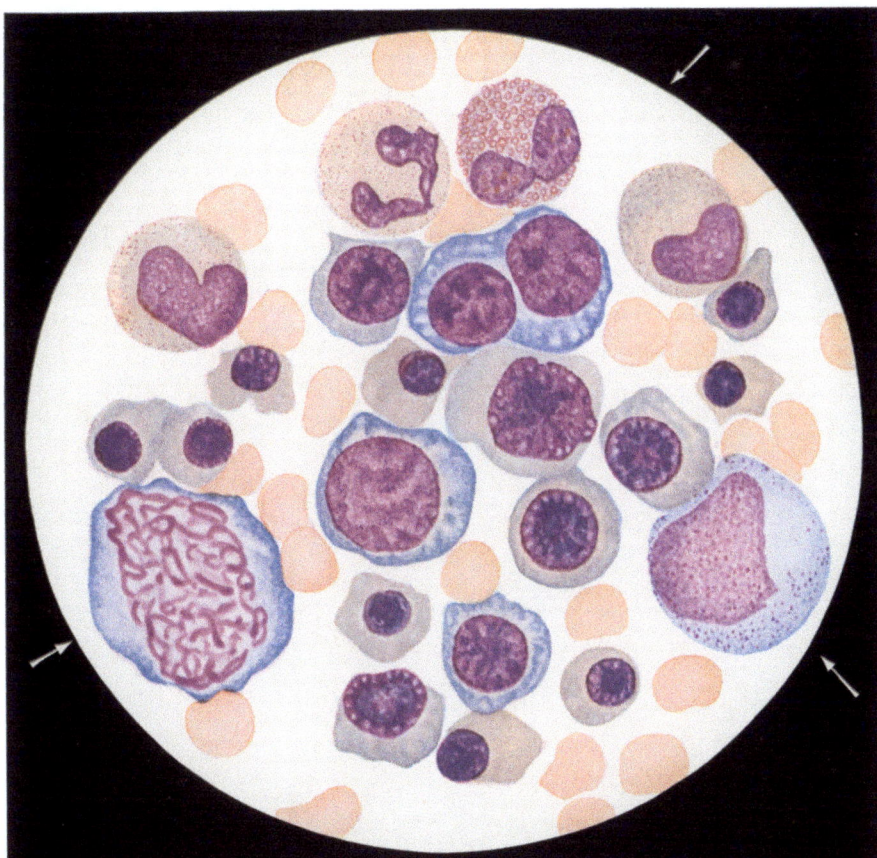

50

Chronische Erythroblastose.
Chronic erythremia.
Erythroblastose chronique.
Eritremia crónica.
∼1100×.

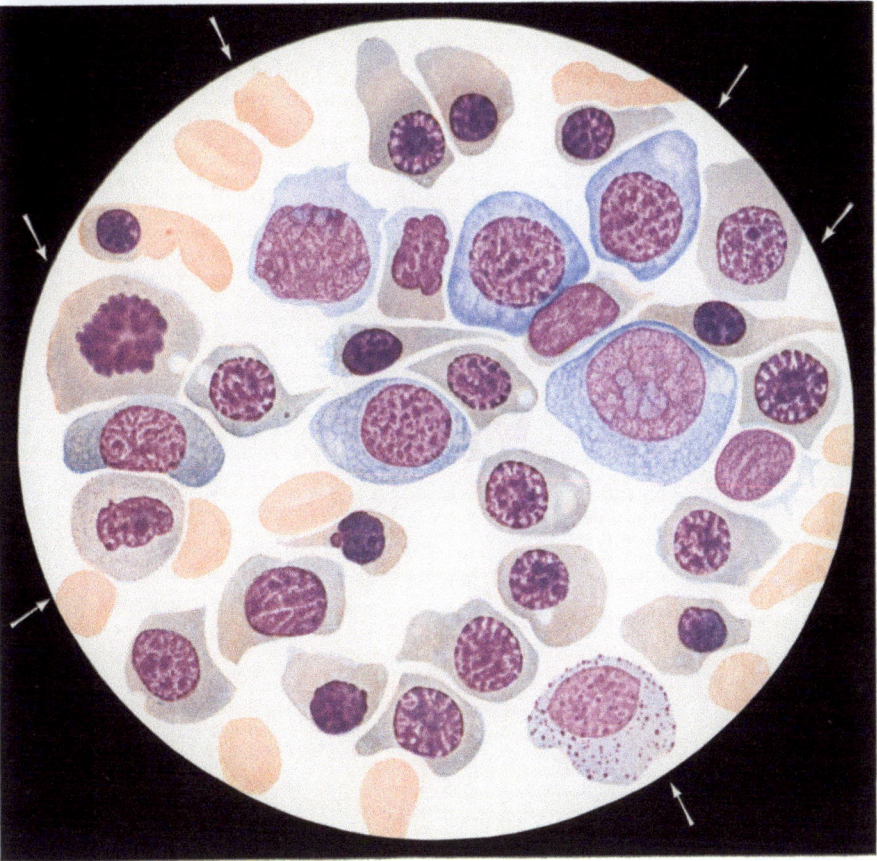

51

Chronische Erythroblastose.
Chronic erythremia.
Erythroblastose chronique.
Eritremia crónica.
∼1100×.

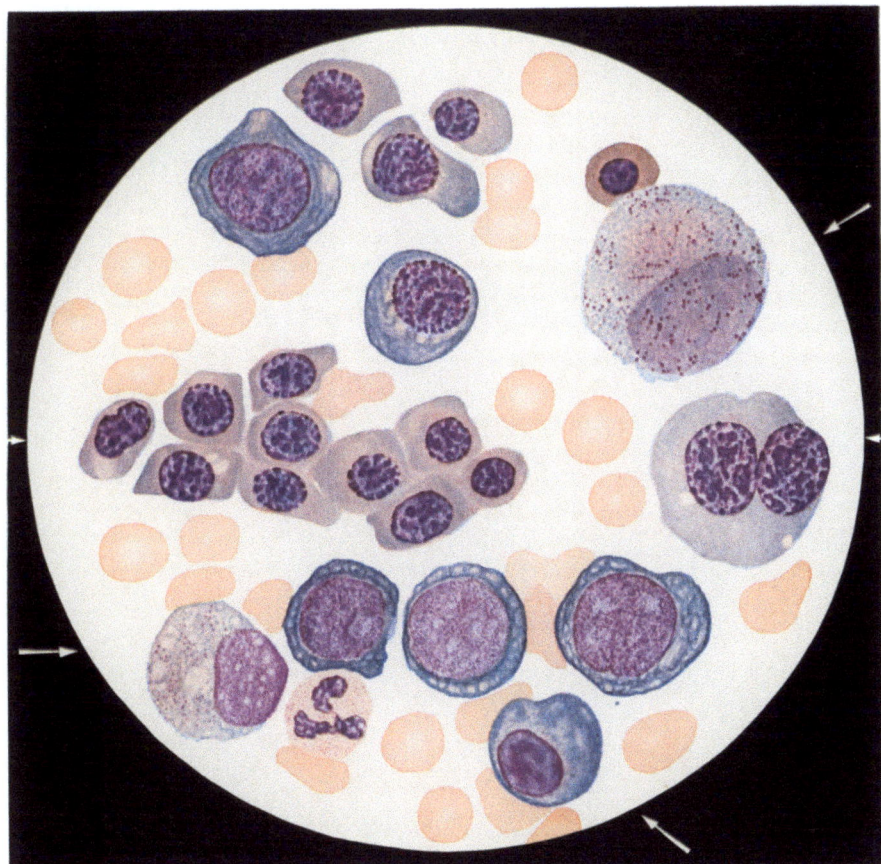

52

Chronische Erythroblastose.
Chronic erythremia.
Erythroblastose chronique.
Eritremia crónica.
~1100×.

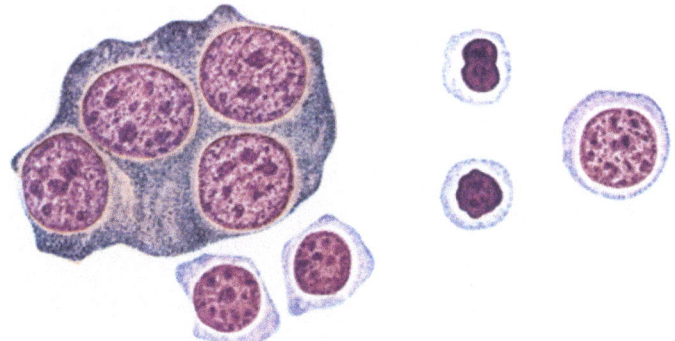

53

Chronische Erythroblastose.
Chronic erythremia.
Erythroblastose chronique.
Eritremia crónica.
~1100×.

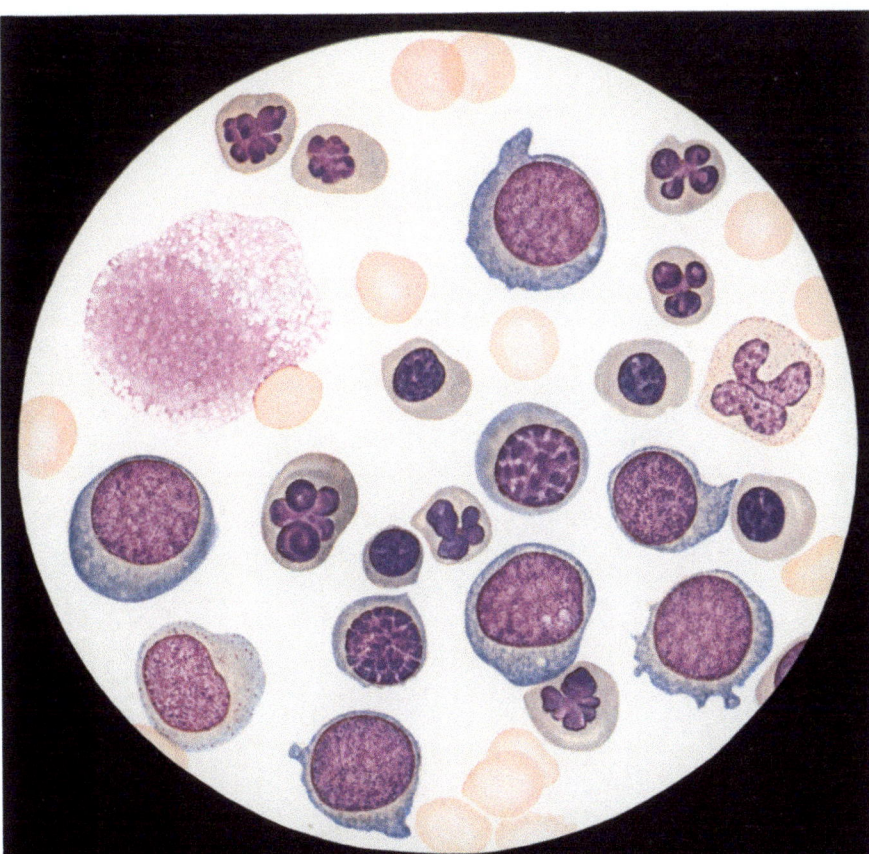

54

Akute Erythrämie.
Acute erythremia.
Erythrémie aiguë.
Eritremia aguda.
∼1100×.

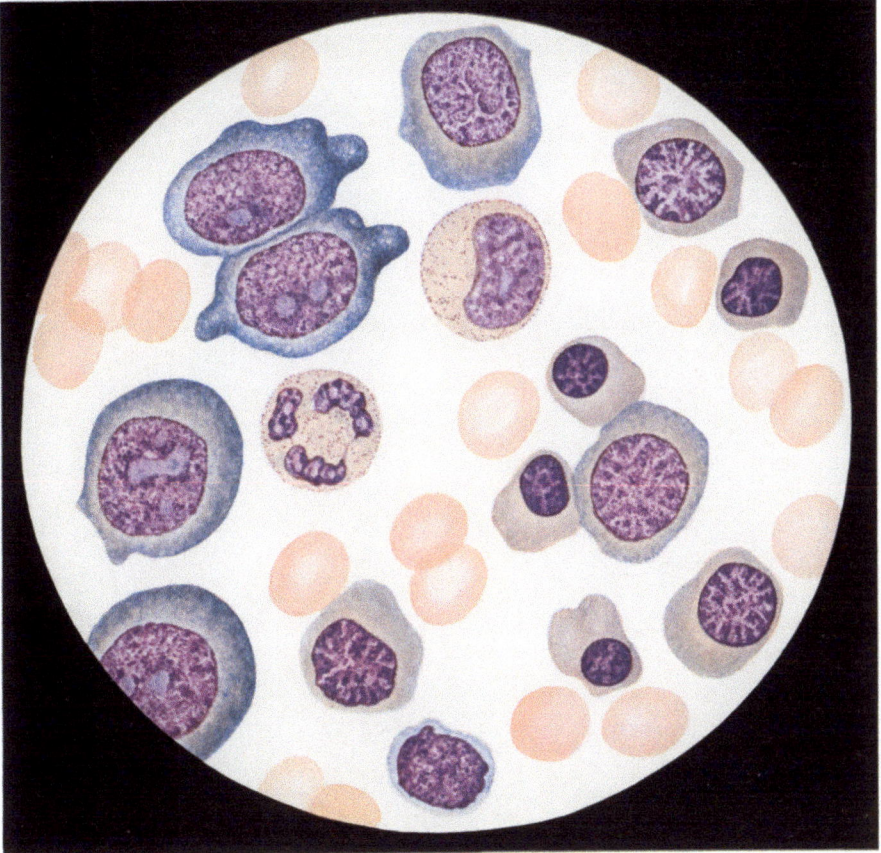

55

Akute Erythrämie.
Acute erythremia.
Erythrémie aiguë.
Eritremia aguda.
∼1100×.

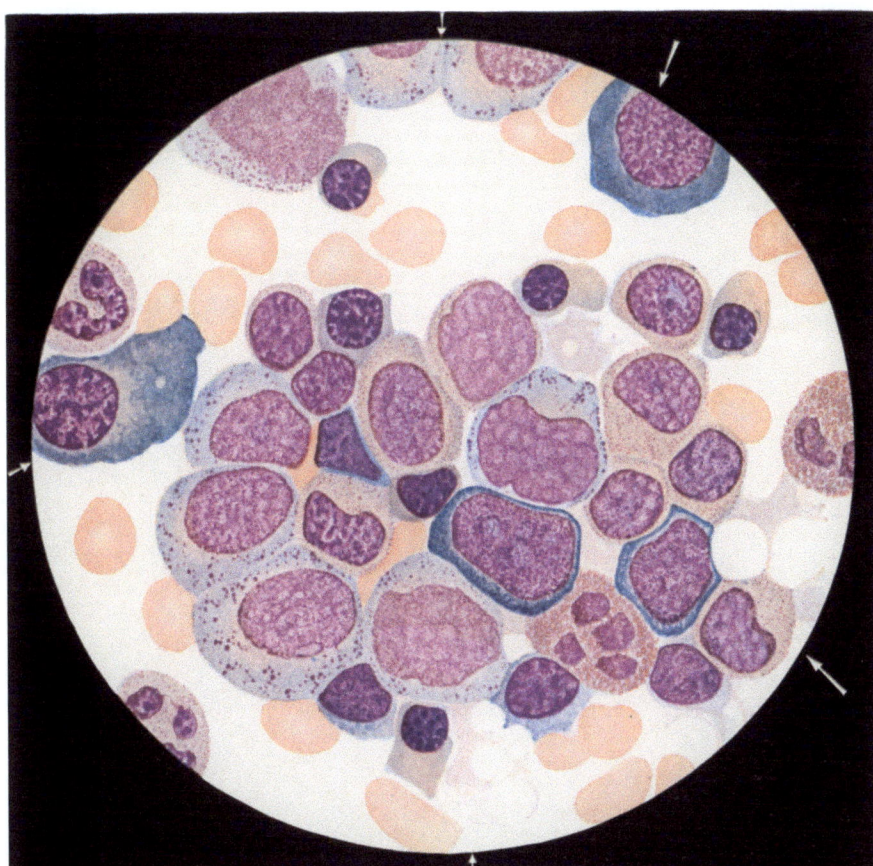

56

Knochenmark bei Infekt.
Bone marrow during infection.
Moelle osseuse dans les infections.
Médula ósea durante la infección.
∼1100×.

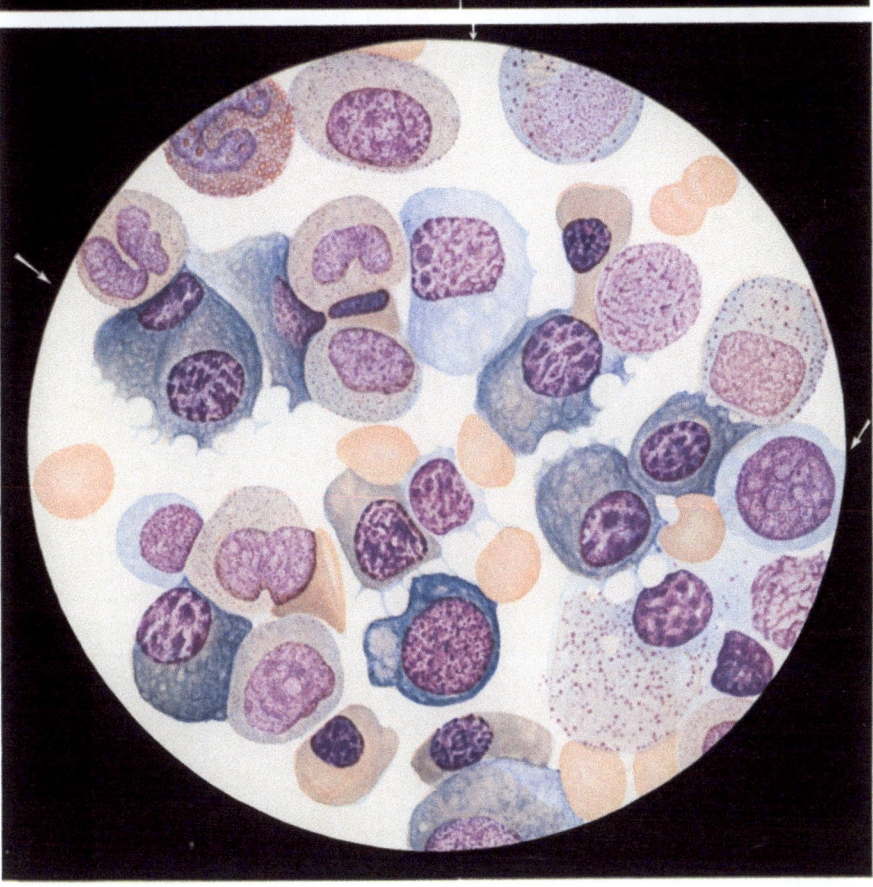

57

Knochenmark bei Infekt.
Bone marrow during infection.
Moelle osseuse dans les infections.
Médula ósea durante la infección.
∼1100×.

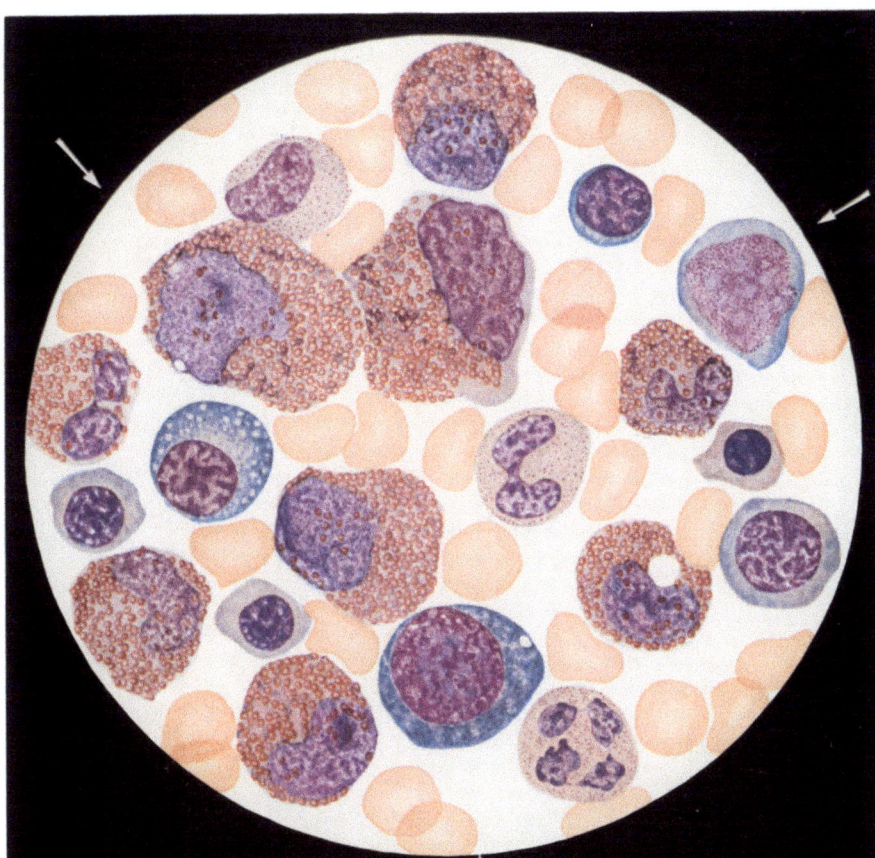

58

Hypereosinophilie.
Hypereosinophilia.
Hyperéosinophilie.
Hipereosinofilia.
~1100×.

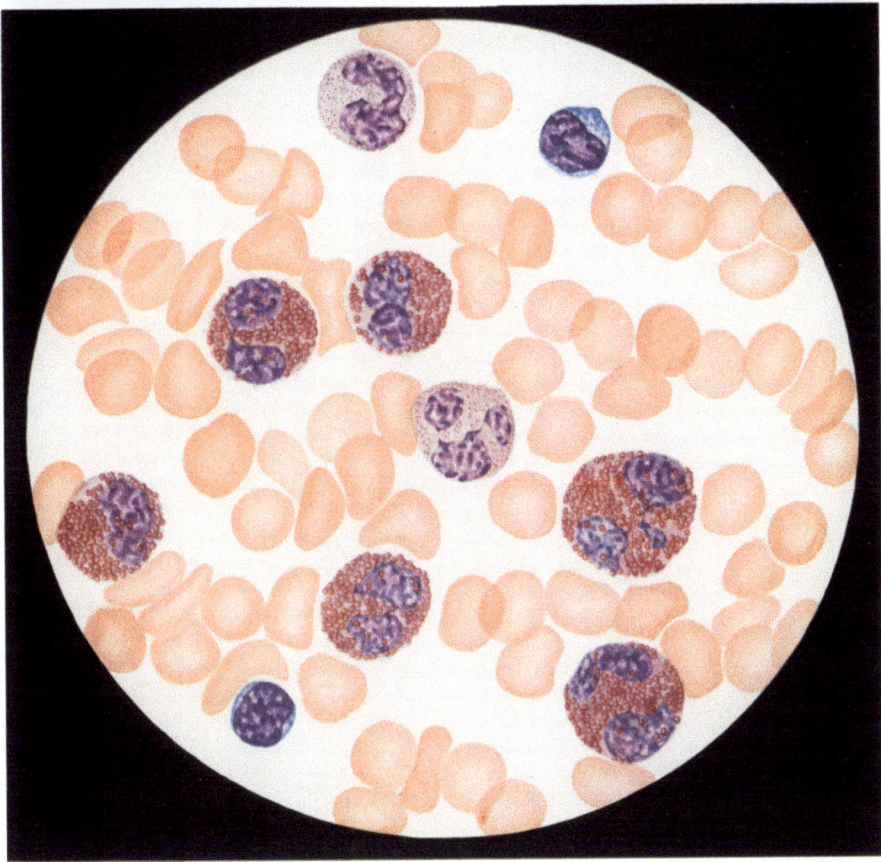

59

Hypereosinophilie.
Hypereosinophilia.
Hyperéosinophilie.
Hipereosinofilia.
~1100×.

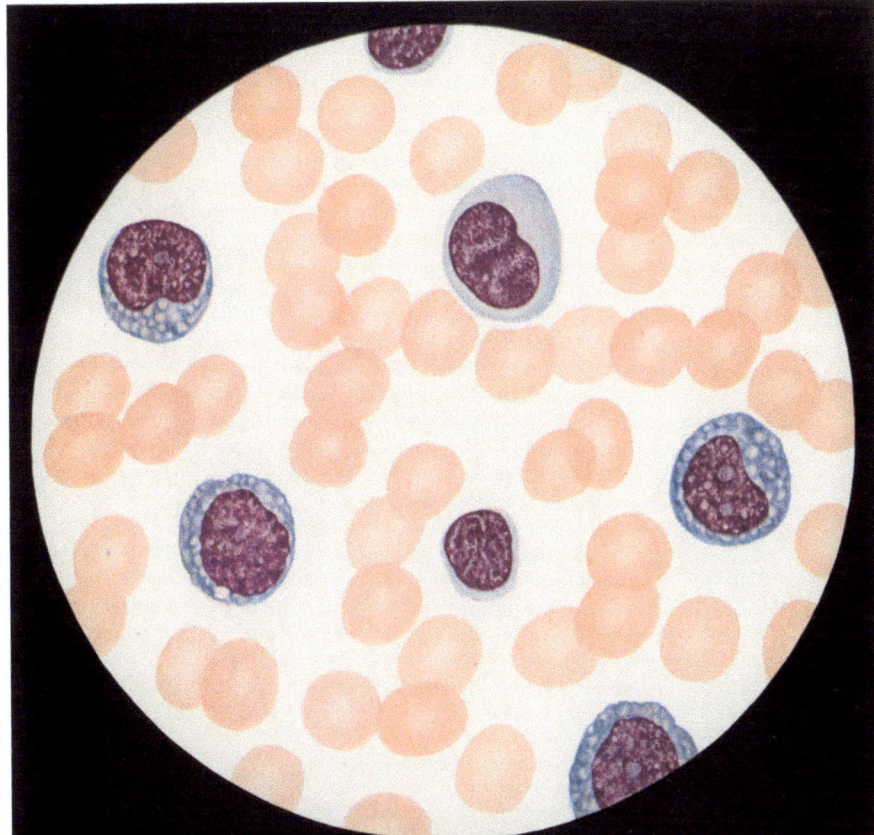

60

Infektiöse Mononucleose.
Infectious mononucleosis.
Mononucléose infectieuse.
Mononucleosis infecciosa.
∼1100×.

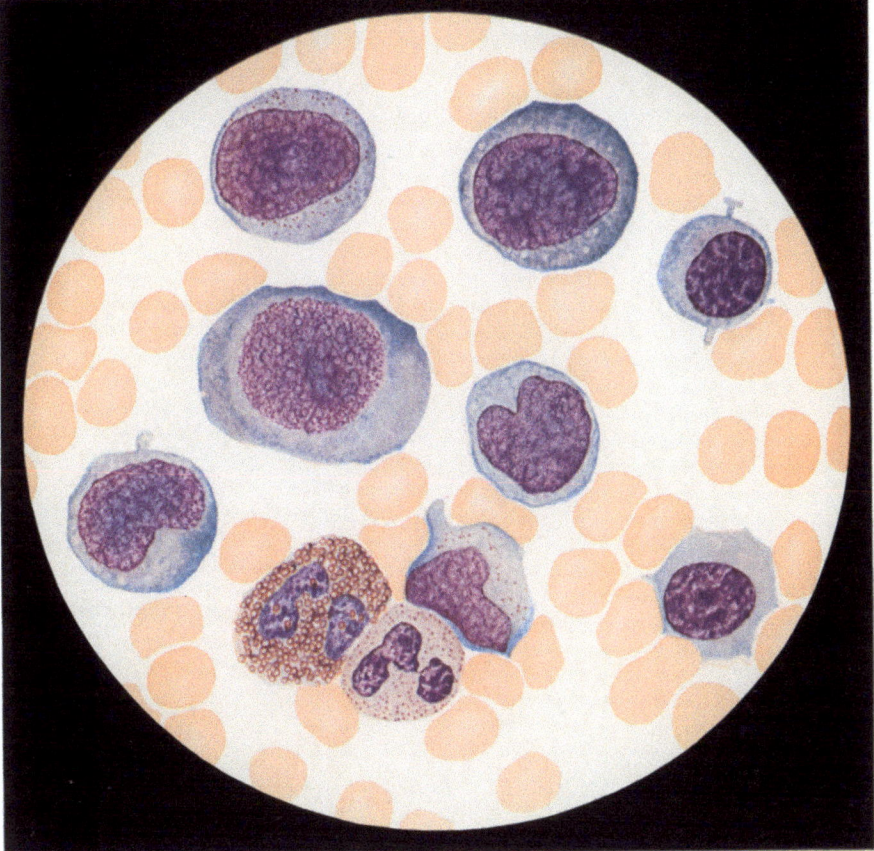

61

Infektiöse Mononucleose.
Infectious mononucleosis.
Mononucléose infectieuse.
Mononucleosis infecciosa.
∼1100×.

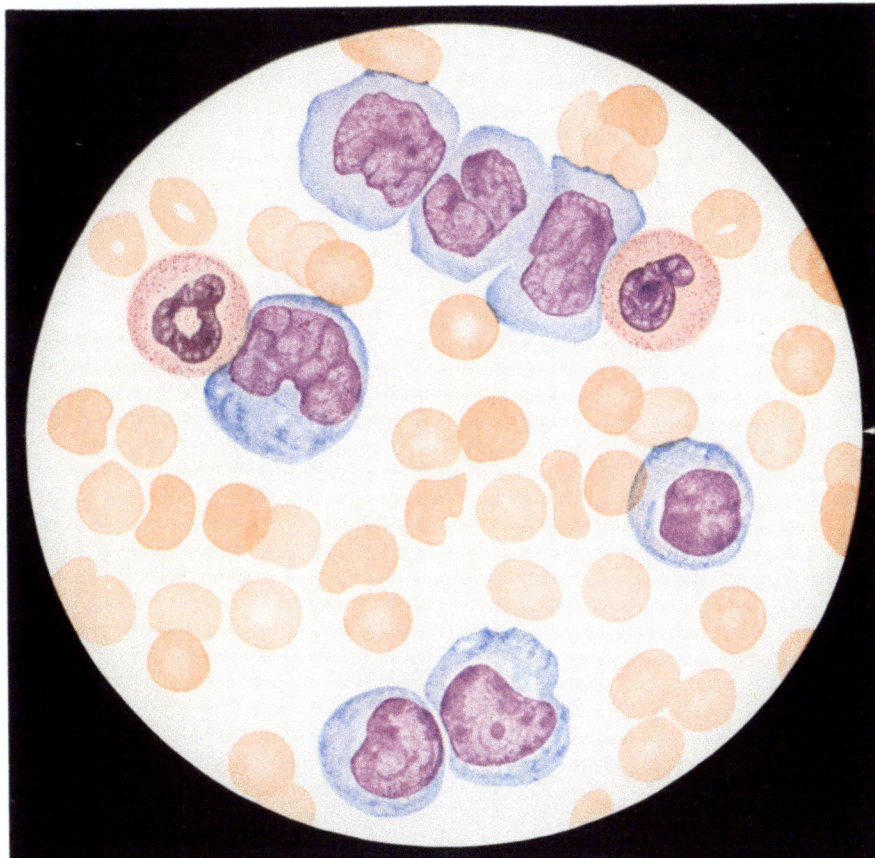

62

Infektiöse Mononucleose.
Infectious mononucleosis.
Mononucléose infectieuse.
Mononucleosis infecciosa.
~1100×.

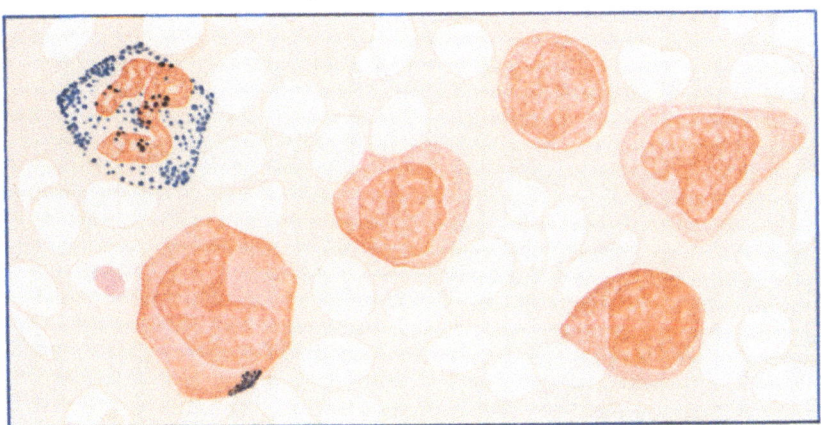

63

Infektiöse Mononucleose.
Infectious mononucleosis.
Mononucléose infectieuse.
Mononucleosis infecciosa.
~1100×.

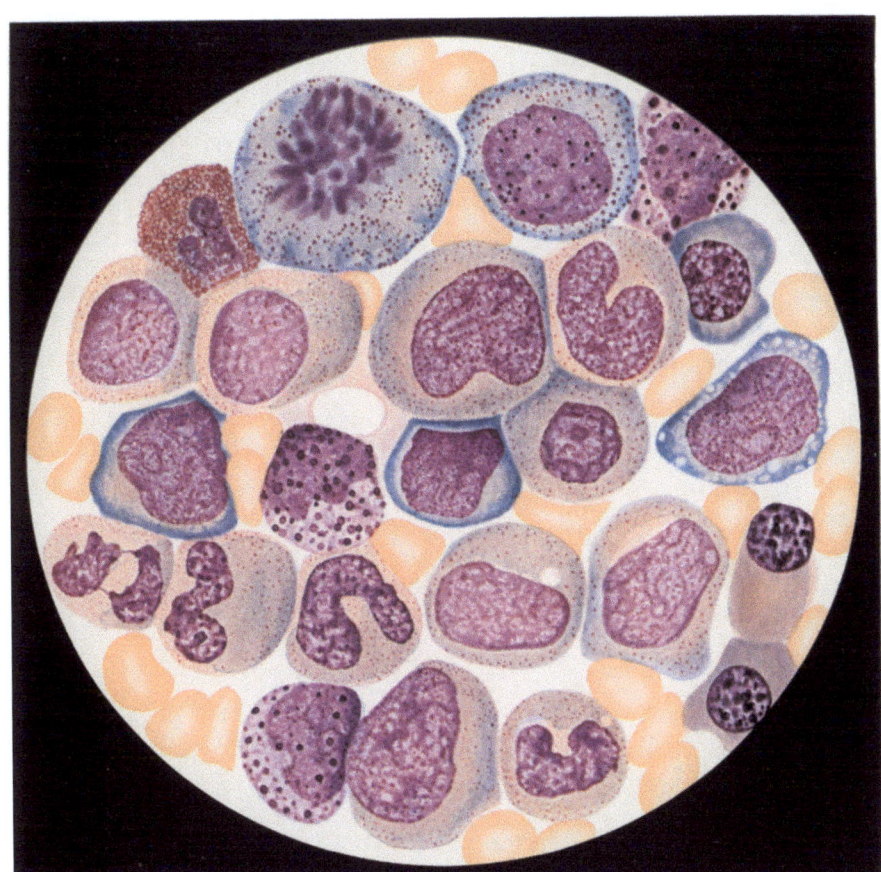

64

Chron. myel. Leukämie.
Chronic myel. leukemia.
Leuc. myél. chron.
Leucemia mieloide crónica.
~1100×.

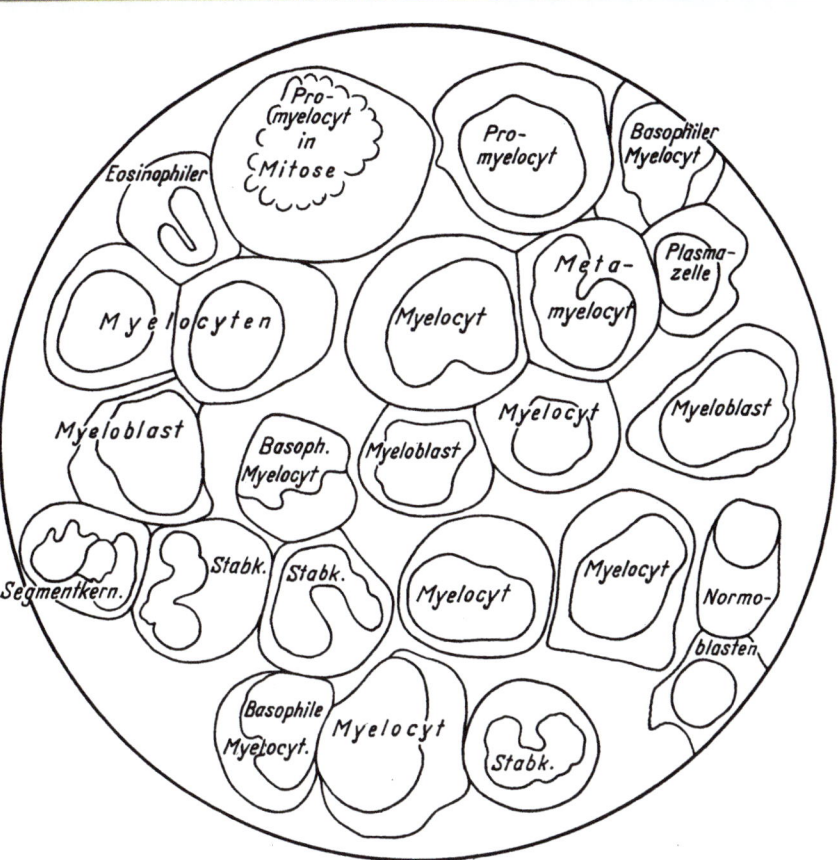

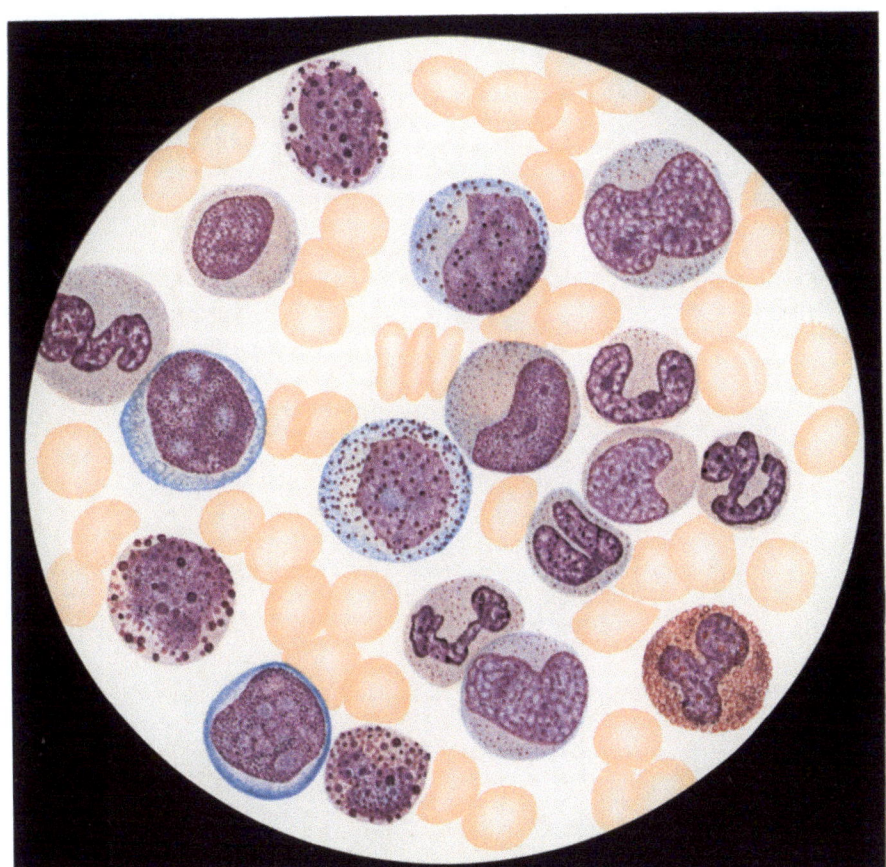

65

Chron. myel. Leukämie.
Chronic myel. leukemia
Leuc. myél. chron.
Leucemia mieloide crónica.
~1100×.

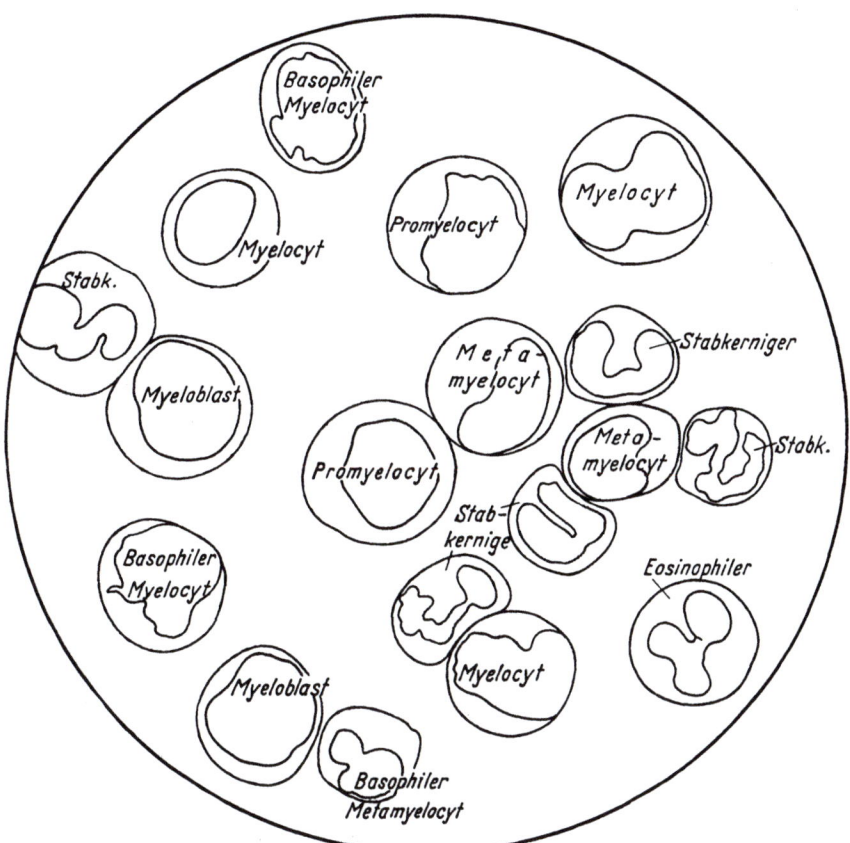

66

Chron. myel. Leukämie.
Chronic myel. leukemia.
Leuc. myél. chron.
Leucemia mieloide crónica.
~1100×.

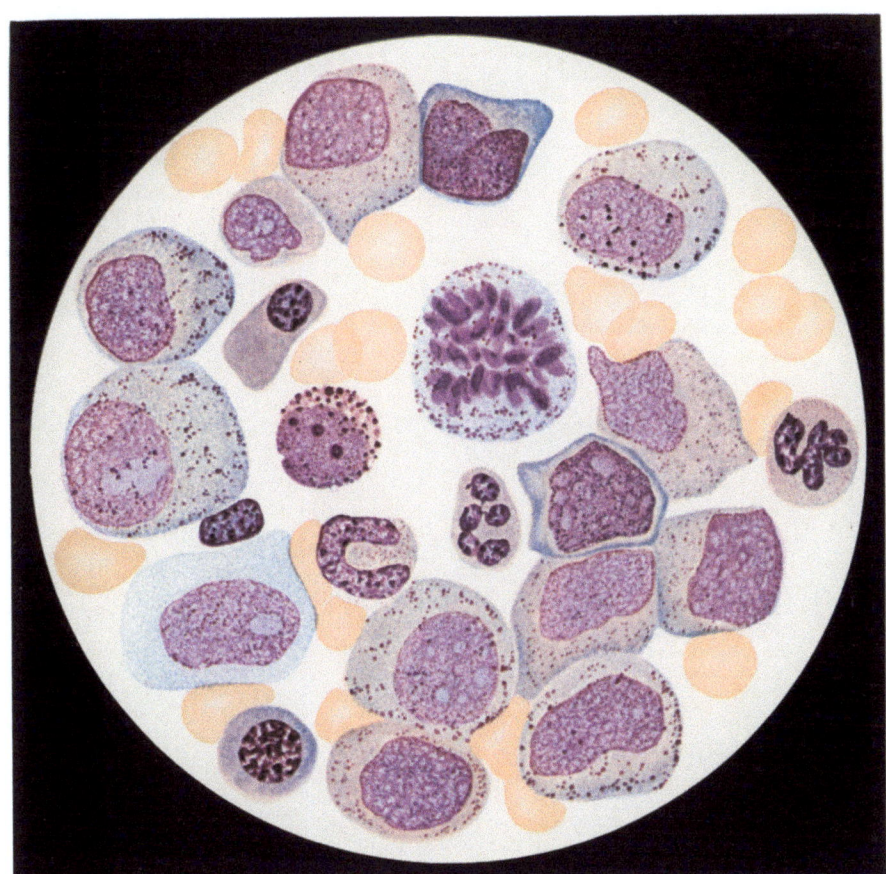

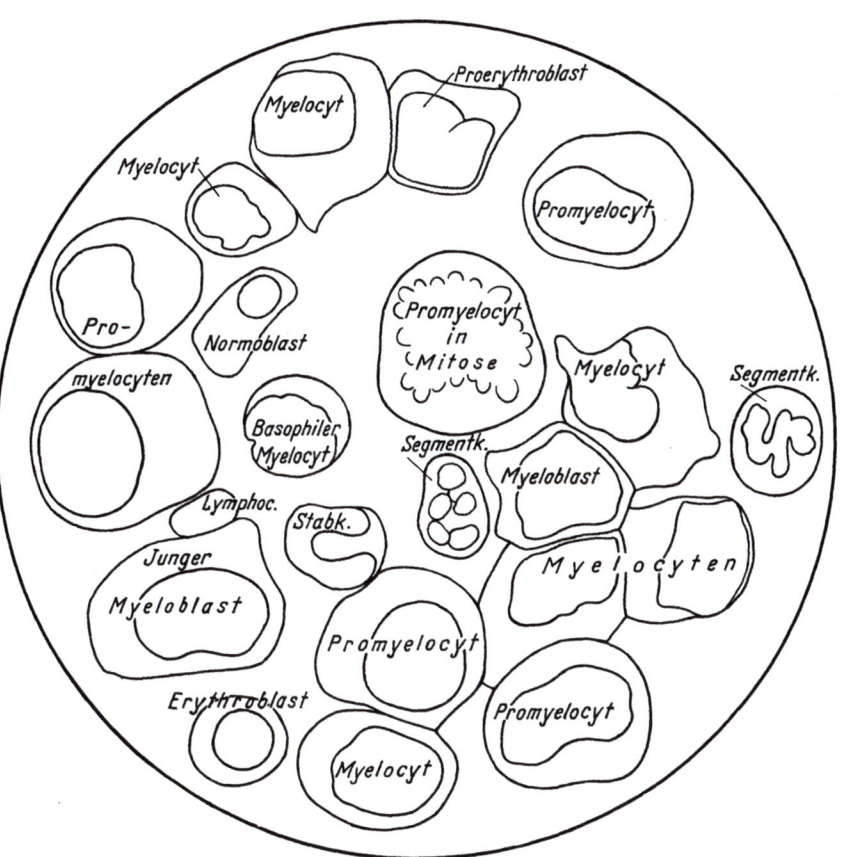

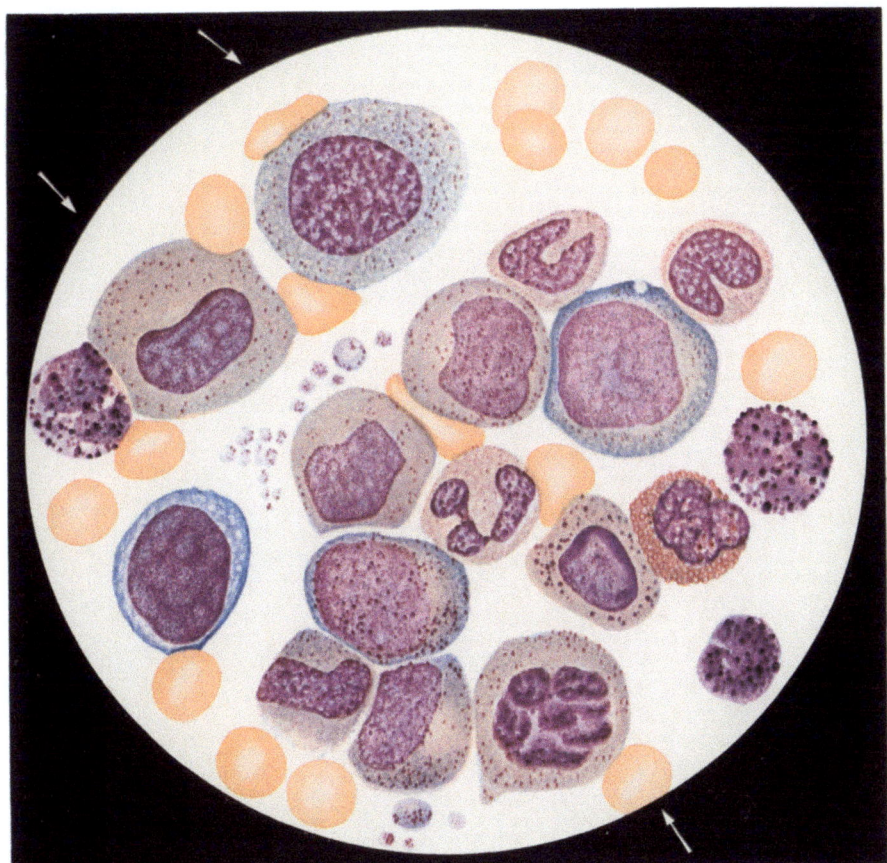

67

Chron. myel. Leukämie.
Chronic myel. leukemia.
Leuc. myél. chron.
Leucemia mieloide crónica.
∼1100×.

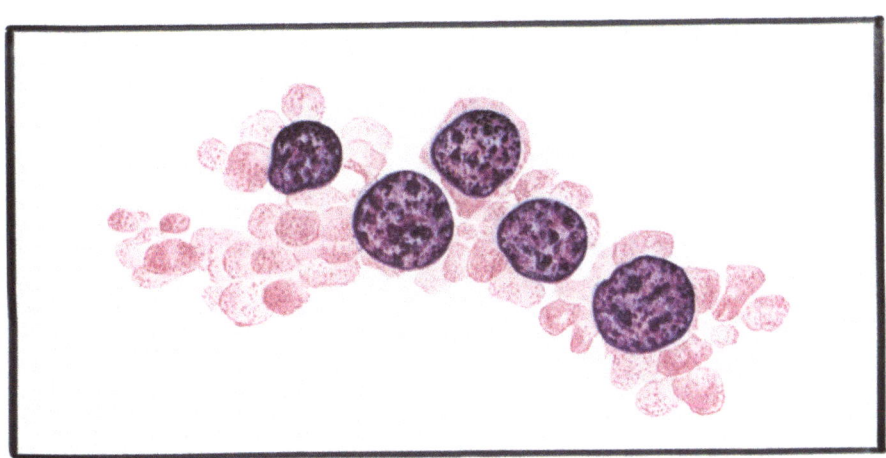

68

Chron. myel. Leukämie.
Chronic myel. leukemia.
Leuc. myél. chron.
Leucemia mieloide crónica.
∼1100×.

69

Chron. lymph. Leukämie.
Chronic lymph. leukemia.
Leuc. lymph. chron.
Leucemia linfática crónica.
∼1100×.

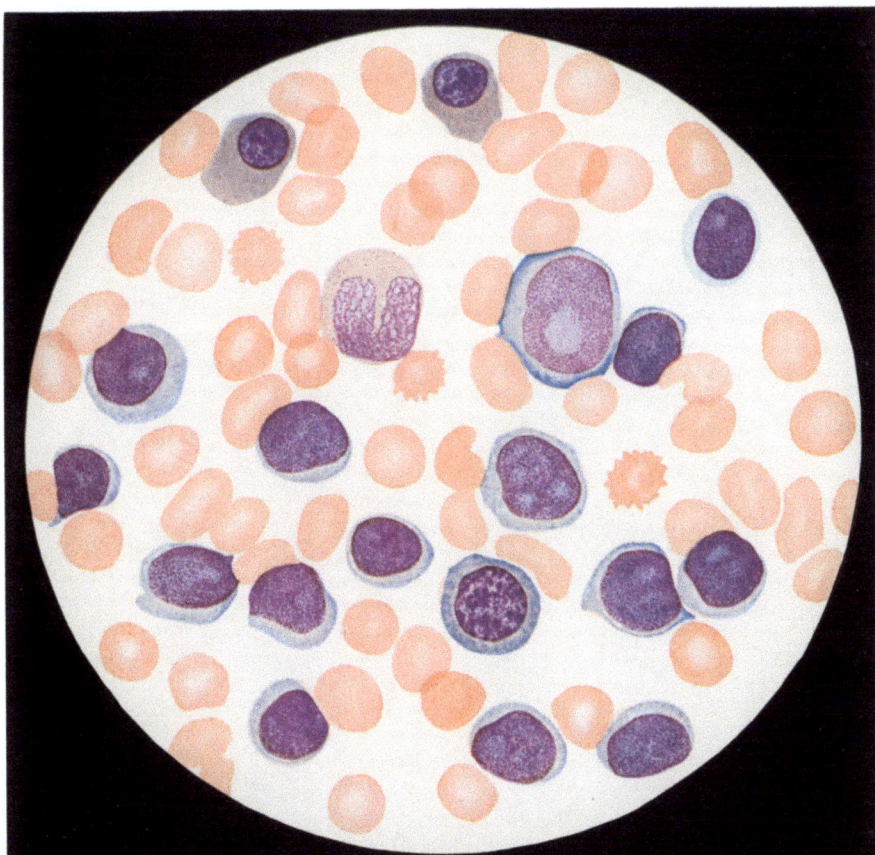

70

Chron. lymph. Leukämie.
Chronic lymph. leukemia.
Leuc. lymph. chron.
Leucemia linfática crónica.
∼1100×.

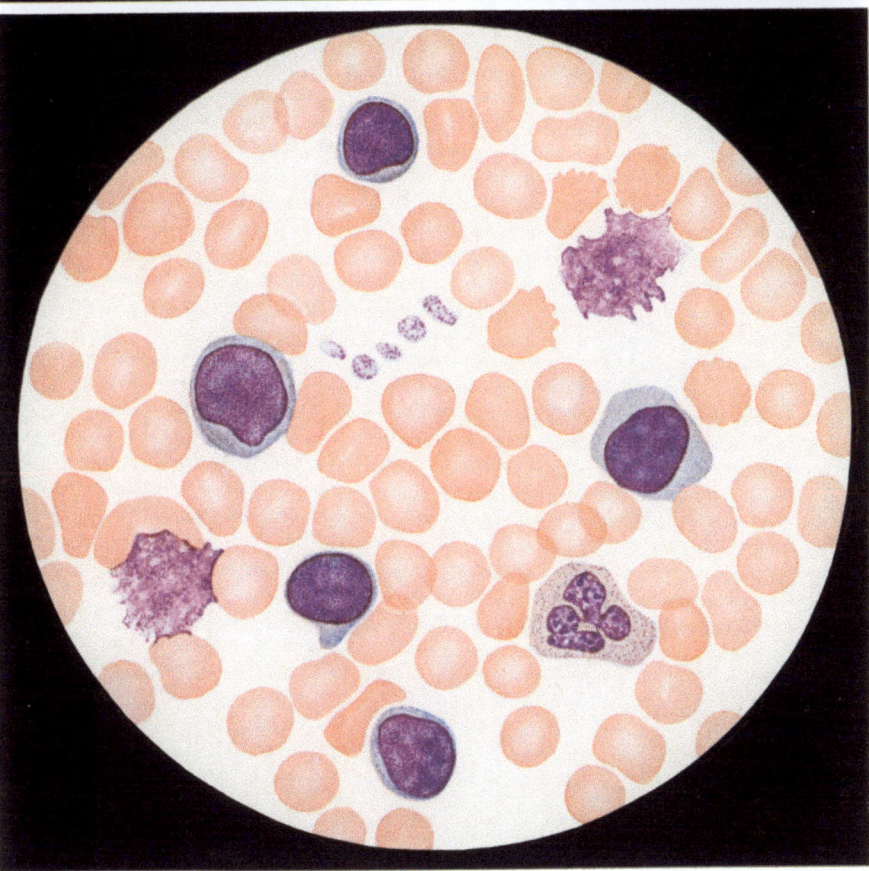

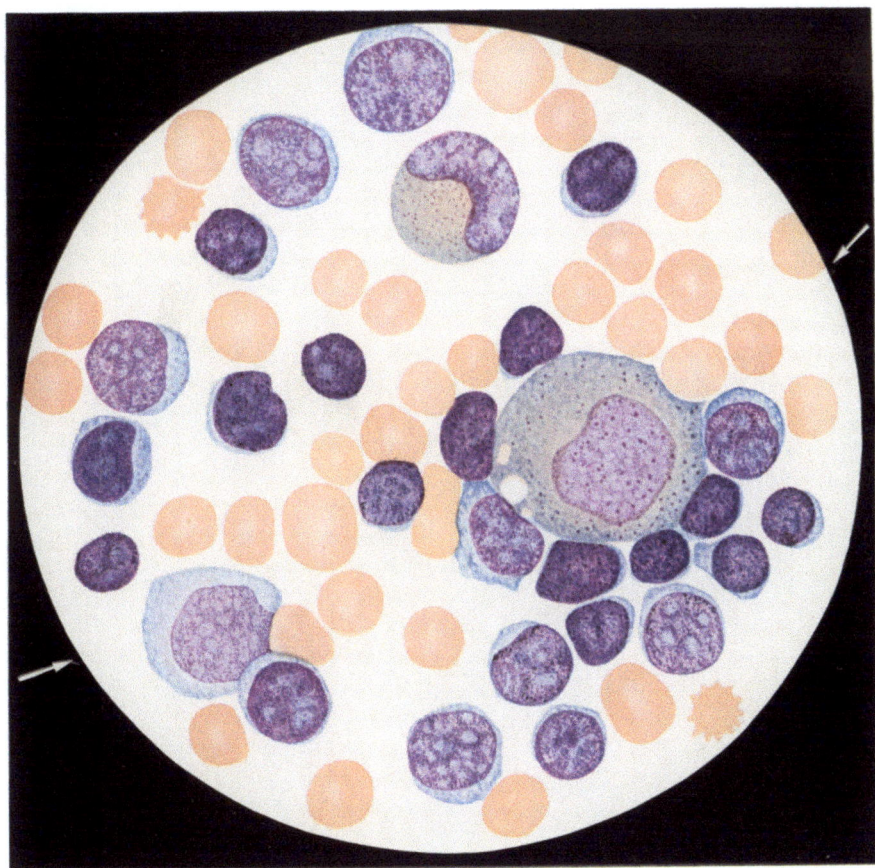

71

Chron. lymph. Leukämie.
Chronic lymph. leukemia.
Leuc. lymph. chron.
Leucemia linfática crónica.
~1100×.

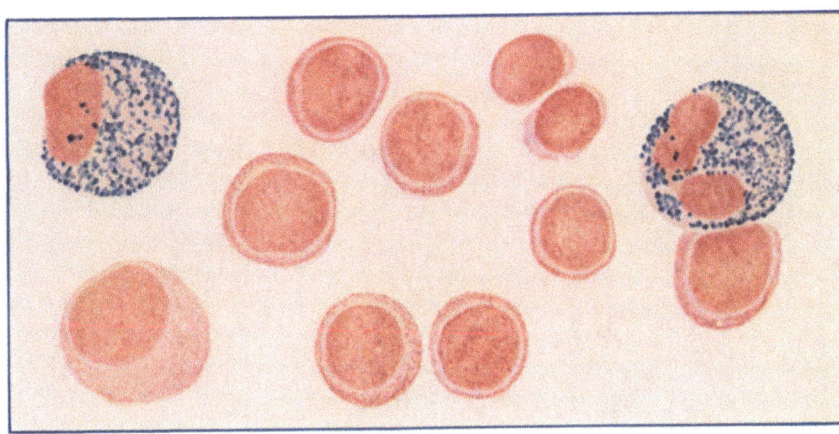

72

Chron. lymph. Leukämie
Chronic lymph. leukemia.
Leuc. lymph. chron.
Leucemia linfática crónica.
~1100×.

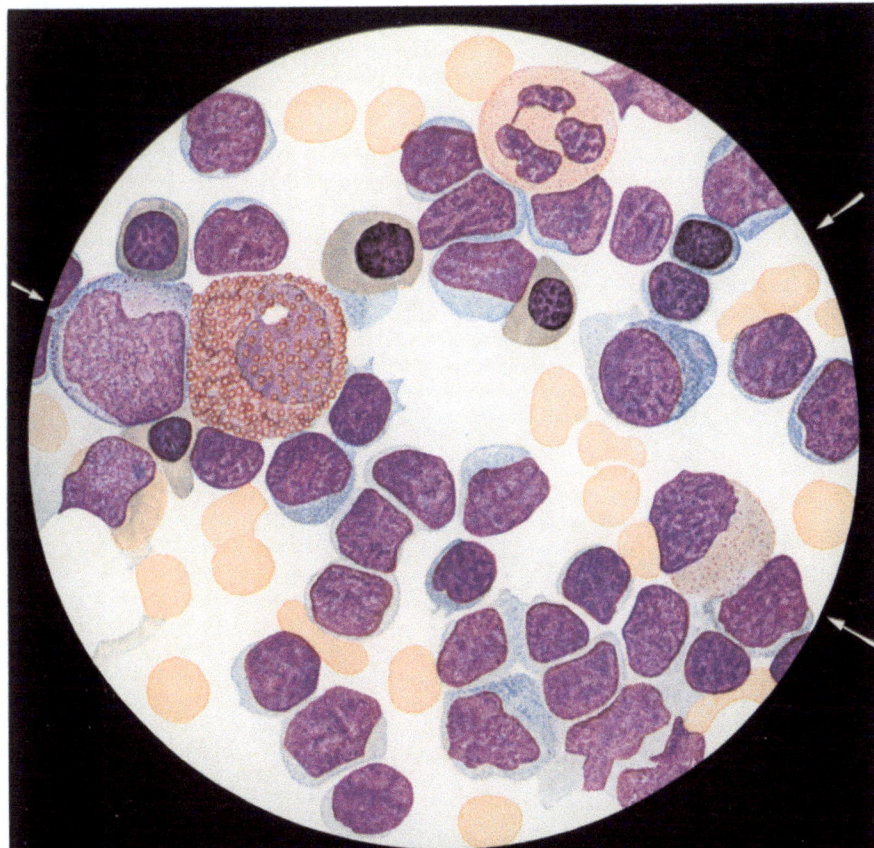

73

Chron. lymph. Leukämie
Chronic lymph. leukemia.
Leuc. lymph. chron.
Leucemia linfática crónica.
∼1100×.

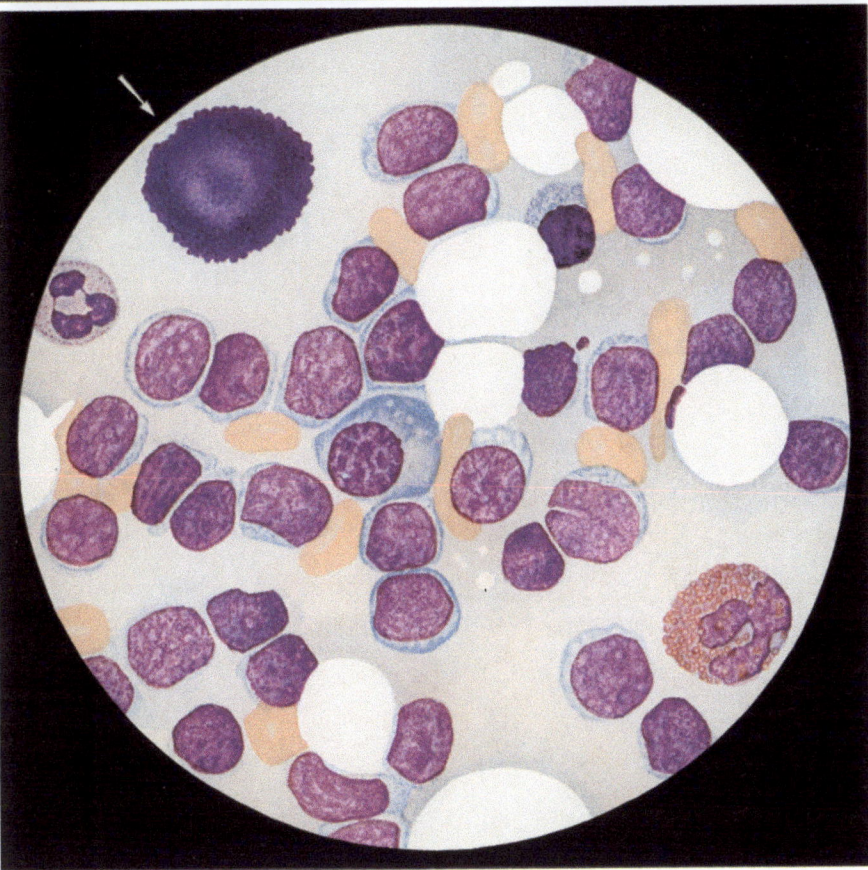

74

Makroglobulinämie.
Macroglobulinemia.
Macroglobulinémie.
Macroglobulinemia.
∼1100×.

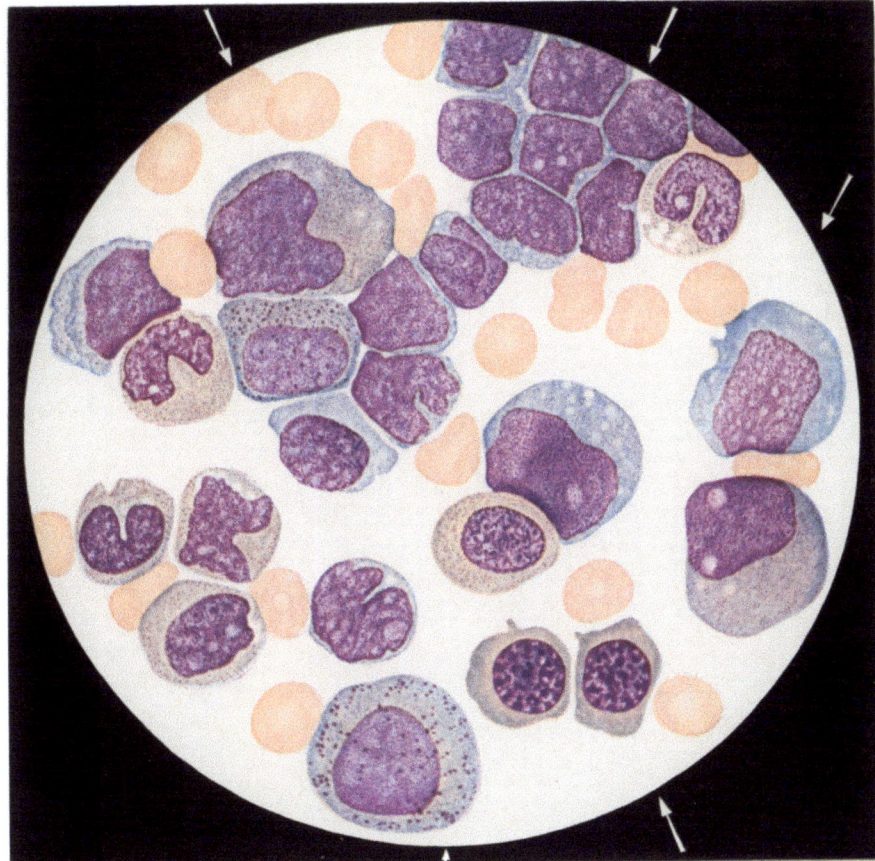

75

Chron. myel. Leukämie, Myeloblastenschub.

Chronic myel. leukemia, myeloblastic form.

Leuc. myél. chron., poussée myéloblastique.

Leucemia mieloide crónica. Brote de mieloblastos.

~1100×.

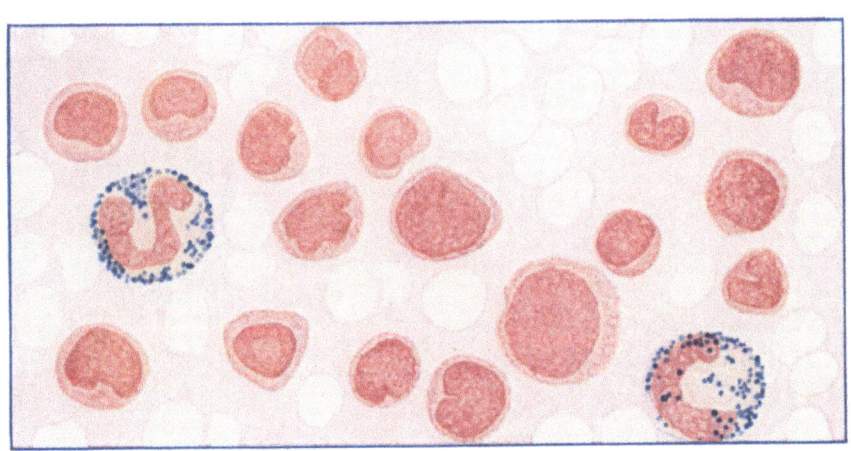

76

Chron. myel. Leukämie, Myeloblastenschub.

Chronic myel. leukemia, myeloblastic form.

Leuc. myél. chron. myéloblastique.

Leucemia mieloide crónica. Brote de mieloblastos.

~1100×.

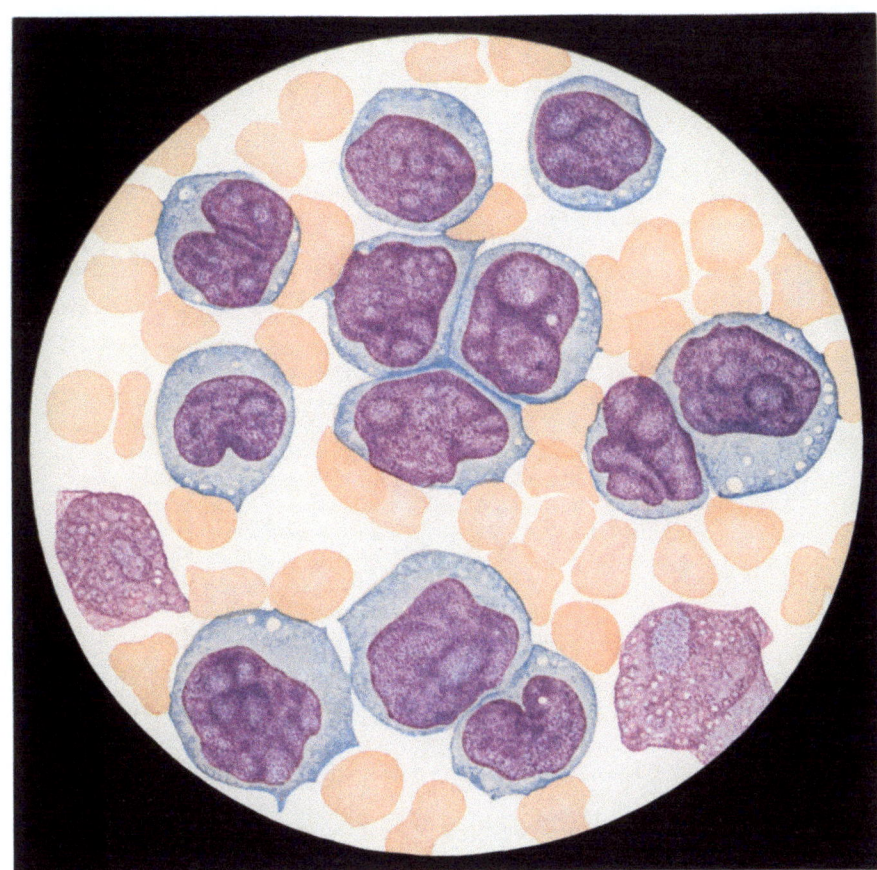

77

Chron. myel. Leukämie, Myeloblastenschub.

Chronic myel. leukemia, myeloblastic form.

Leuc. myél. chron., poussée myéloblastique.

Leucemia mieloide crónica. Brote de mieloblastos.

∼1100×.

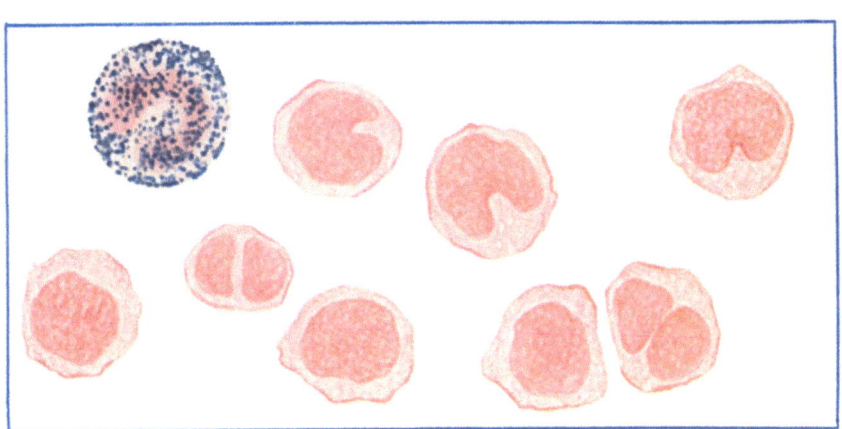

78

Chron. myel. Leukämie, Myeloblastenschub.

Chronic myel. leukemia, myeloblastic form.

Leuc. myél. chron., poussée myéloblastique.

Leucemia mieloide crónica. Brote de mieloblastos.

∼1100×.

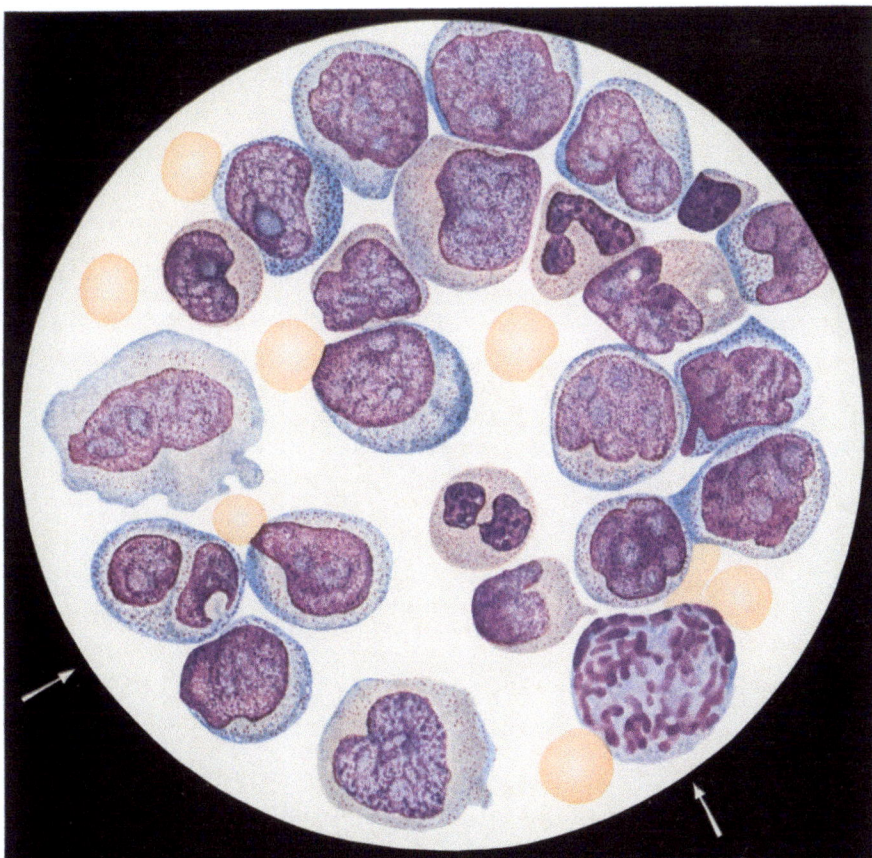

79

Chron. myel. Leukämie, Myeloblastenschub.

Chronic myel. leukemia, myeloblastic form.

Leuc. myél. chron., poussée myéloblastique.

Leucemia mieloide crónica. Brote de mieloblastos.

∼1100×.

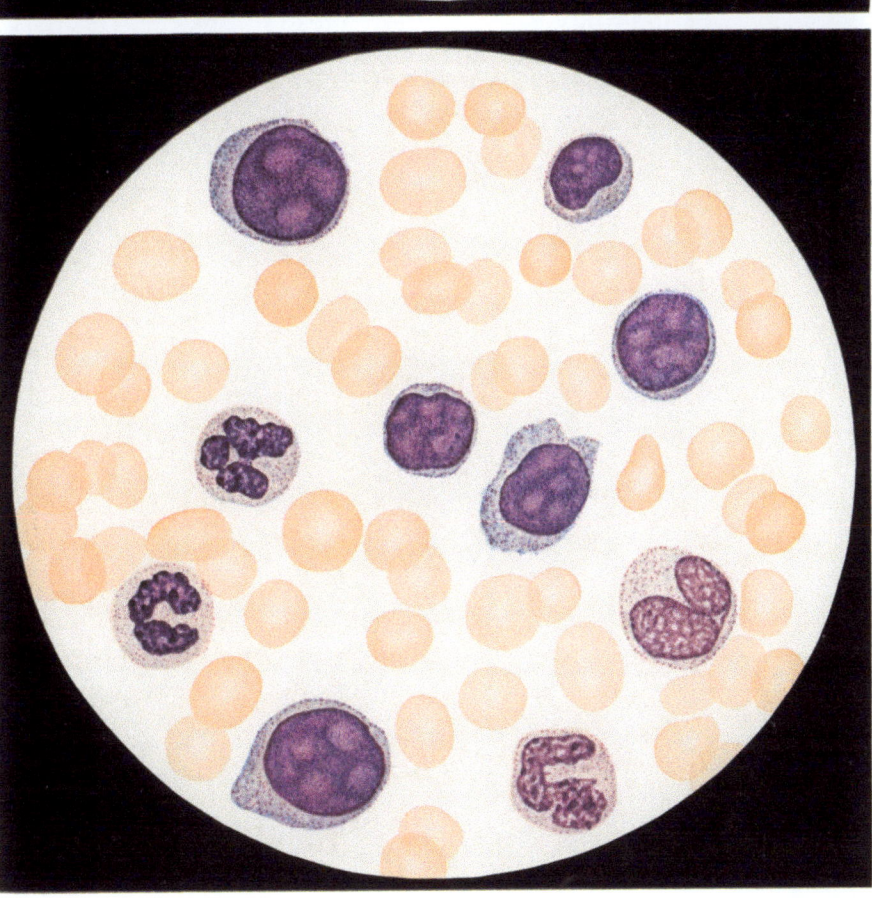

80

Chron. myel. Leukämie, Myeloblastenschub.

Chronic myel. leukemia, myeloblastic form.

Leuc. myél. chron., poussée myéloblastique.

Leucemia mieloide crónica. Brote de mieloblastos.

∼1100×.

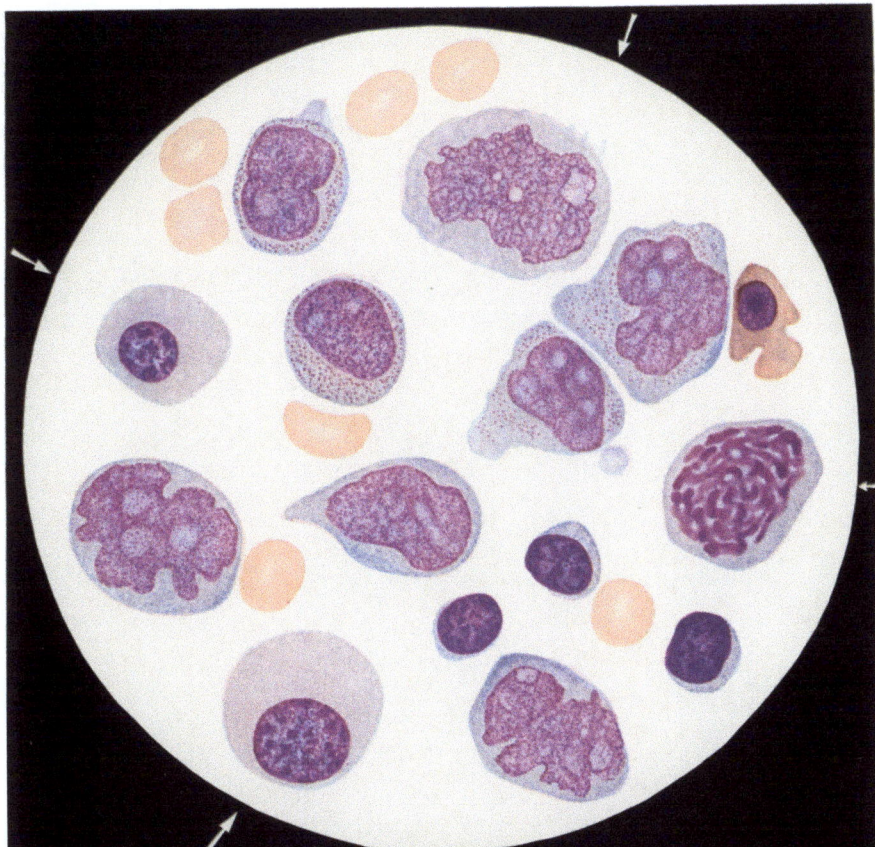

81

Akute Leukämie.
Acute leukemia.
Leucose aigue.
Leucemia aguda.
~1100×.

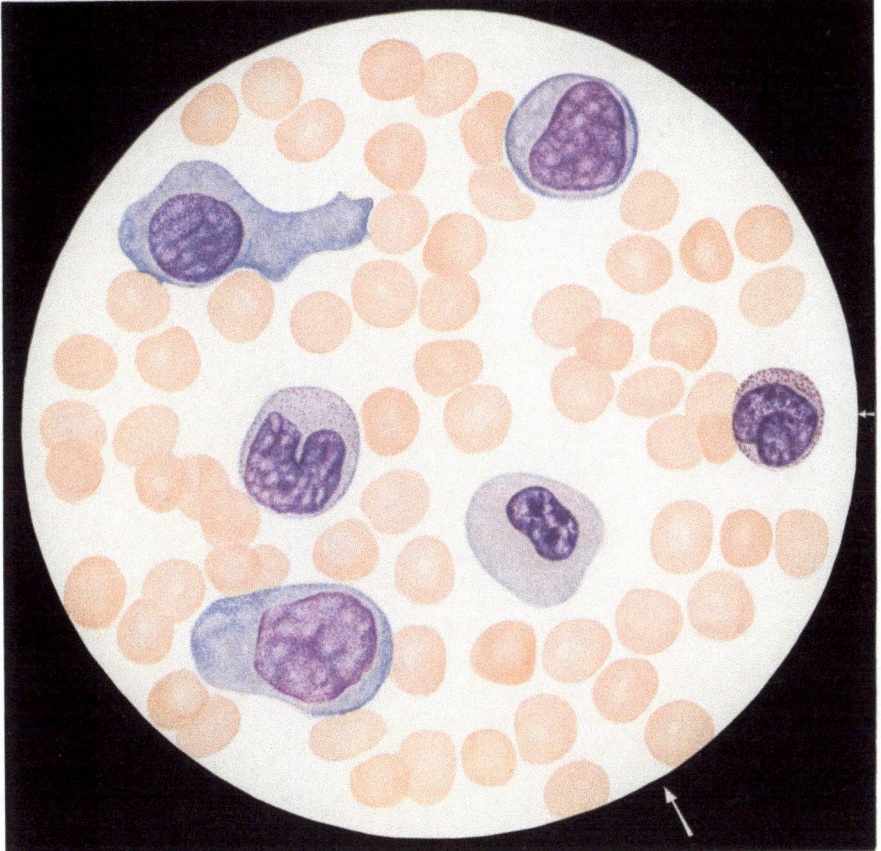

82

Akute Leukämie.
Acute leukemia.
Leucose aigue.
Leucemia aguda.
~1100×.

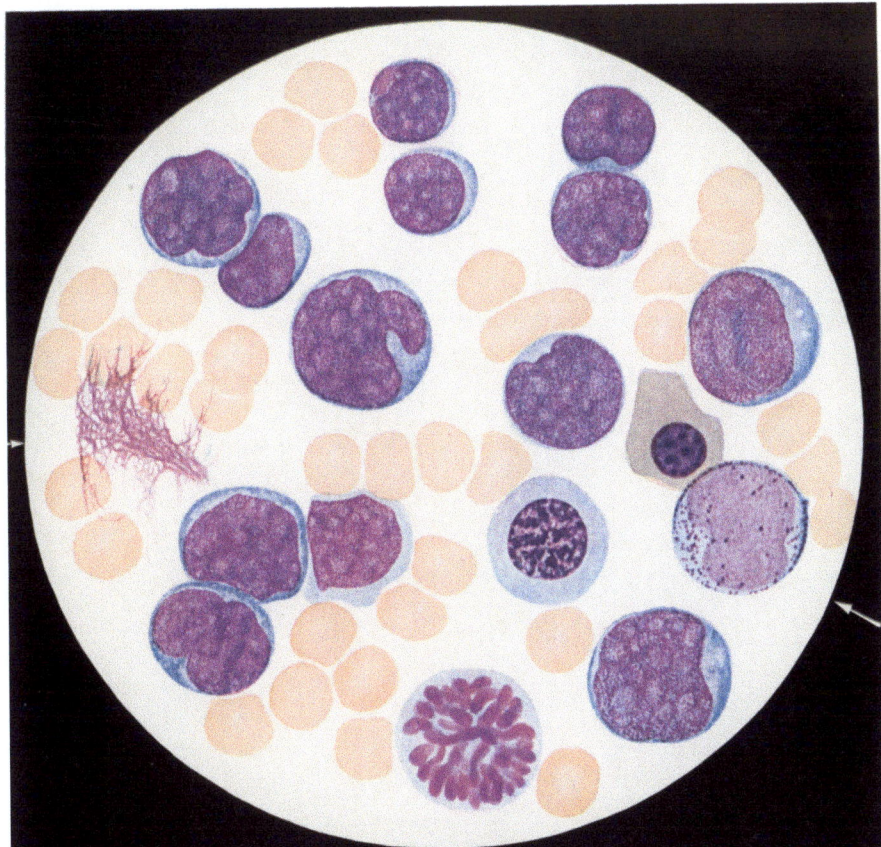

83

Akute Leukämie.
Acute leukemia.
Leucose aigue.
Leucemia aguda.
~1100×.

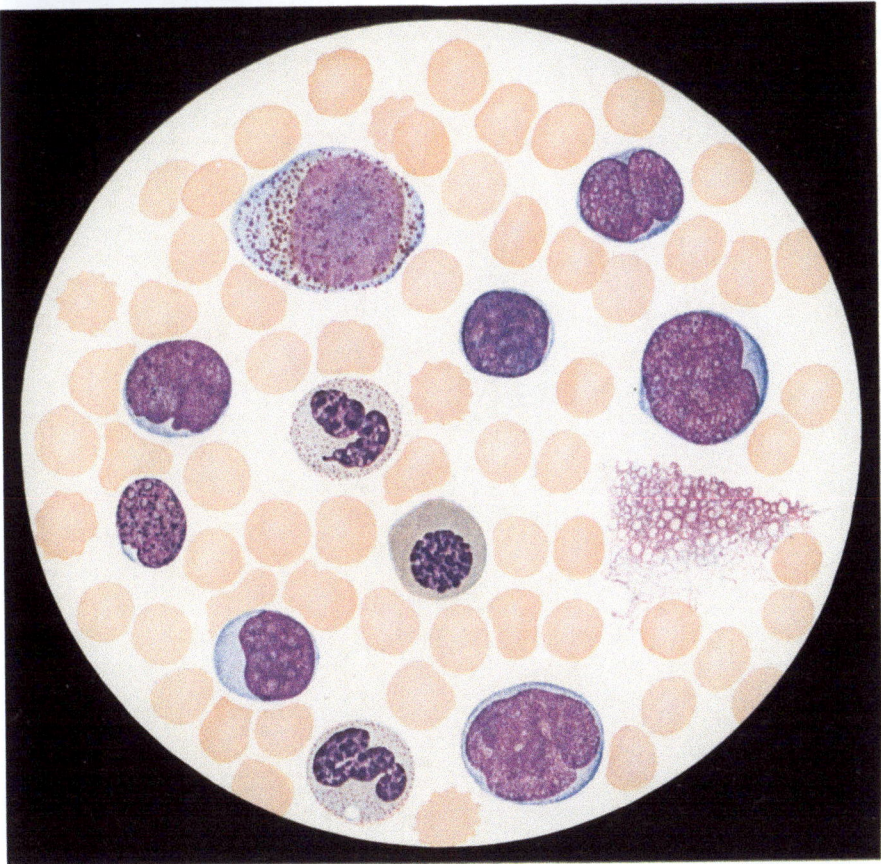

84

Akute Leukämie.
Acute leukemia.
Leucose aigue.
Leucemia aguda.
~1100×.

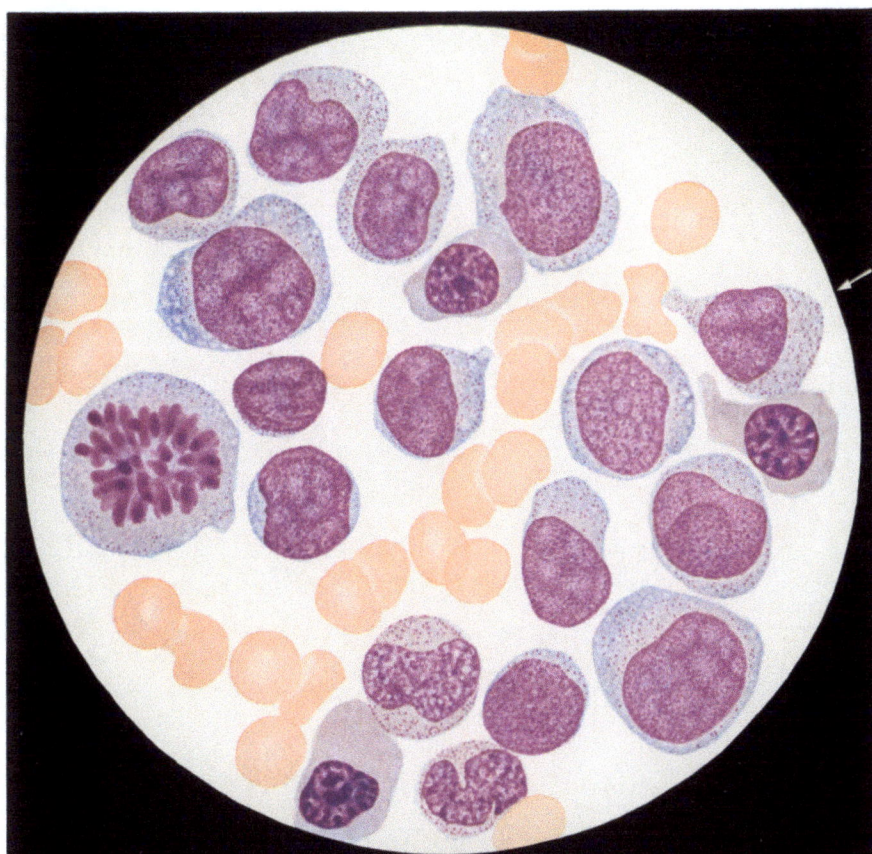

85

Akute Leukämie.
Acute leukemia.
Leucose aigue.
Leucemia aguda.
~1100×.

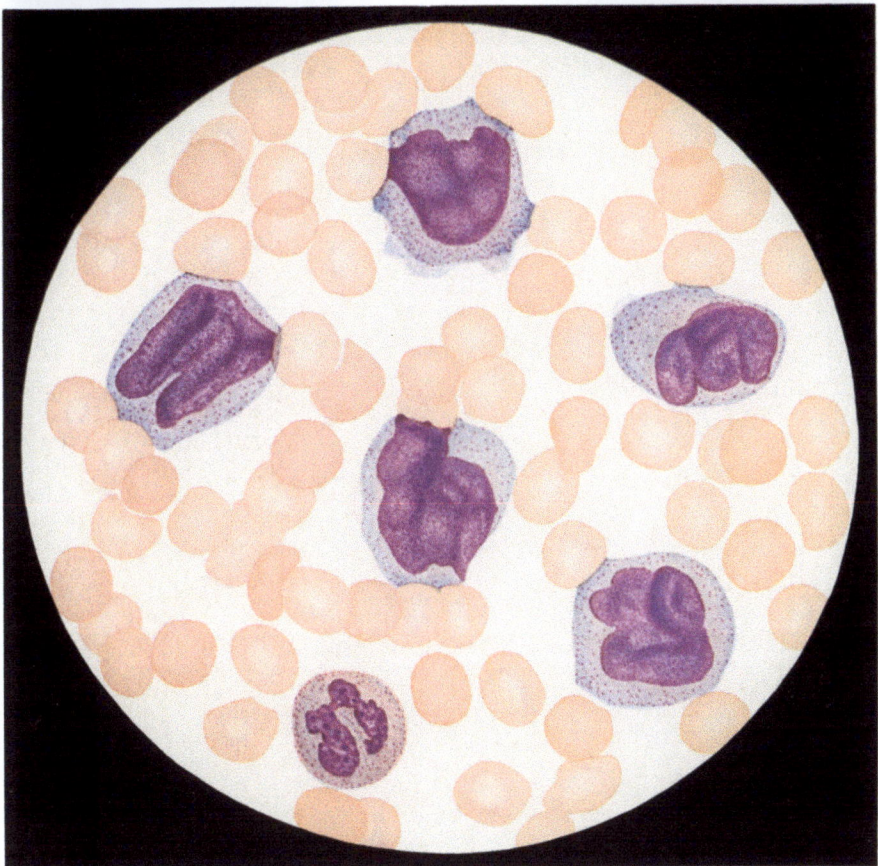

86

Akute Leukämie.
Acute leukemia.
Leucose aigue.
Leucemia aguda.
~1100×.

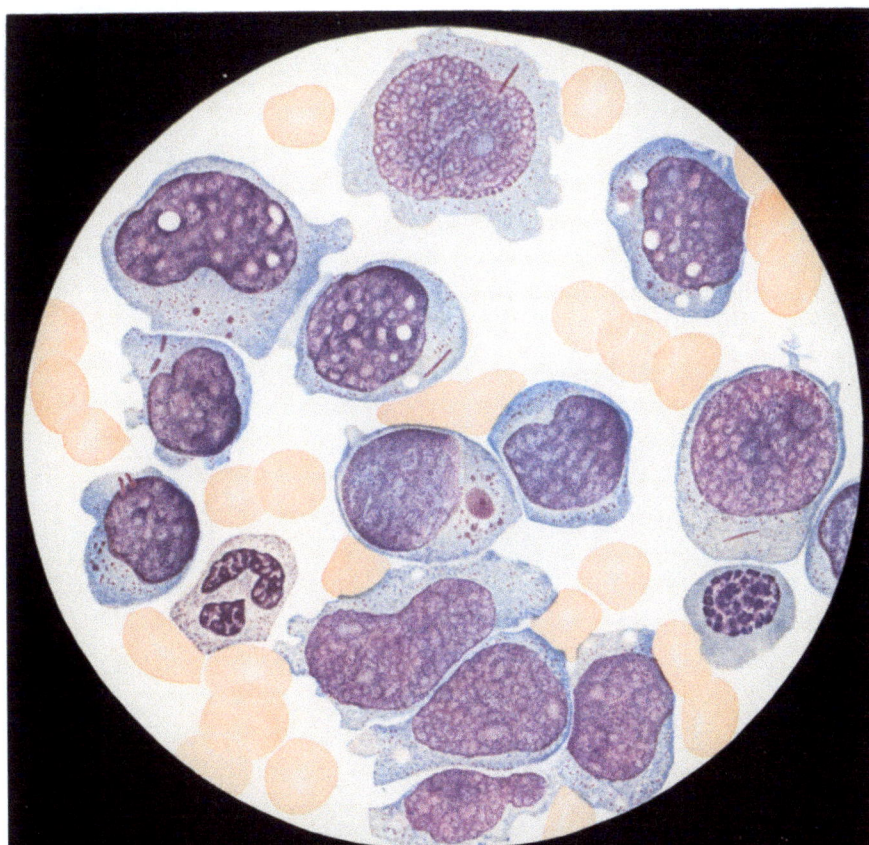

87

Akute Leukämie.
Acute leukemia.
Leucose aiguë.
Leucemia aguda.
~1100×.

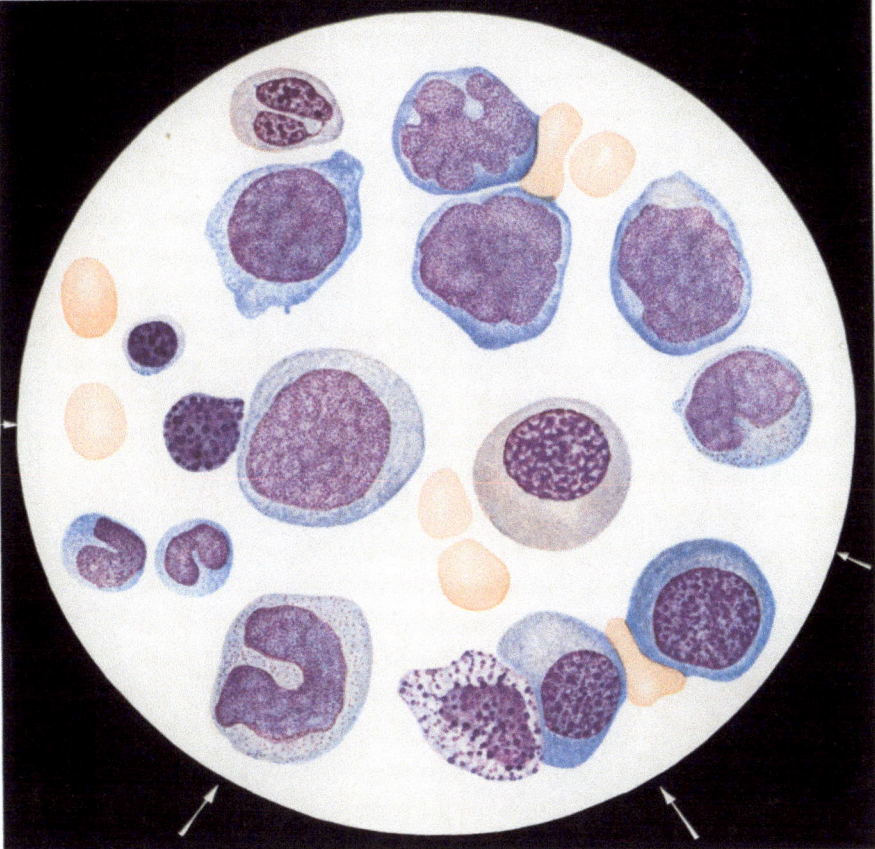

88

Akute Leukämie.
Acute leukemia.
Leucose aiguë.
Leucemia aguda.
~1100×.

89

Akute Leukämie.
Acute leukemia.
Leucose aigue.
Leucemia aguda.
∼1100×.

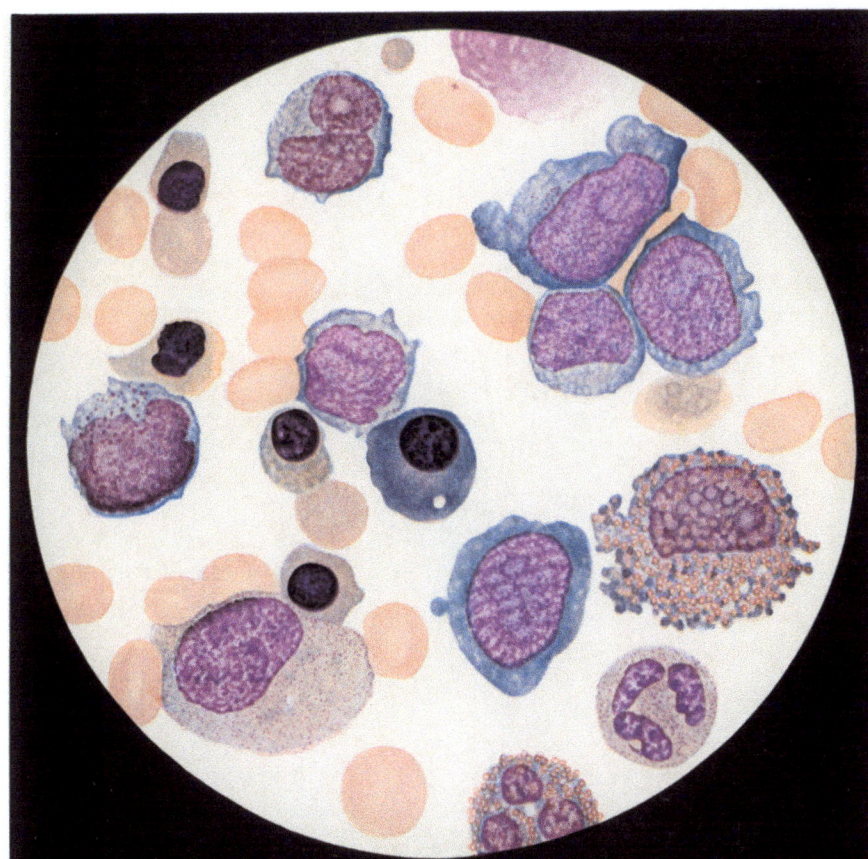

90

Akute Leukämie.
Acute leukemia.
Leucose aigue.
Leucemia aguda.
∼1100×.

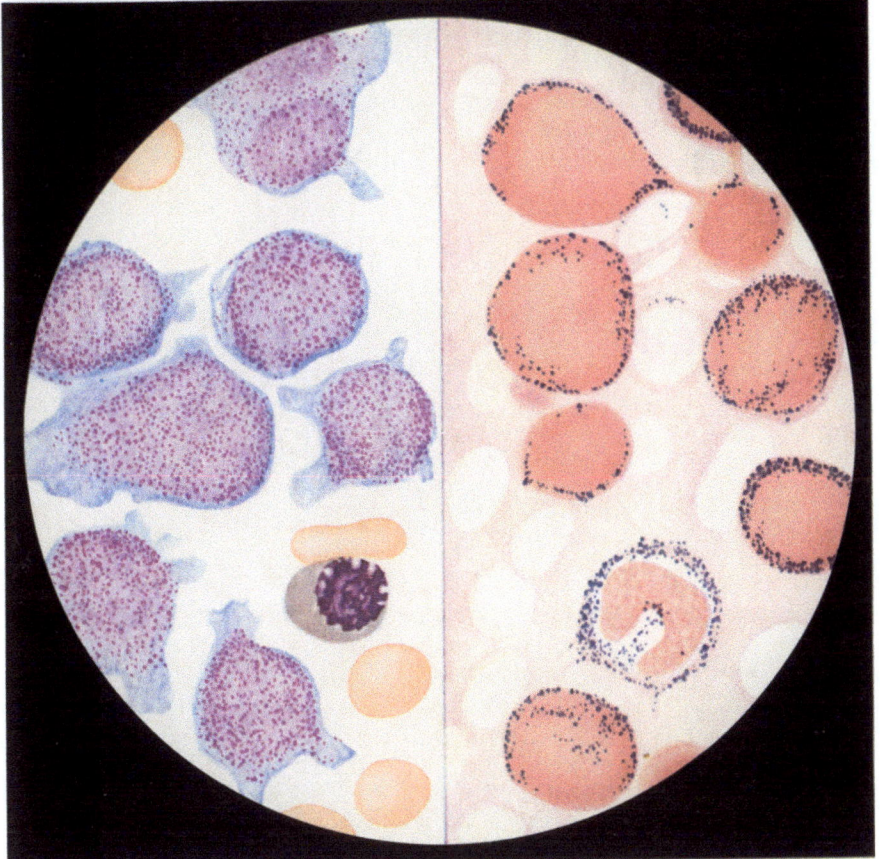

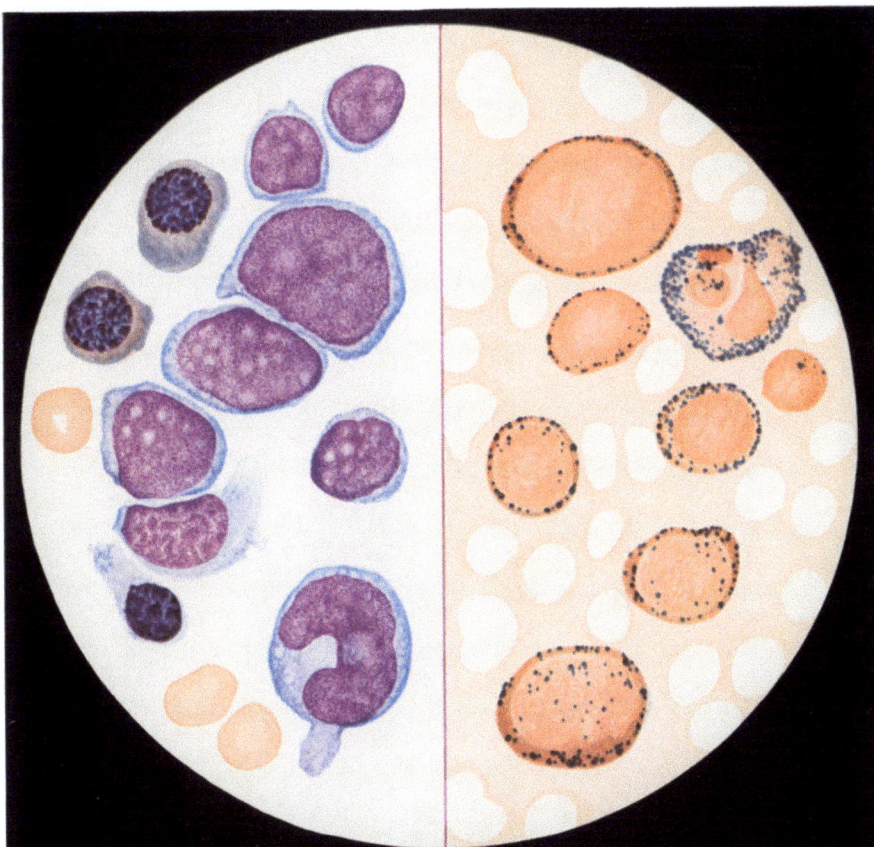

91

Akute Leukämie.
Acute leukemia.
Leucose aiguë.
Leucemia aguda.
∼1100×.

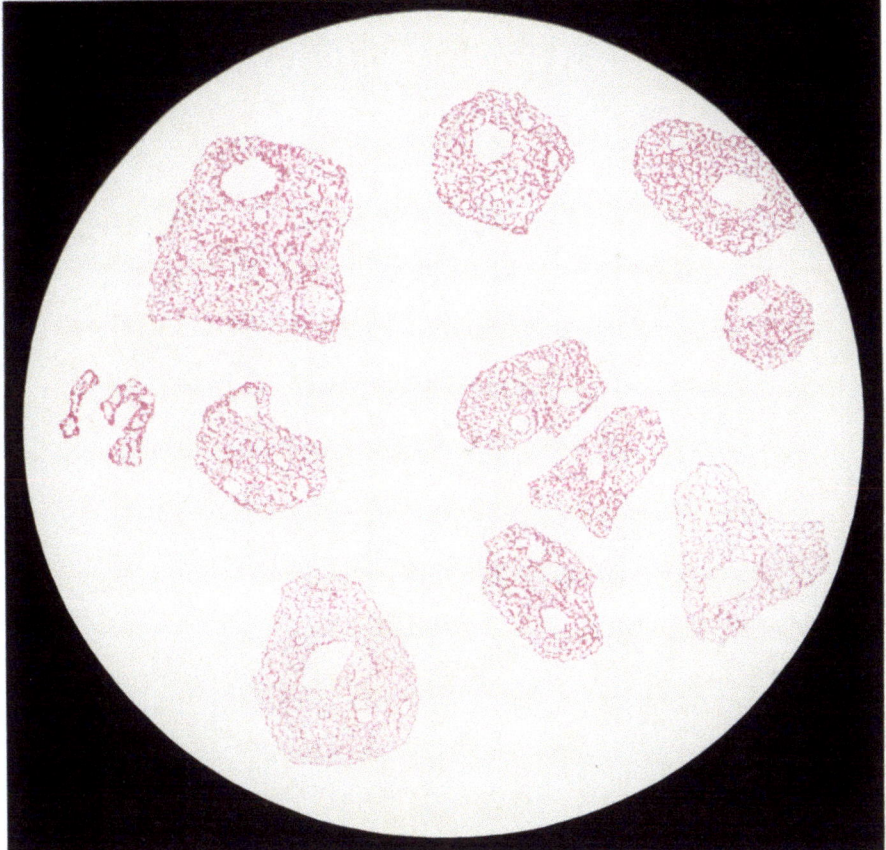

92

Akute Leukämie.
Acute leukemia.
Leucose aiguë.
Leucemia aguda.
∼1100×.

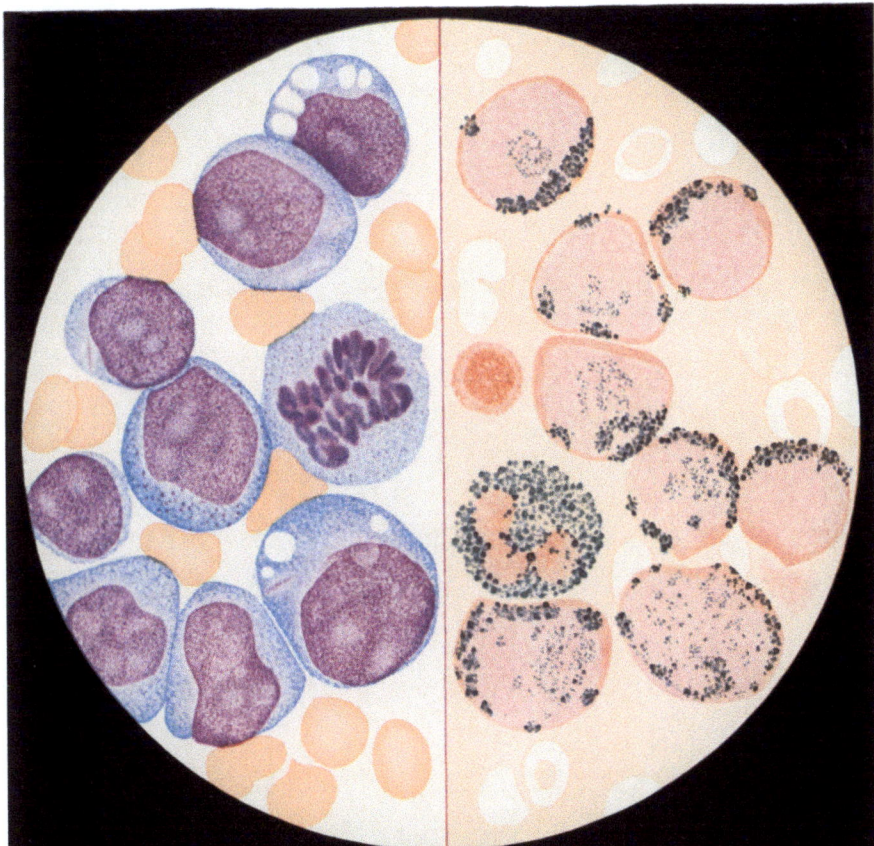

93

Akute Leukämie.
Acute leukemia.
Leucose aigue.
Leucemia aguda.
∼1100×.

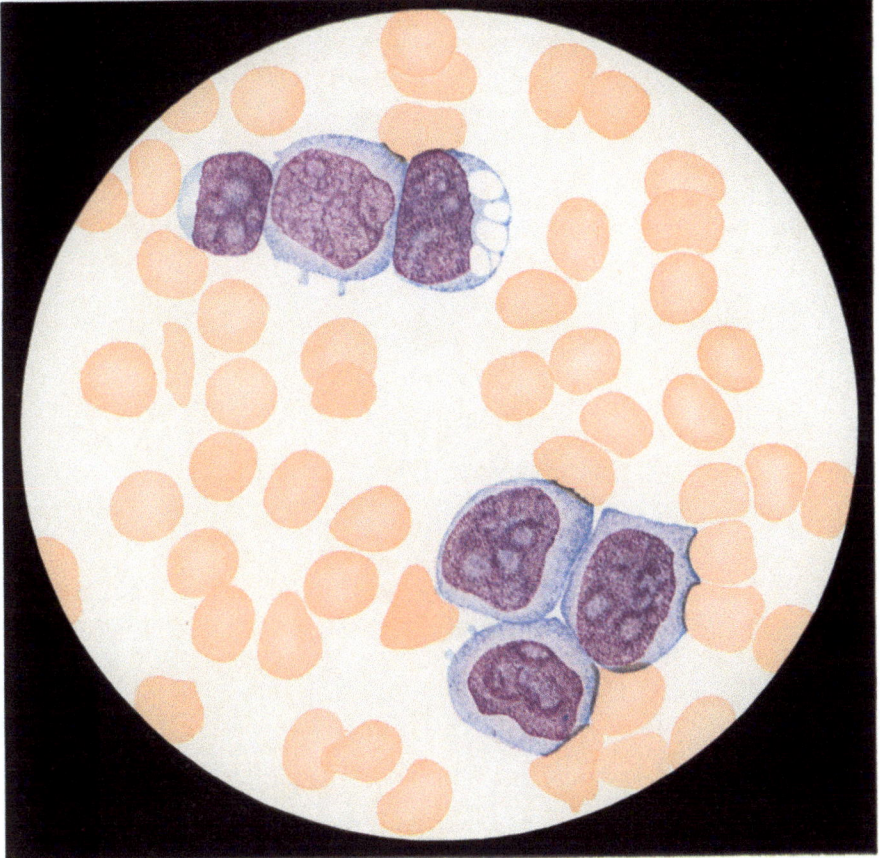

94

Akute Leukämie.
Acute leukemia.
Leucose aigue.
Leucemia aguda.
∼1100×.

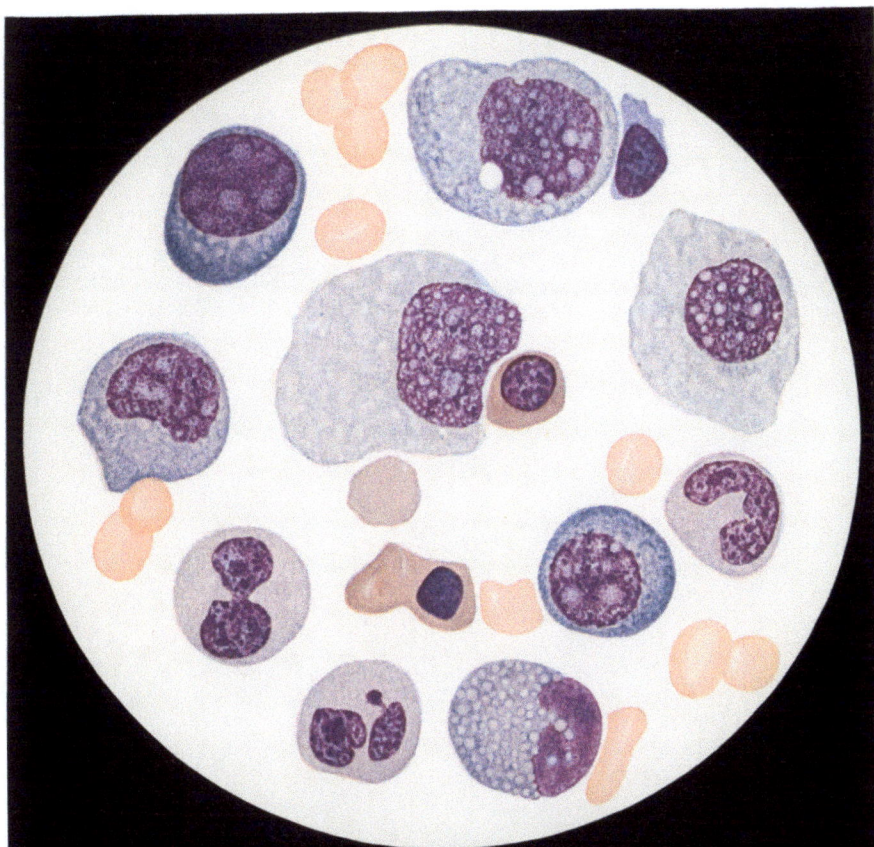

95

Akute Leukämie.
Acute leukemia.
Leucose aigue.
Leucemia aguda.
∼1100×.

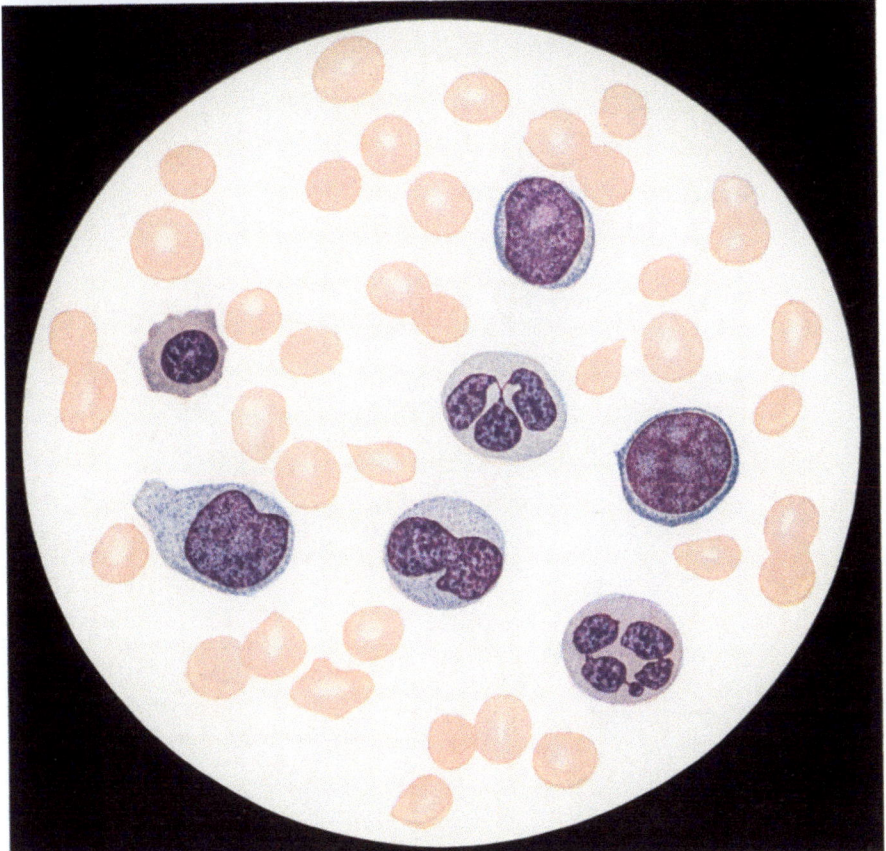

96

Akute Leukämie.
Acute leukemia.
Leucose aigue.
Leucemia aguda.
∼1100×.

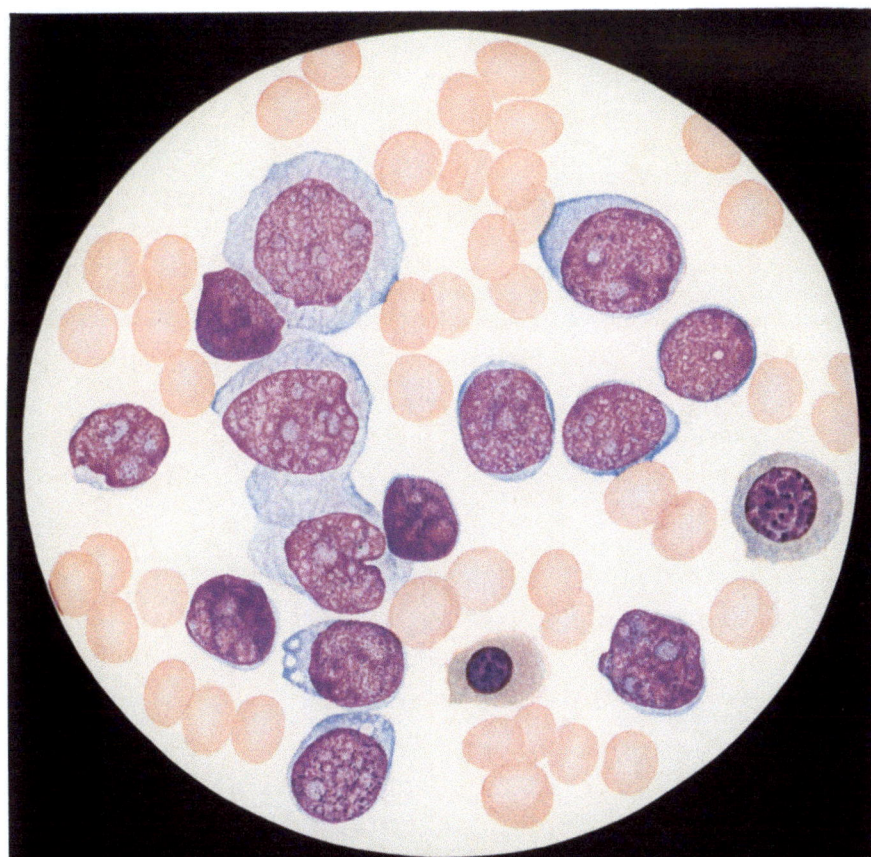

97

Akute Leukämie.
Acute leukemia.
Leucose aigue.
Leucemia aguda.
~1100×.

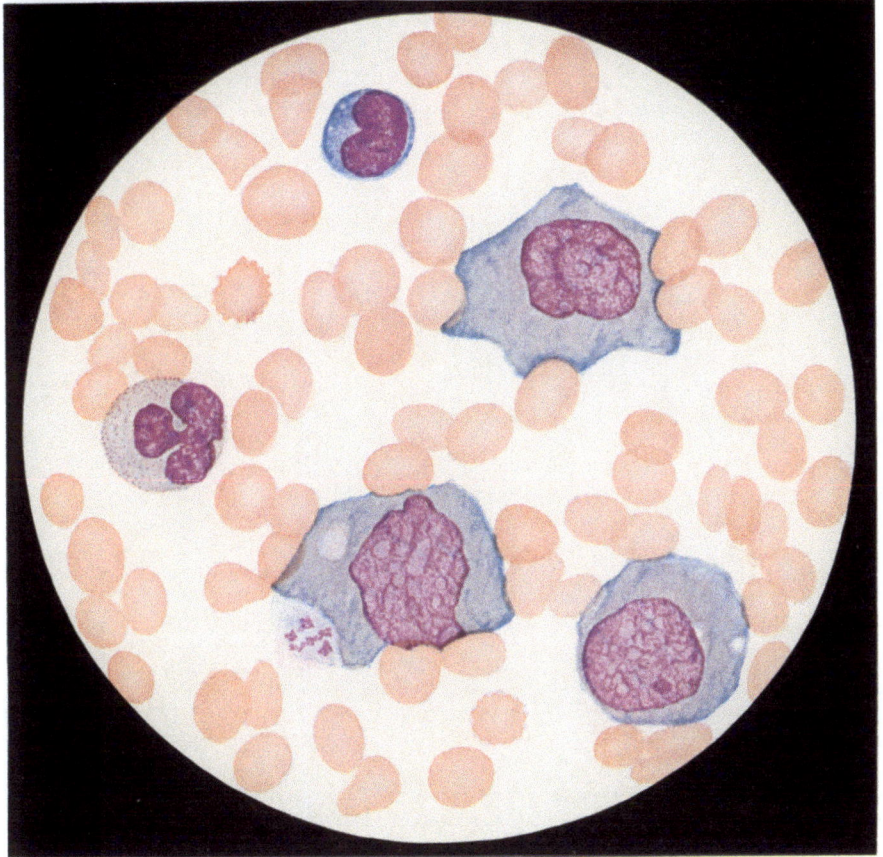

98

Akute Leukämie.
Acute leukemia.
Leucose aigue.
Leucemia aguda.
~1100×.

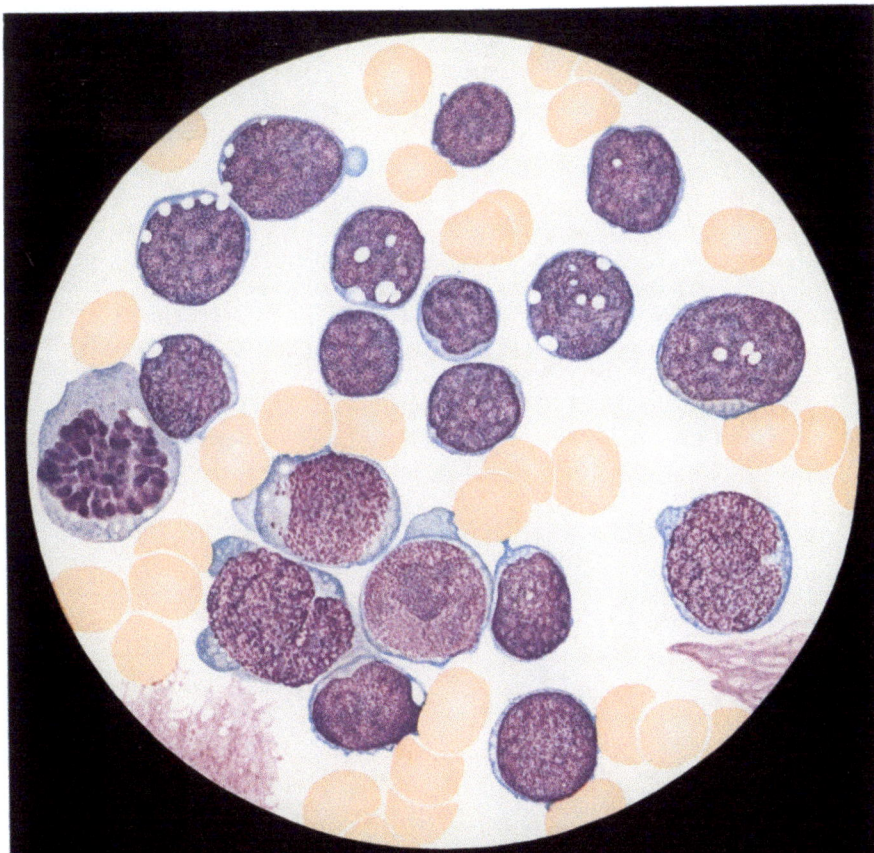

99

Akute Leukämie.
Acute leukemia.
Leucose aiguë.
Leucemia aguda.
~1100×.

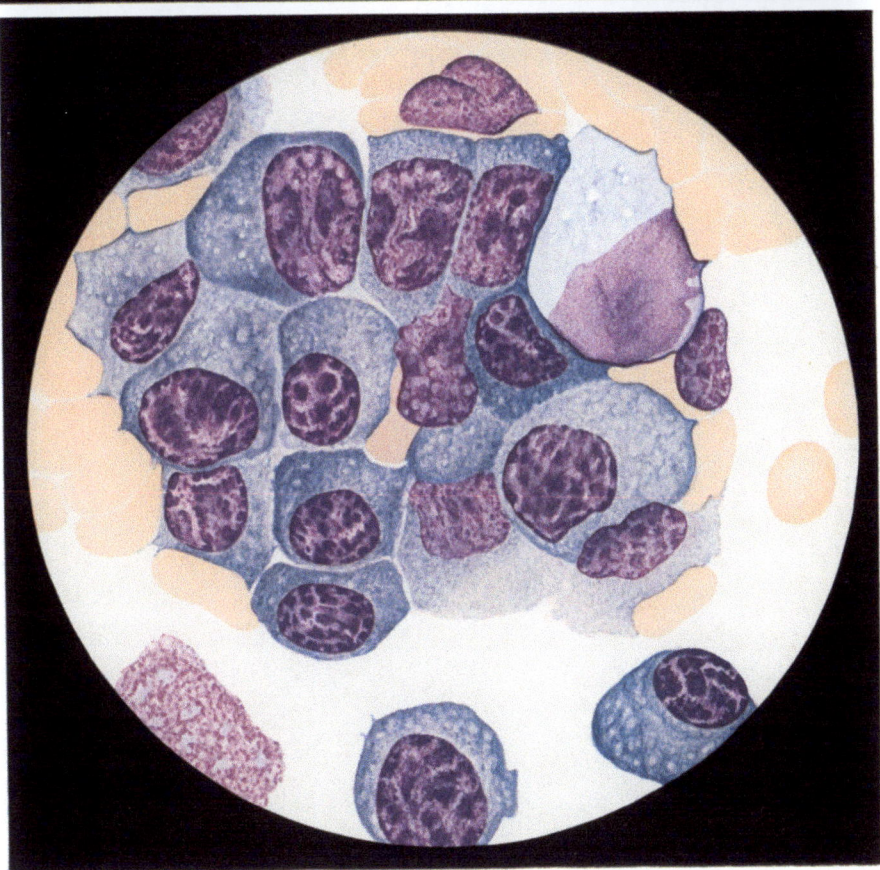

100

Akute Leukämie, behandelt.
Acute leukemia, after therapy.
Leucose aiguë.
Leucemia aguda tratada.
~1100×.

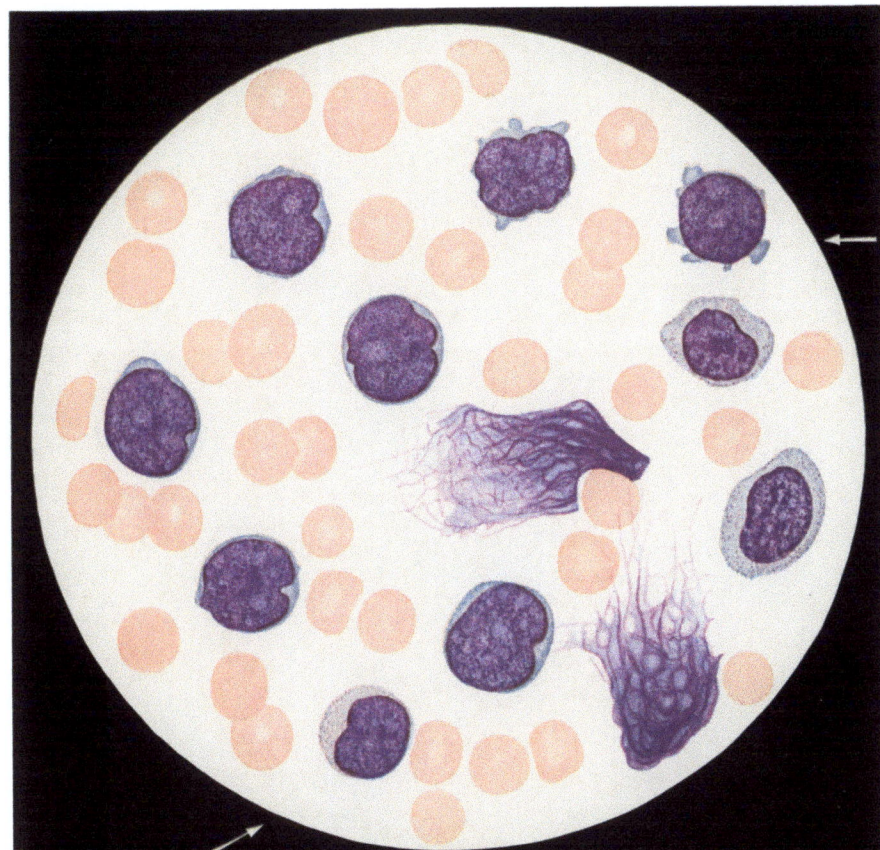

101

Akute Leukämie.
Acute leukemia.
Leucose aigue.
Leucemia aguda.
∼1100×.

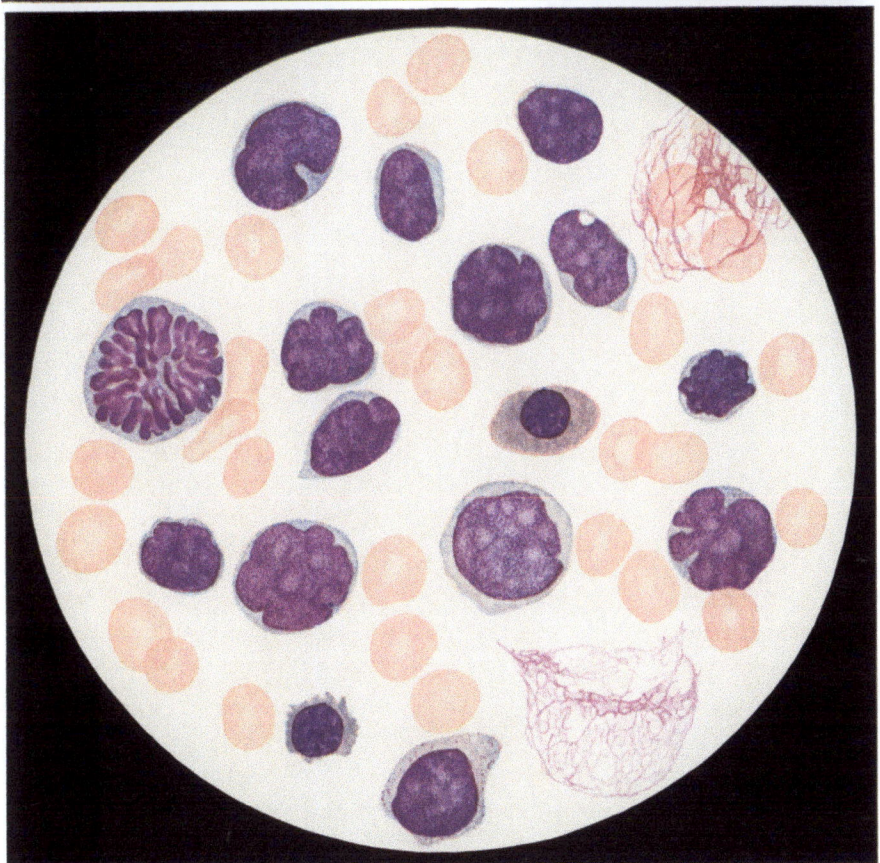

102

Akute Leukämie.
Acute leukemia.
Leucose aigue.
Leucemia aguda.
∼1100×.

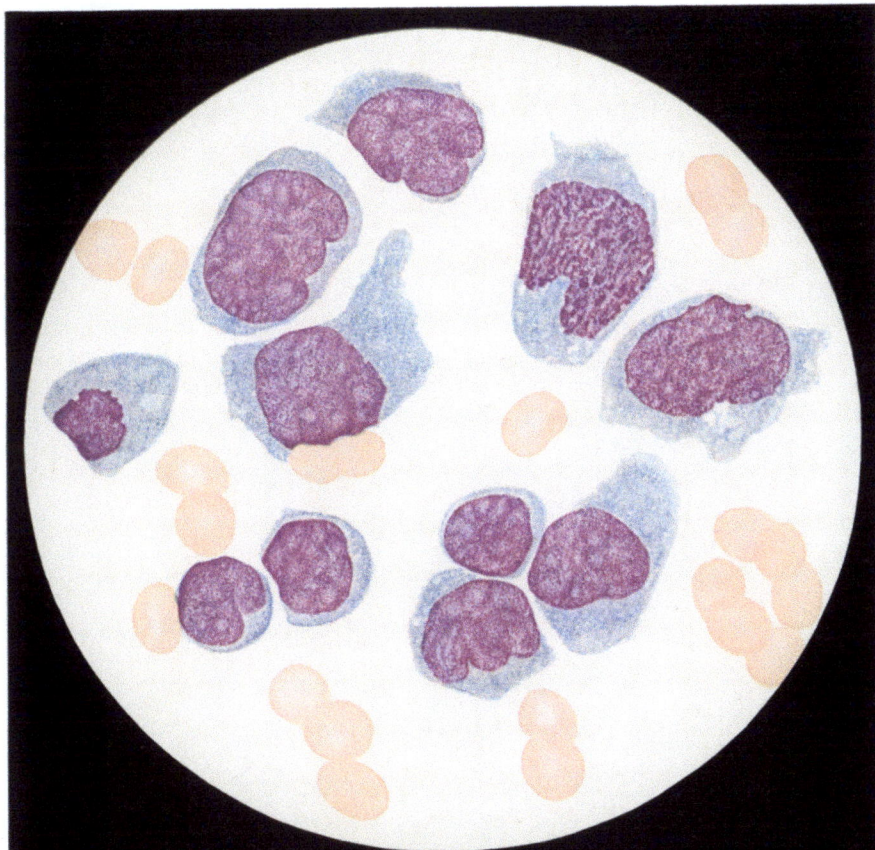

103

Aleukämische Reticulose.
Aleukemic reticulosis.
Réticulose aleucémique.
Reticulosis aleucémica.
∼1100×.

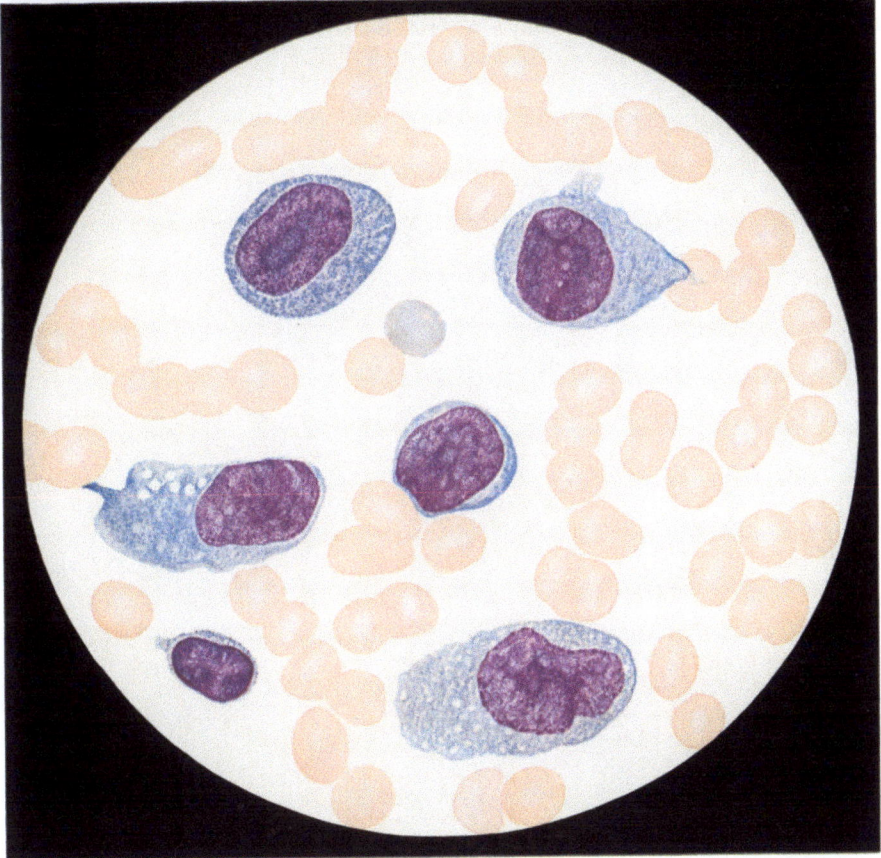

104

Aleukämische Reticulose.
Aleukemic reticulosis.
Réticulose aleucémique.
Reticulosis aleucémica.
∼1100×.

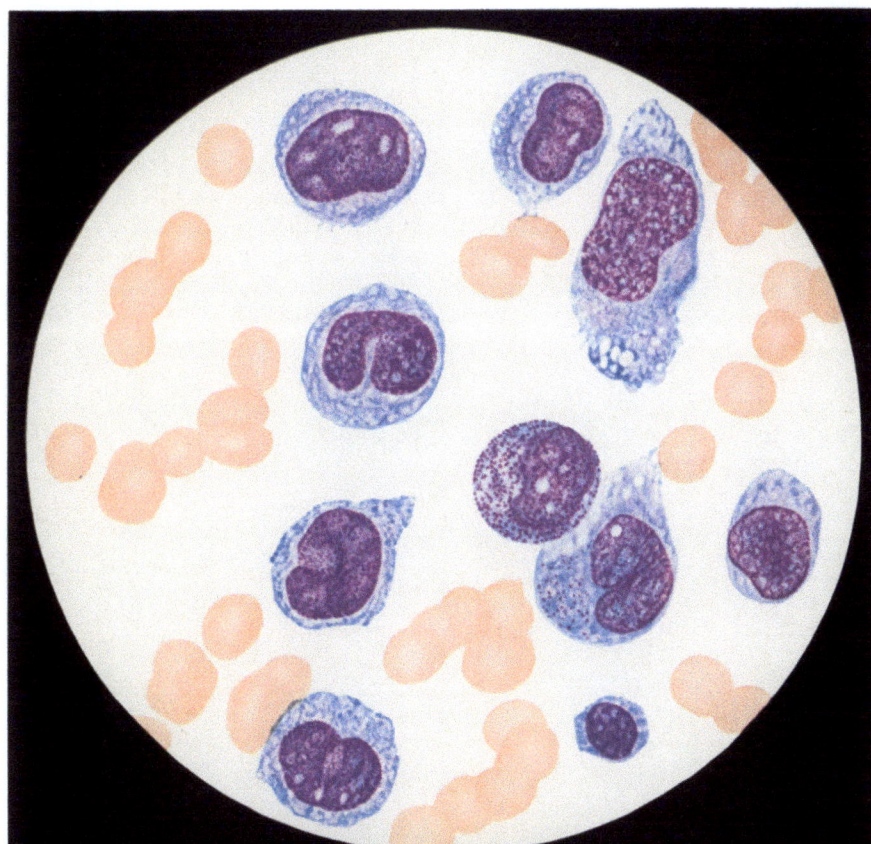

105

Aleukämische Reticulose.
Aleukemic reticulosis.
Réticulose aleucémique.
Reticulosis aleucémica.
∼1100×.

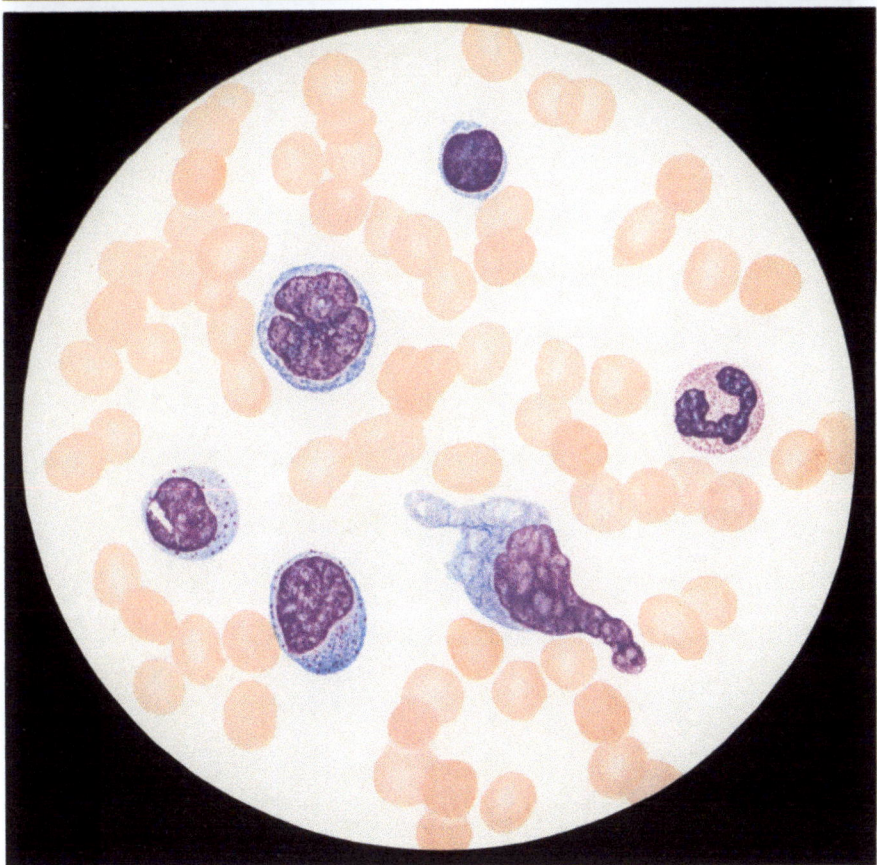

106

Aleukämische Reticulose.
Aleukemic reticulosis.
Réticulose aleucémique.
Reticulosis aleucémica.
∼1100×.

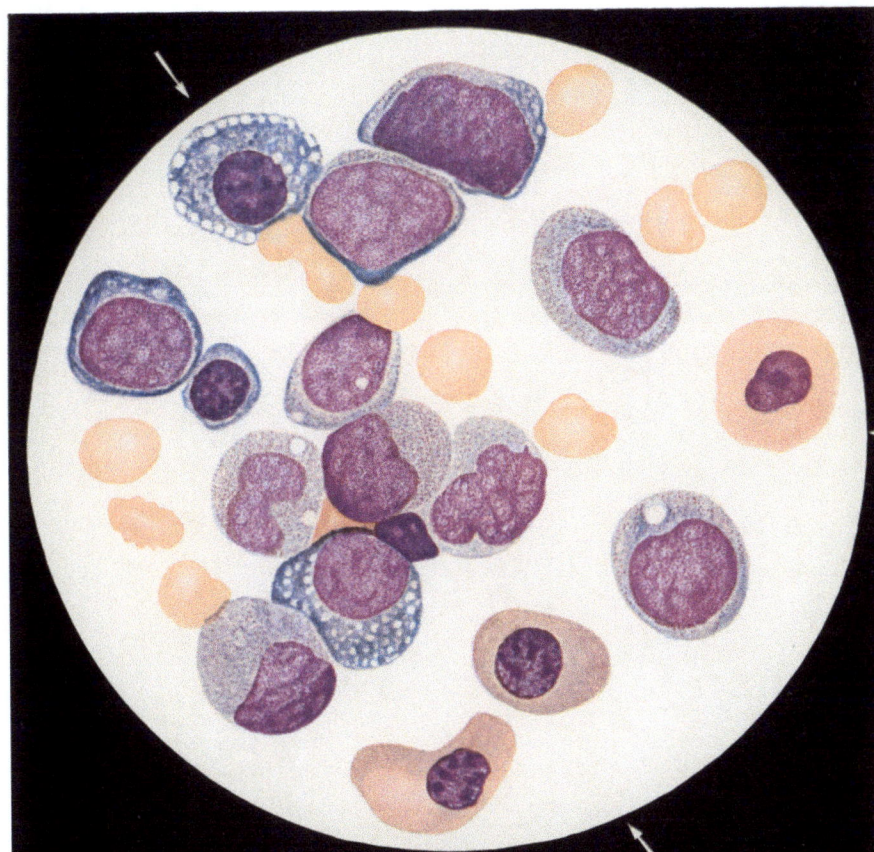

107

Erythroleukämie.
Erythro-leukemia.
Erythro-leucémie.
Eritroleucemia.
∼1100×.

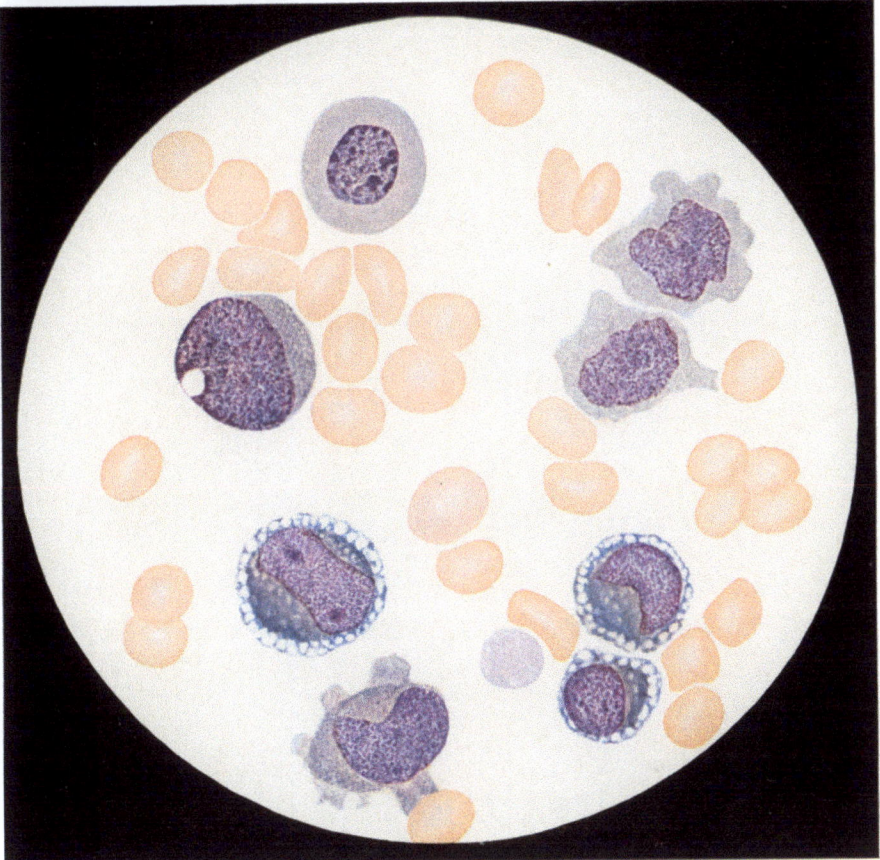

108

Erythroleukämie.
Erythro-leukemia.
Erythro-leucémie.
Eritroleucemia.
∼1100×.

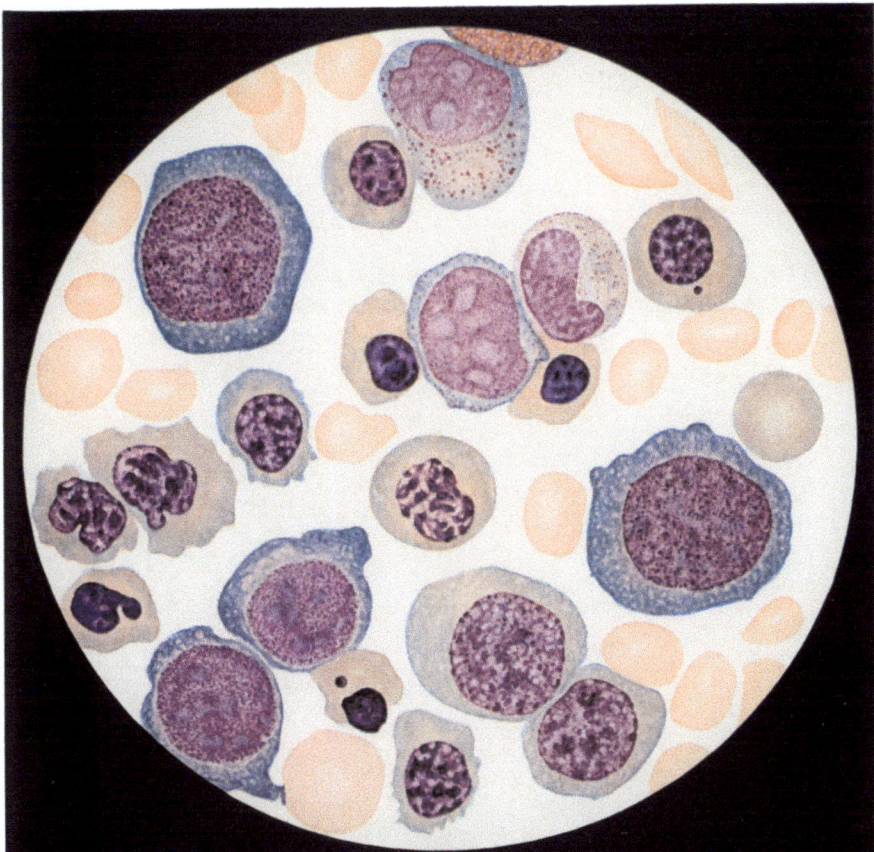

109

Erythroleukämie.
Erythro-leukemia.
Erythro-leucémie.
Eritroleucemia.
~1100×.

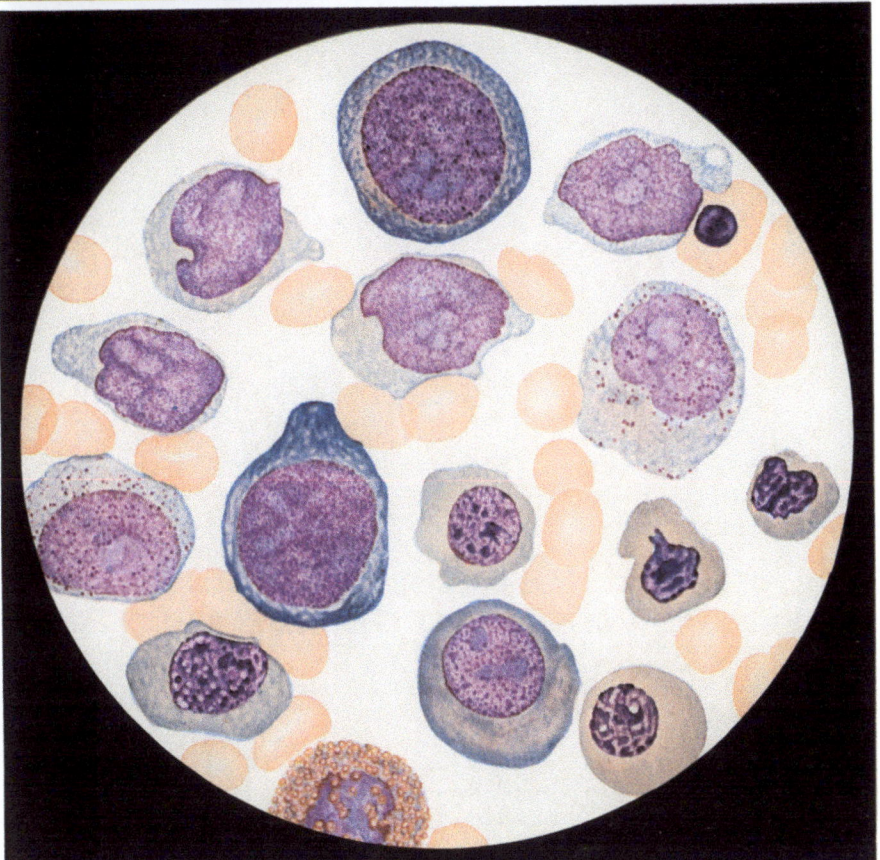

110

Erythroleukämie.
Erythro-leukemia.
Erythro-leucémie.
Eritroleucemia.
~1100×.

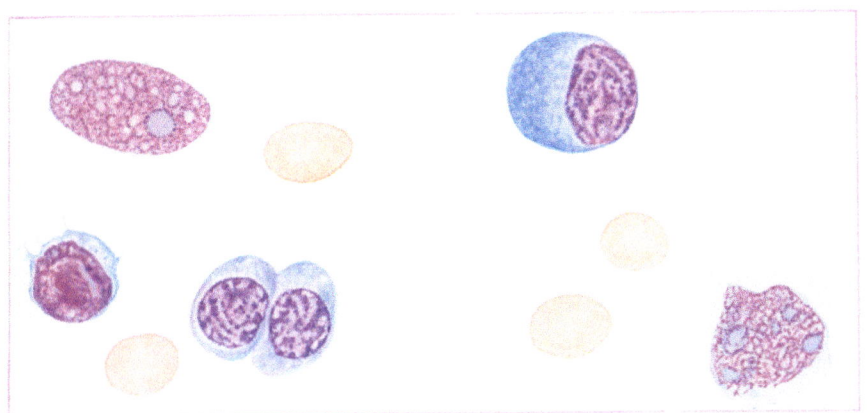

111

Panmyelophthise.
Panmyelophthisis.
Panmyélophtisie.
Panmieloptisis.
∼1100×.

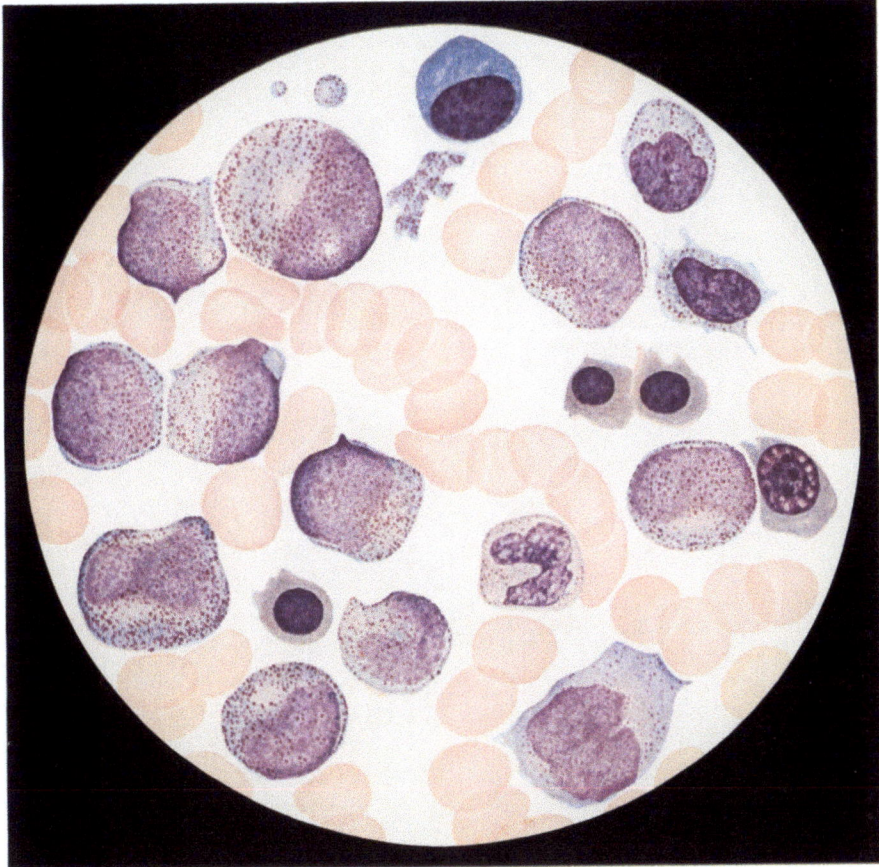

112

Panmyelophthise.
Panmyelophthisis.
Panmyélophtisie.
Panmieloptisis.
∼1100×.

113

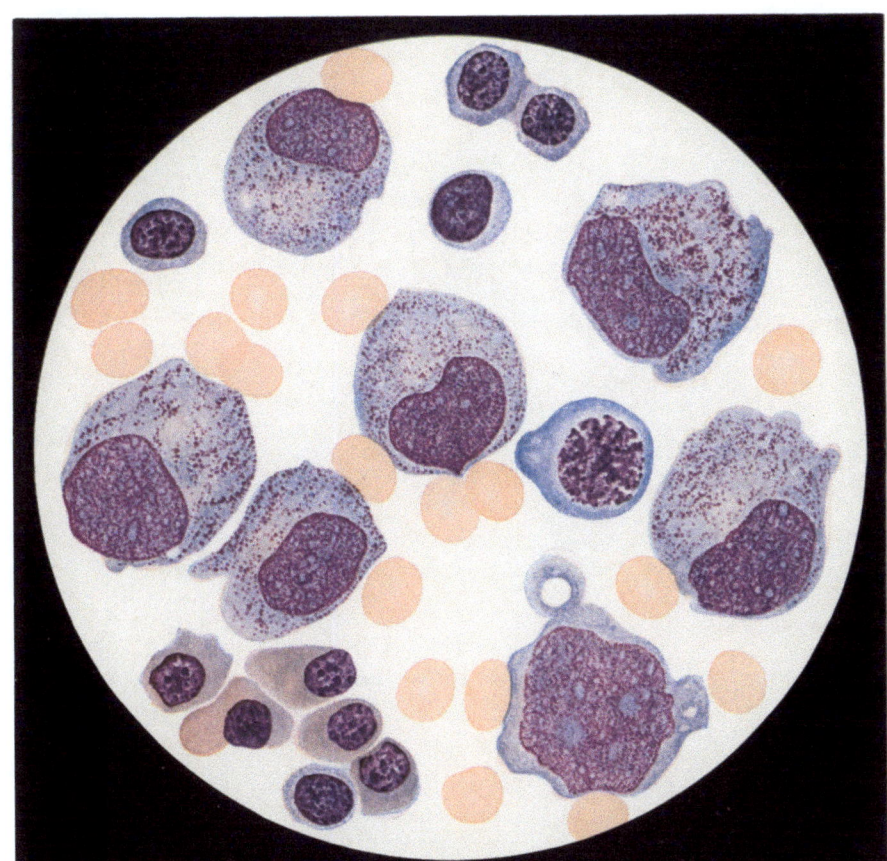

Agranulocytose.
Agranulocytosis.
Agranulocytose.
Agranulocitosis.
~1100×.

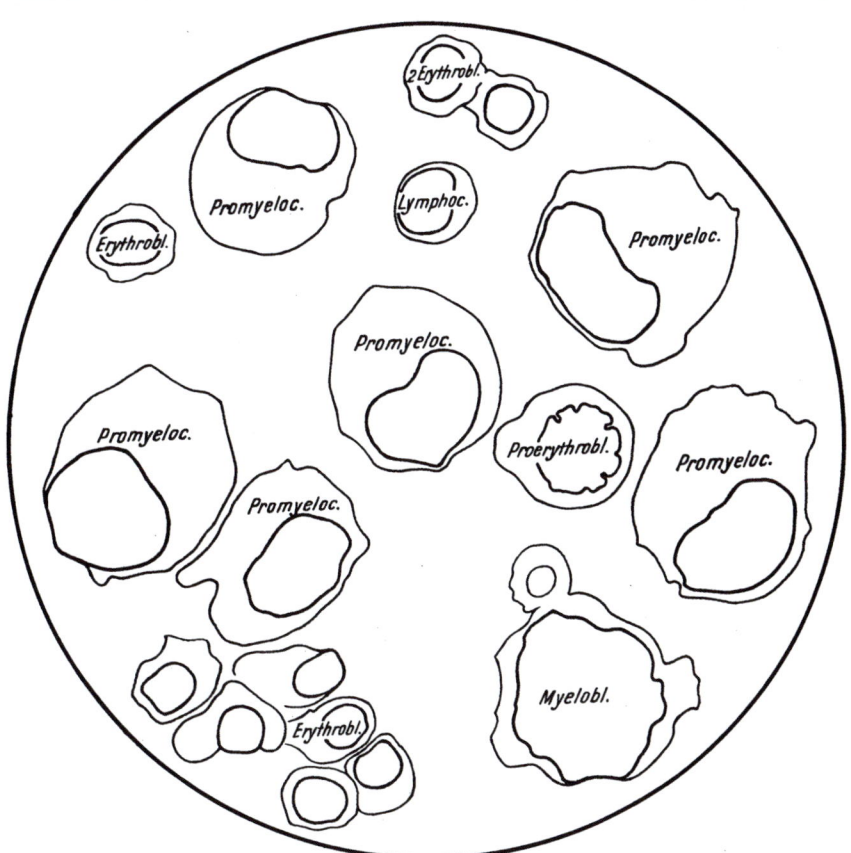

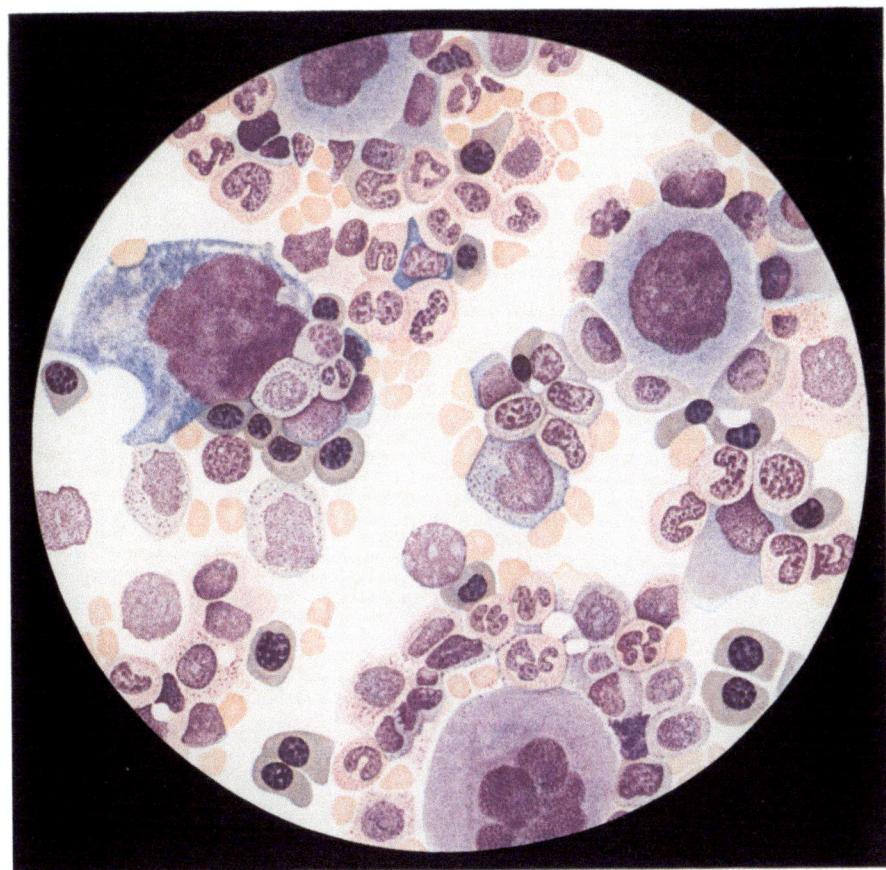

114

Essentielle Thrombopenie.
WERLHOF's thrombopenia.
Thrombopénie essentielle (Maladie de WERLHOF).
Trombopenia esencial.
∼600×.

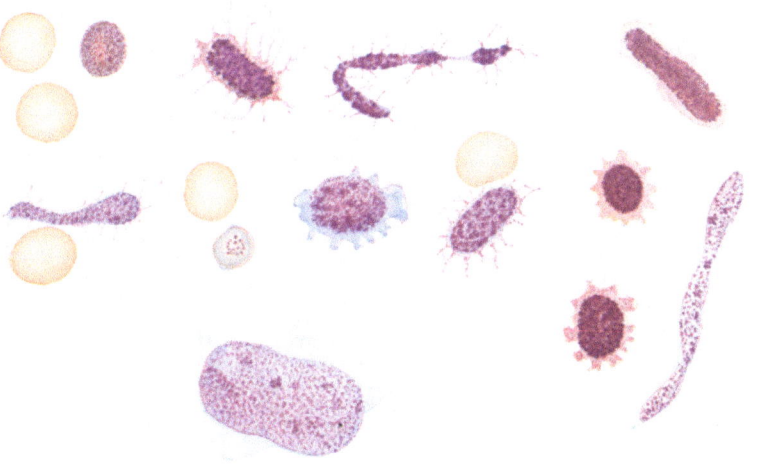

115

Essentielle Thrombopenie.
WERLHOF's thrombopenia.
Thrombopénie essentielle (Maladie de WERLHOF).
Trombopenia esencial.
∼1100×.

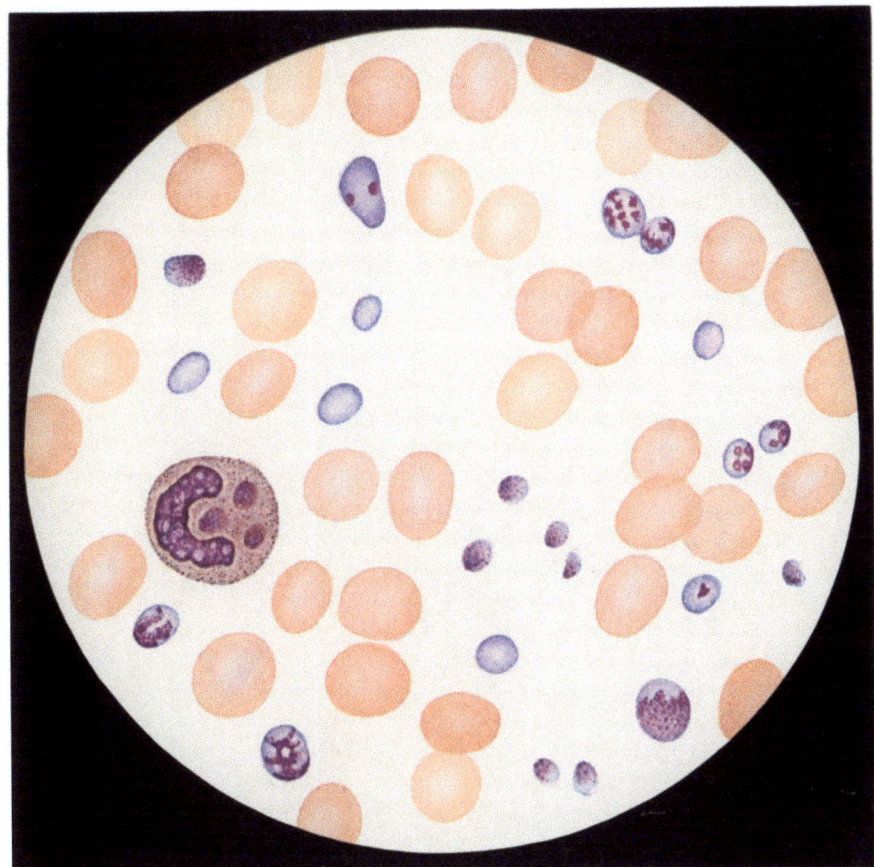

116

Thrombasthenie.
Thrombasthenia.
Thrombasthénie.
Trombastenia.
∼1100×.

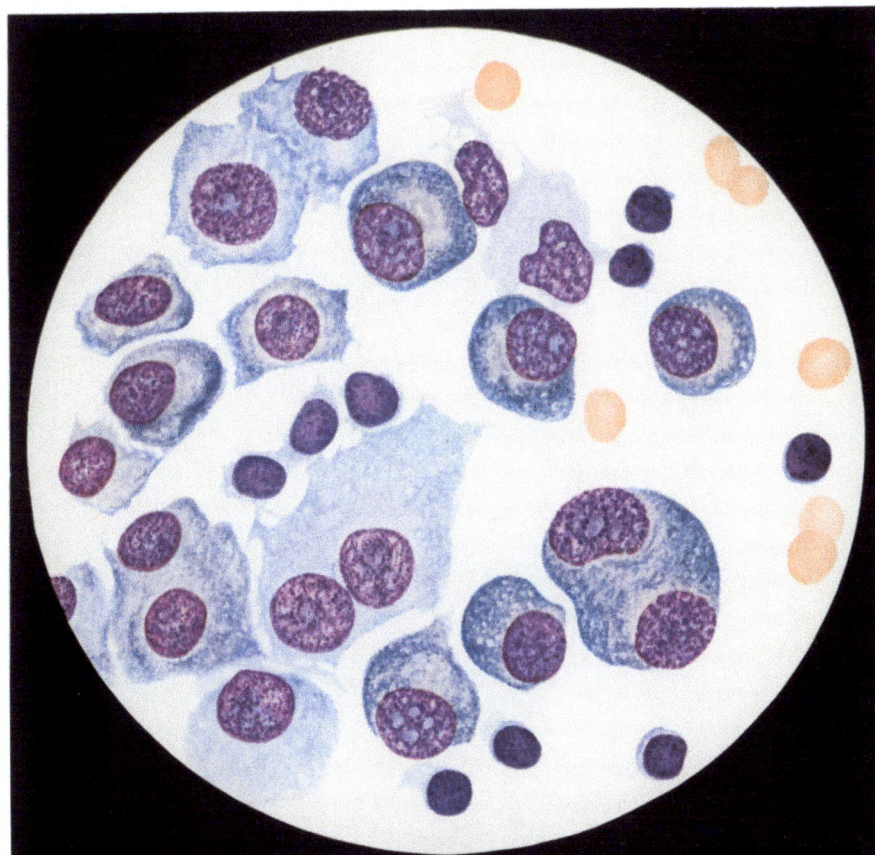

117

Myelom.
Myeloma.
Myélome.
Mieloma.
∼1100×.

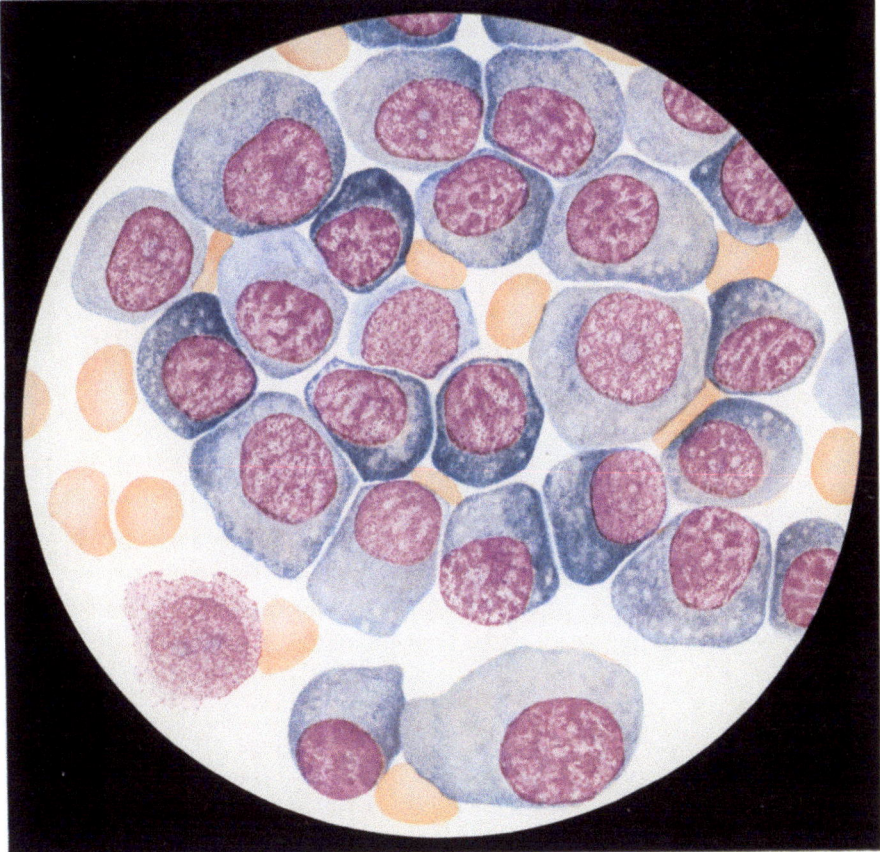

118

Myelom.
Myeloma.
Myélome.
Mieloma.
∼1100×.

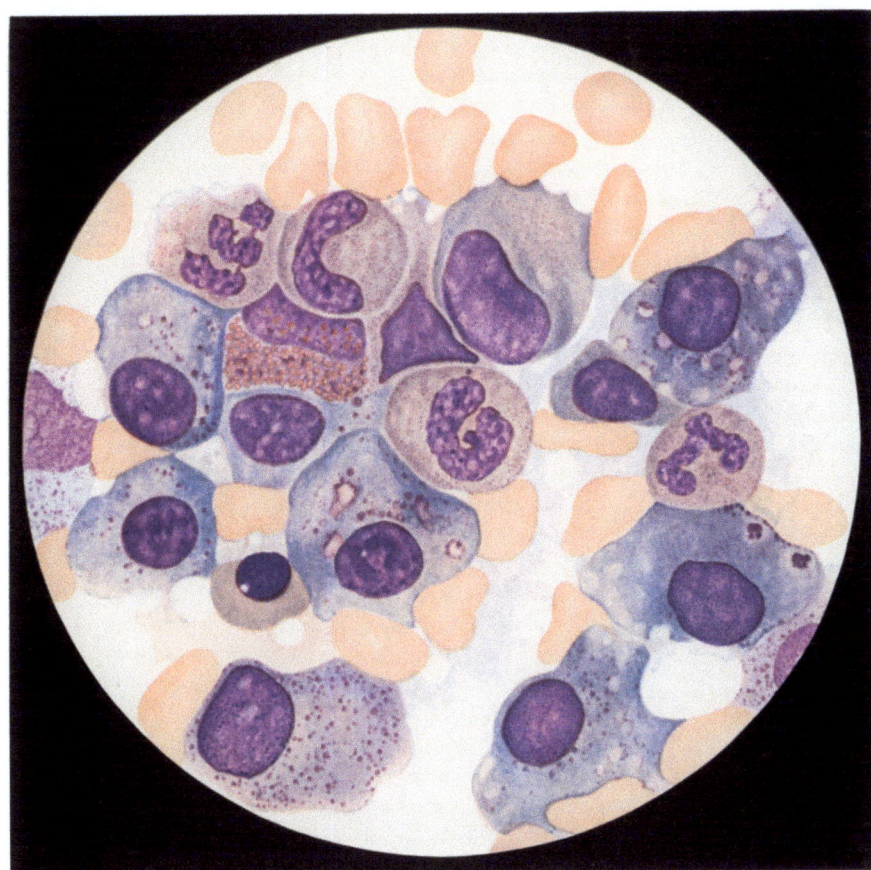

119

Myelom.
Myeloma.
Myélome.
Mieloma.
∼1100×.

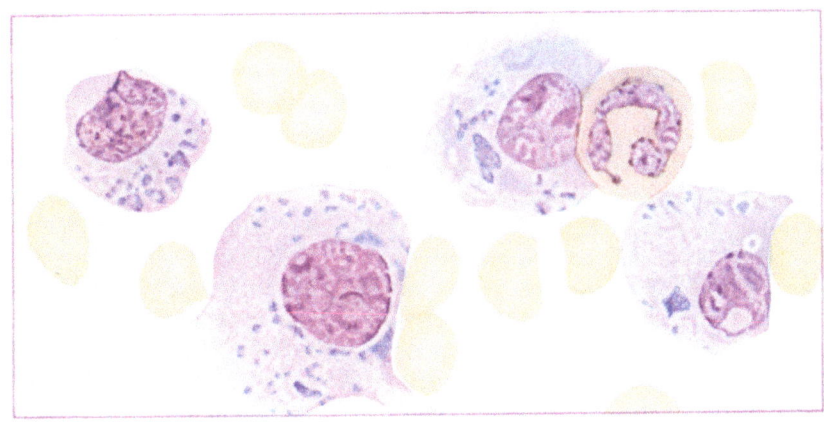

120

Myelom.
Myeloma.
Myélome.
Mieloma.
∼1100×.

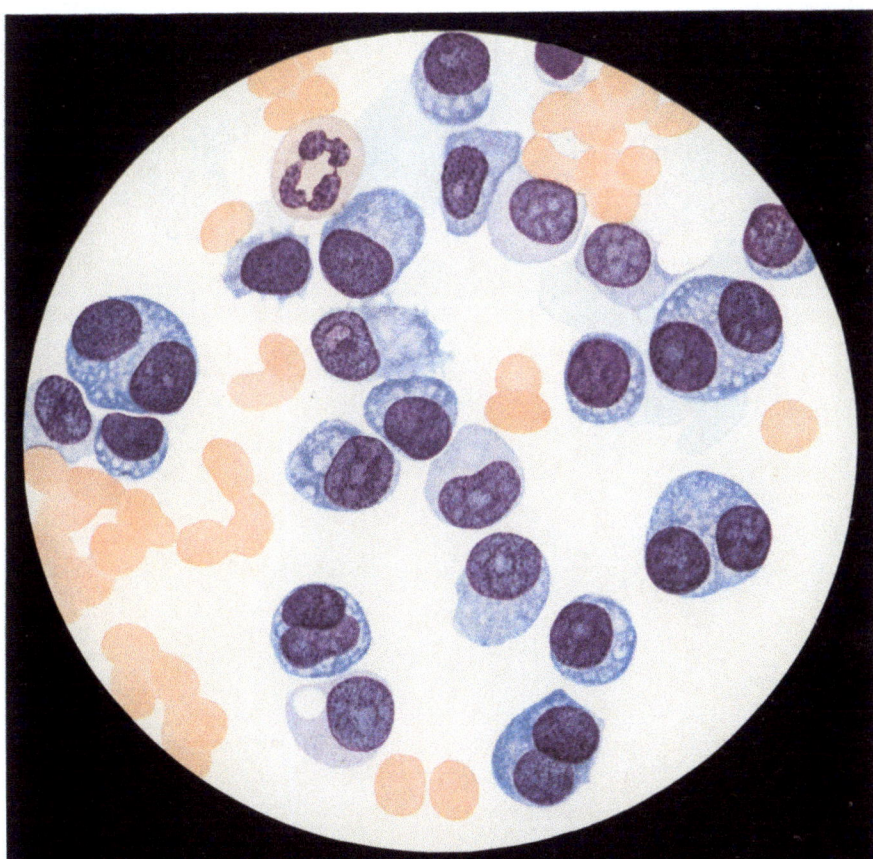

121

Myelom.
Myeloma.
Myélome.
Mieloma.
$\sim 1100\times$.

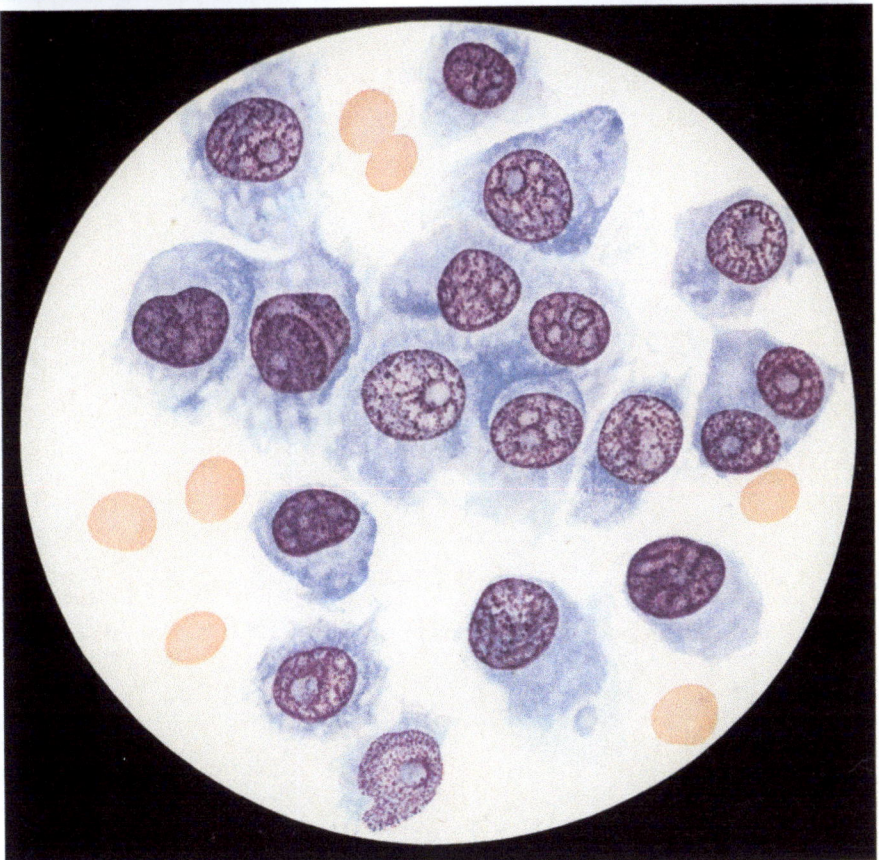

122

Myelom.
Myeloma.
Myélome.
Mieloma.
$\sim 1100\times$.

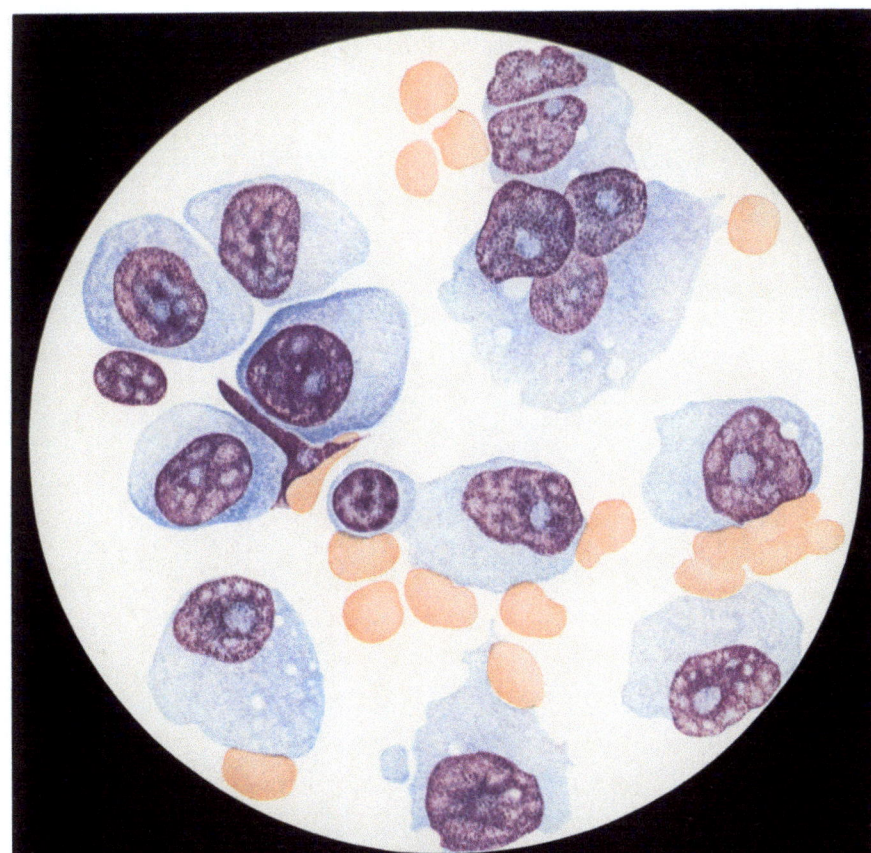

123

Myelom.
Myeloma.
Myélome.
Mieloma.
~1100×.

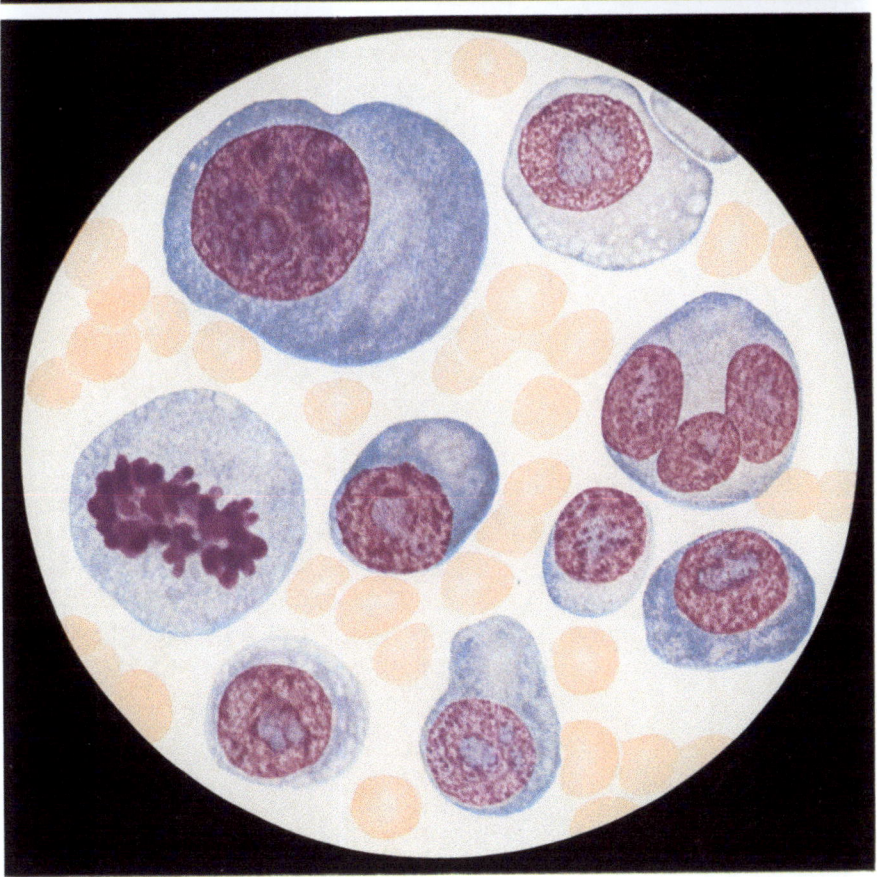

124

Myelom.
Myeloma.
Myélome.
Mieloma.
~1100×.

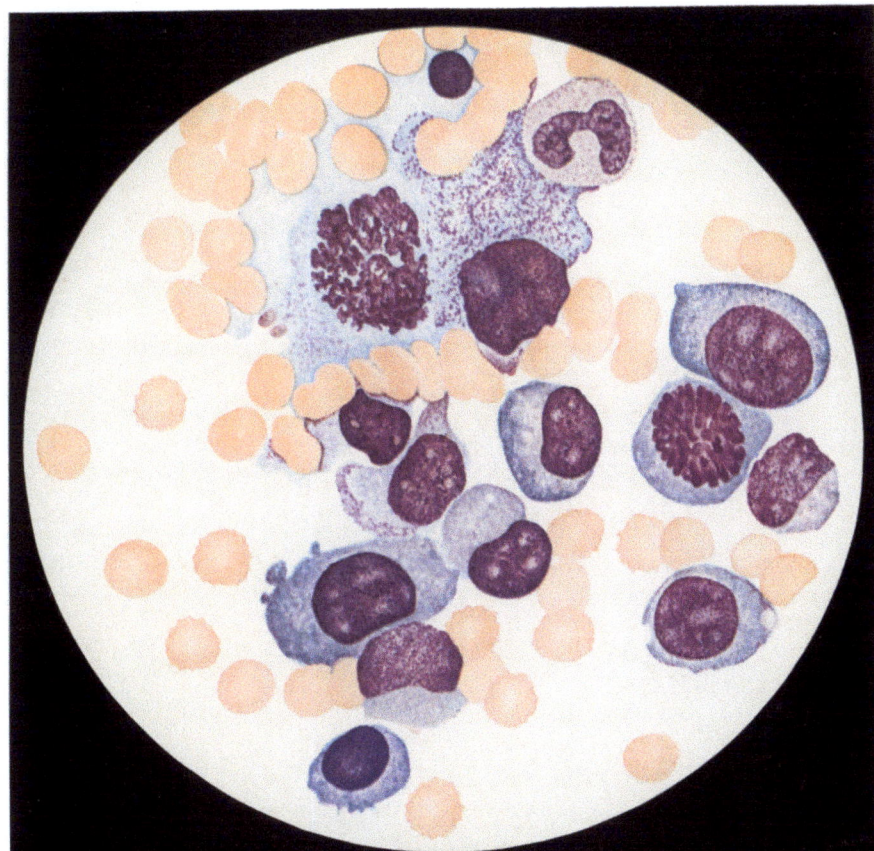

125

Myelom.
Myeloma.
Myélome.
Mieloma.
~1100×.

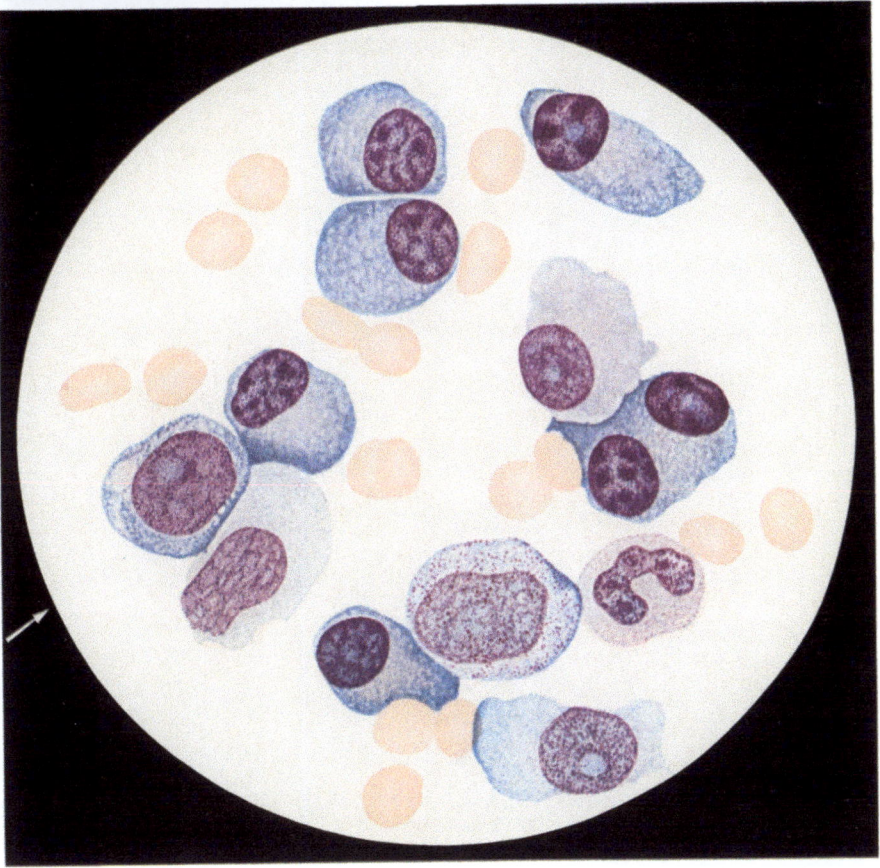

126

Myelom.
Myeloma.
Myélome.
Mieloma.
~1100×.

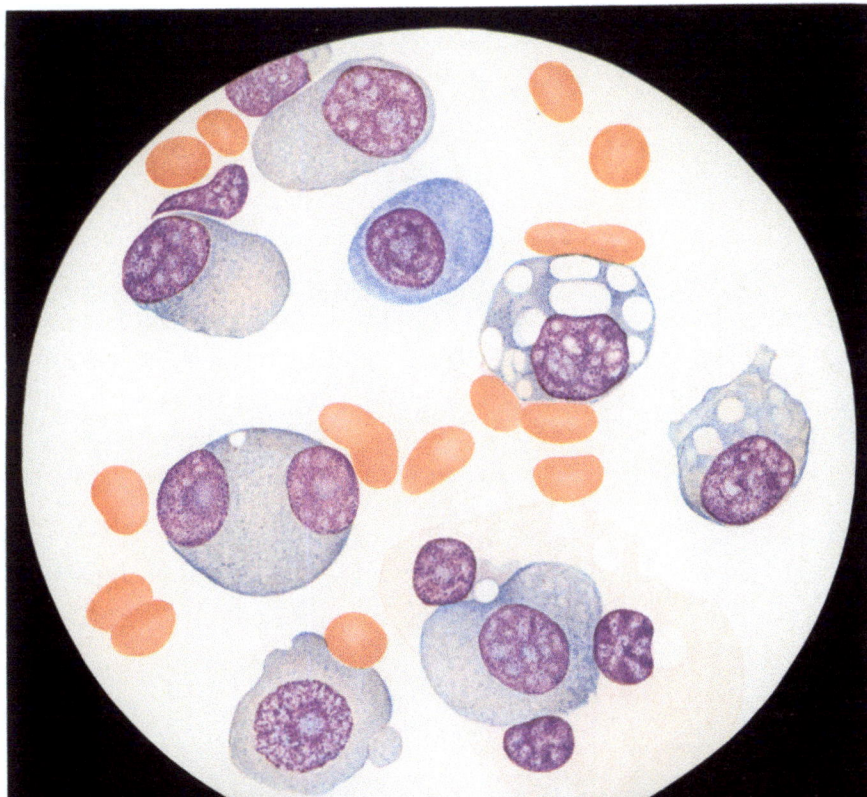

127

Myelom.
Myeloma.
Myélome.
Mieloma.
~1100×.

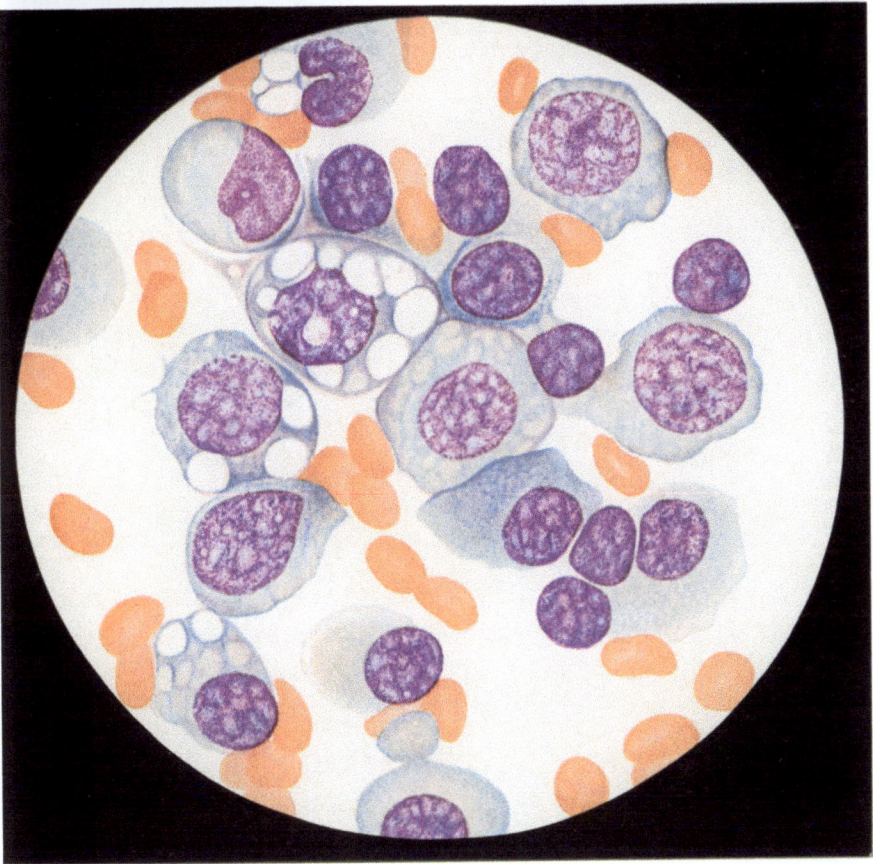

128

Myelom.
Myeloma.
Myélome.
Mieloma.
~1100×.

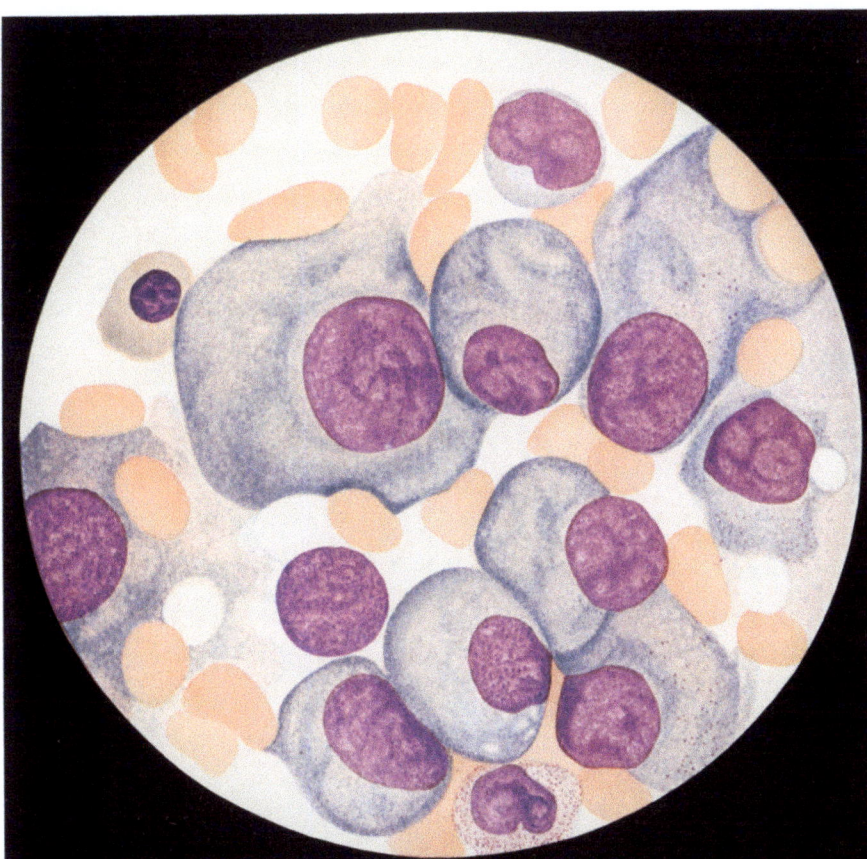

129

Myelom.
Myeloma.
Myélome.
Mieloma.
∼1100×.

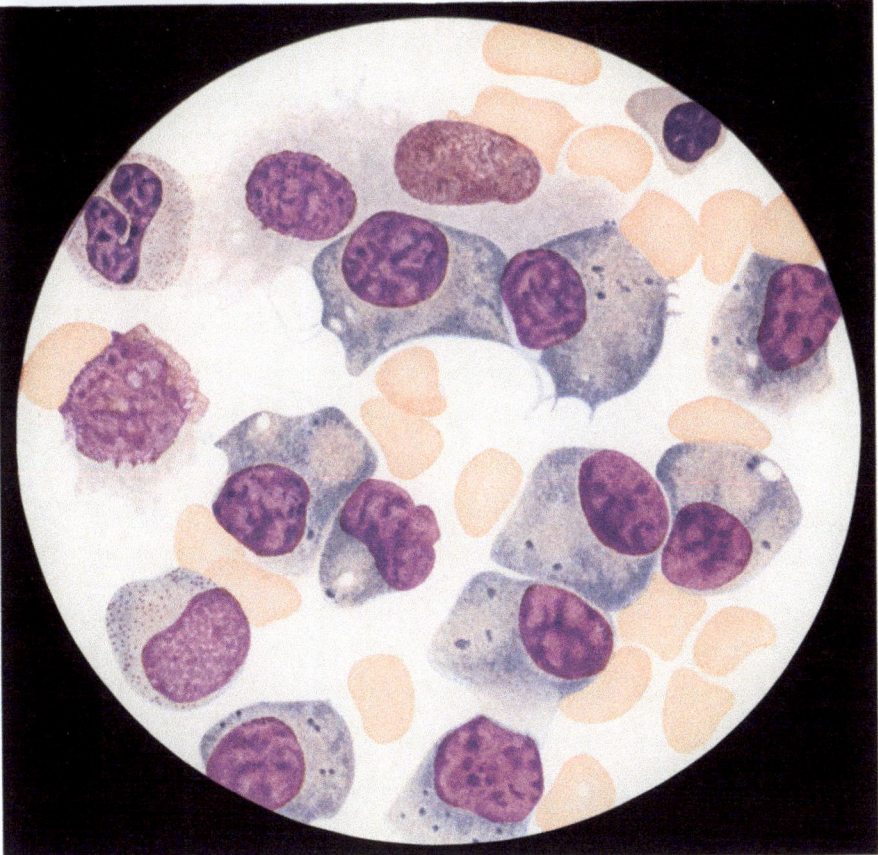

130

Myelom.
Myeloma.
Myélome.
Mieloma.
∼1100×.

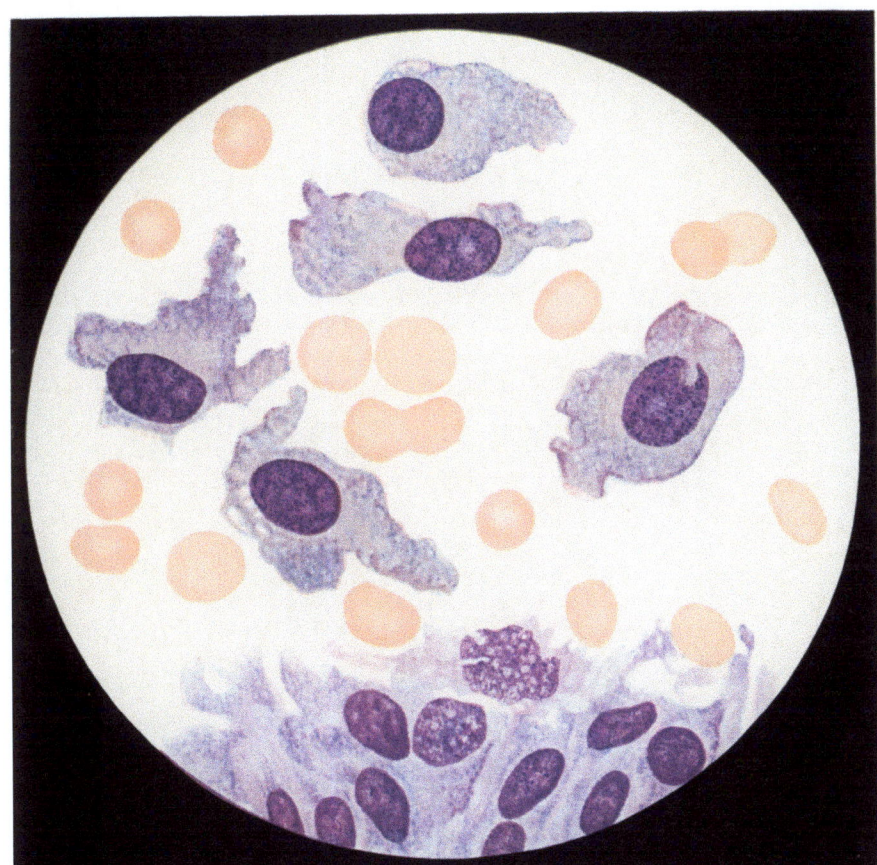

131

Paraproteinämische Reticulose.
Paraproteinemic reticulosis.
Réticulose paraprotéinémique.
Reticulosis.
~1100×.

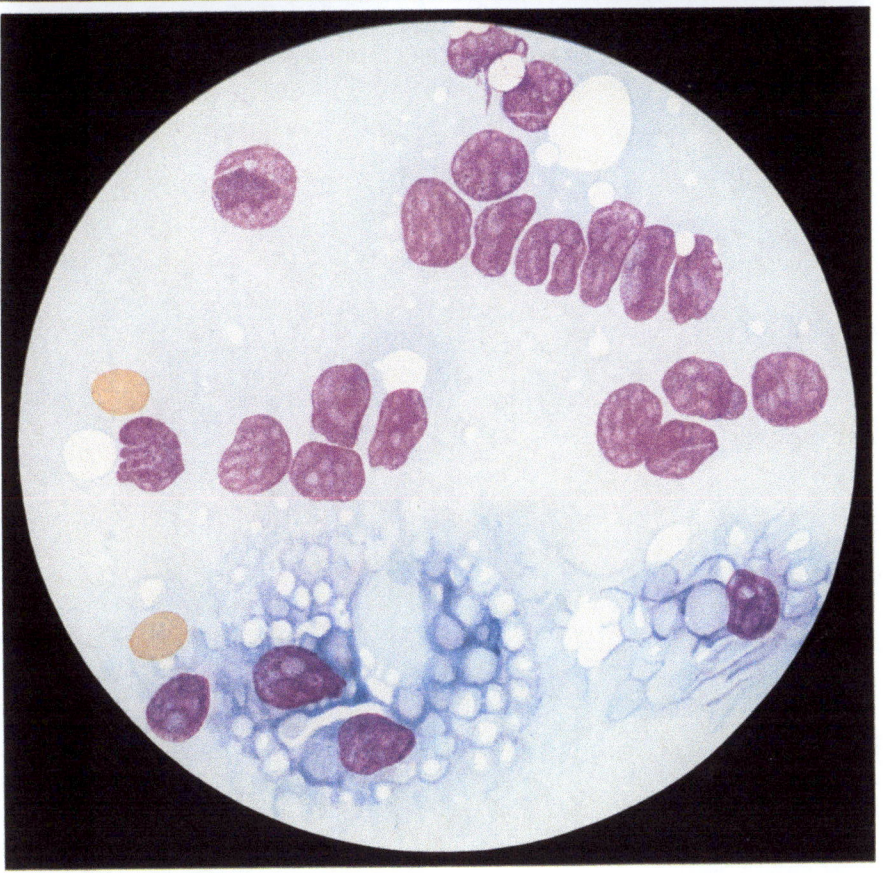

132

Paraproteinämische Reticulose.
Paraproteinemic reticulosis.
Réticulose paraprotéinémique.
Reticulosis.
~1100×.

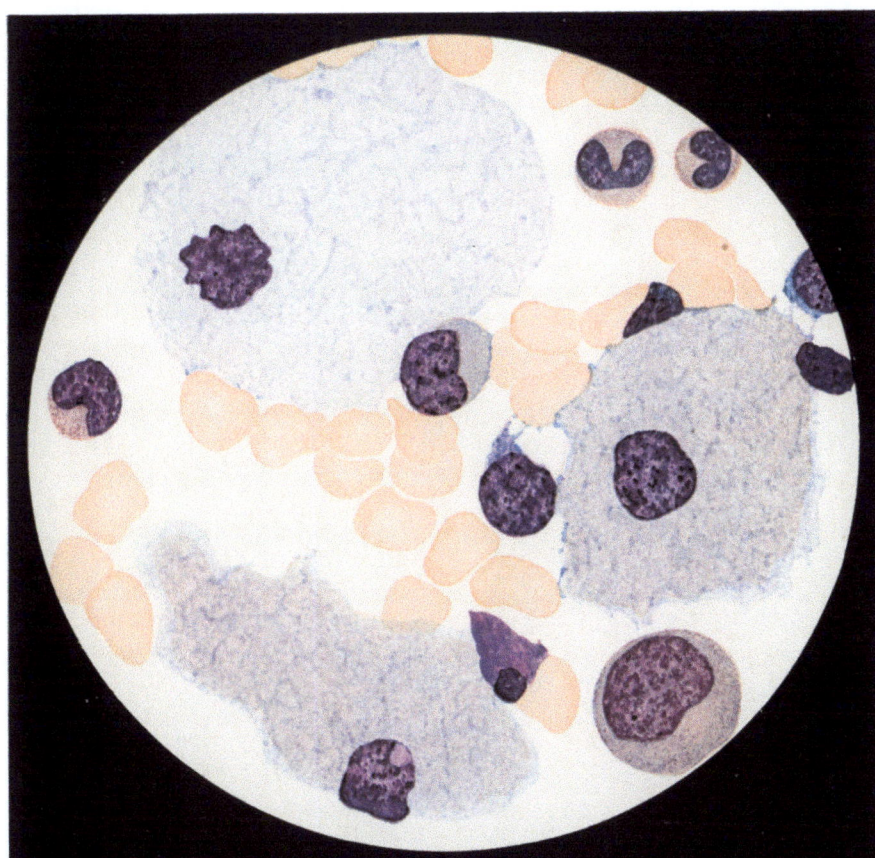

133

M. Gaucher.
Gaucher's disease.
Maladie de Gaucher.
Mal de Gaucher.
∼1100×.

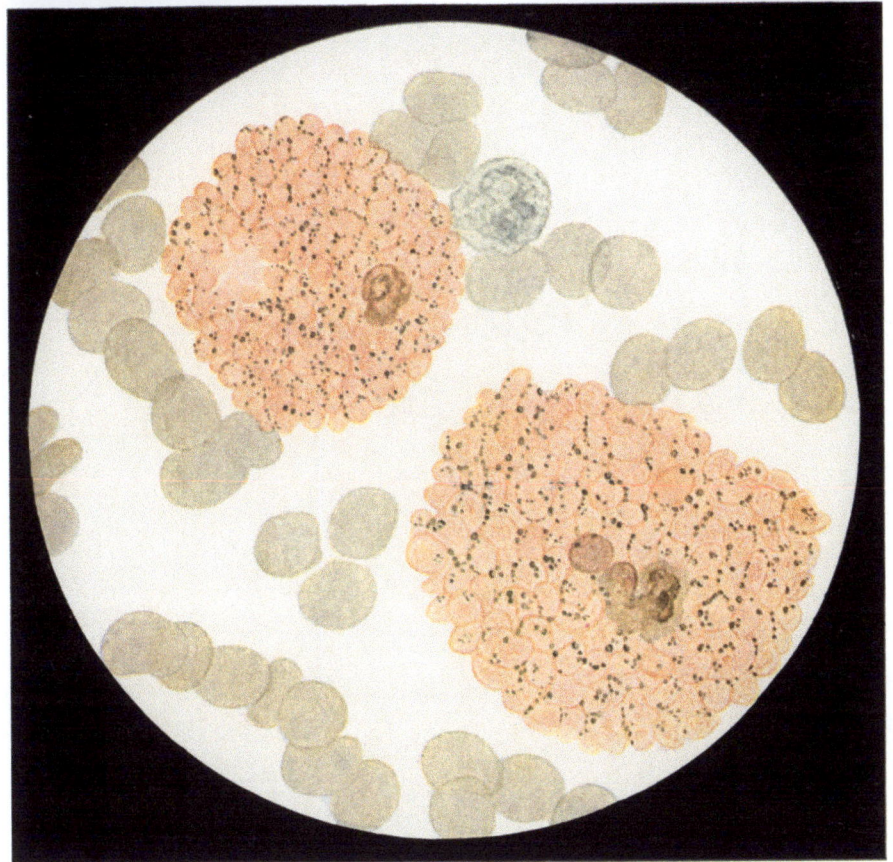

134

M. Gaucher.
Gaucher's disease.
Maladie de Gaucher.
Mal de Gaucher.
∼1100×.

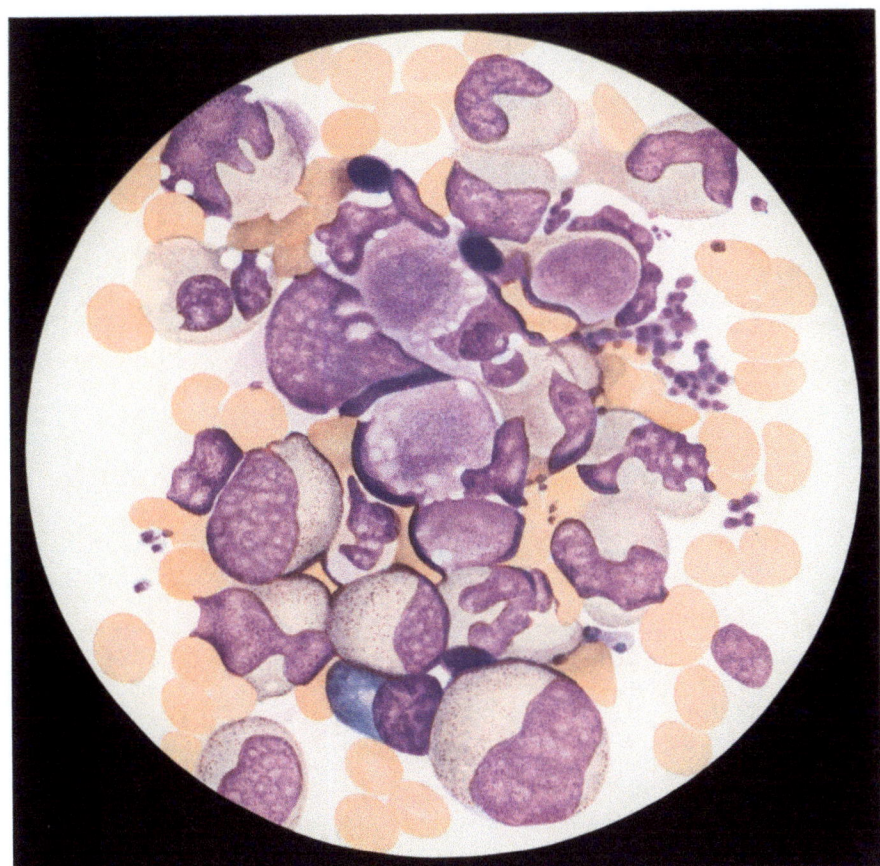

135

Lupus erythematodes.
Lupus erythematosus.
Lupus érythémateux.
Lupus eritematoso.
∼1100×.

II.

Milz- und Lymphknotenpunktate.

Puncture of spleen and lymphnodes.

Spléno- et adénogrammes.

Frotis esplénicos y ganglionares.

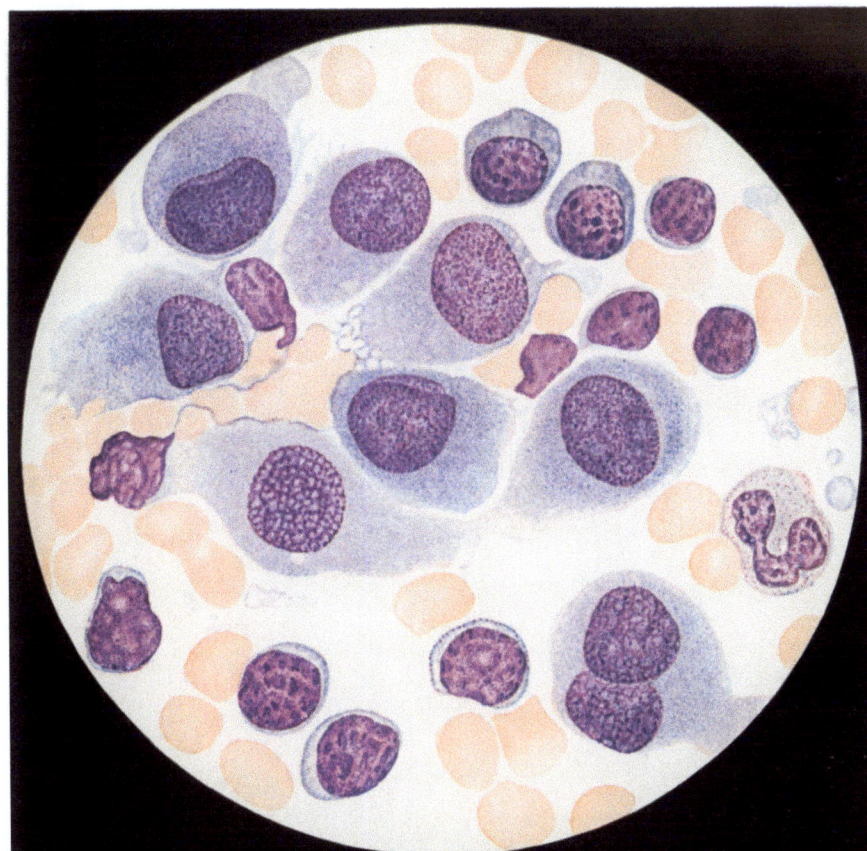

136

Milz, Serosazellen.
Serous peritoneal cells.
Rate, cellules de la séreuse péritonéale.
Bazo, serosa peritoneal.
~1100×.

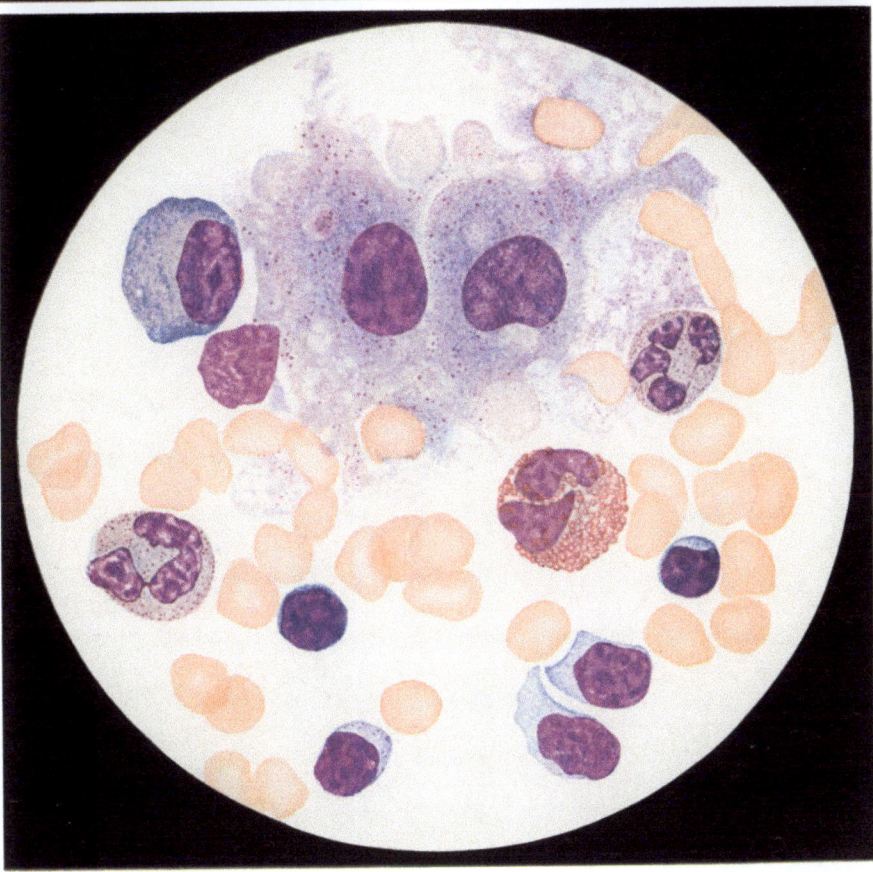

137

Milz, Pulpazellen.
Pulpa elements of the spleen.
Rate, cellules de la pulpe.
Células de la pulpa esplénica.
~1100×.

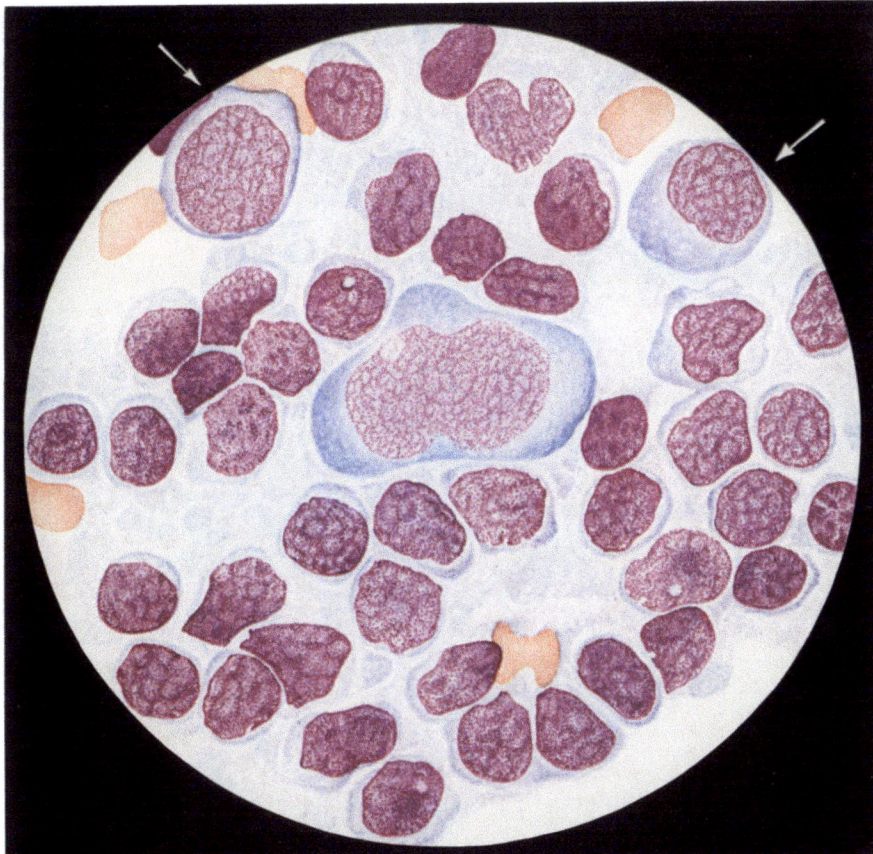

138

Normaler Lymphknoten.
Normal lymphnode.
Ganglion lymphatique normal.
Ganglio linfático normal.
∼1100×.

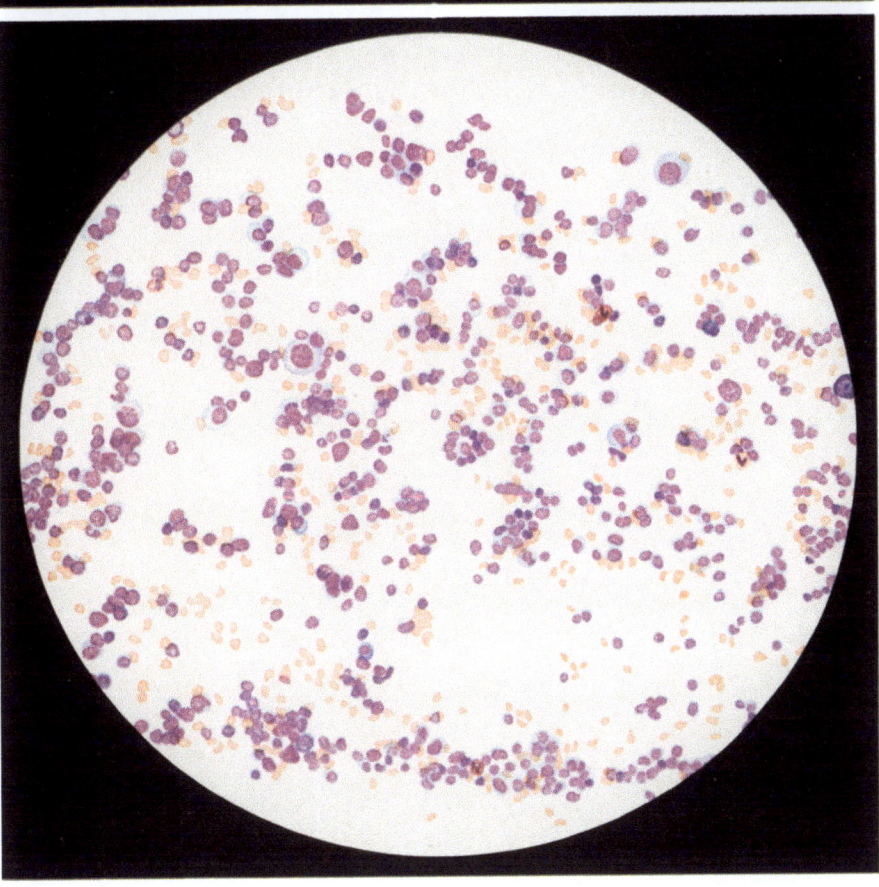

139

Einfache Lymphknotenhyperplasie.
Hyperplastic lymphnode.
Hyperplasie simple, adénogramme.
Hiperplasia ganglionar simple.
∼200×.

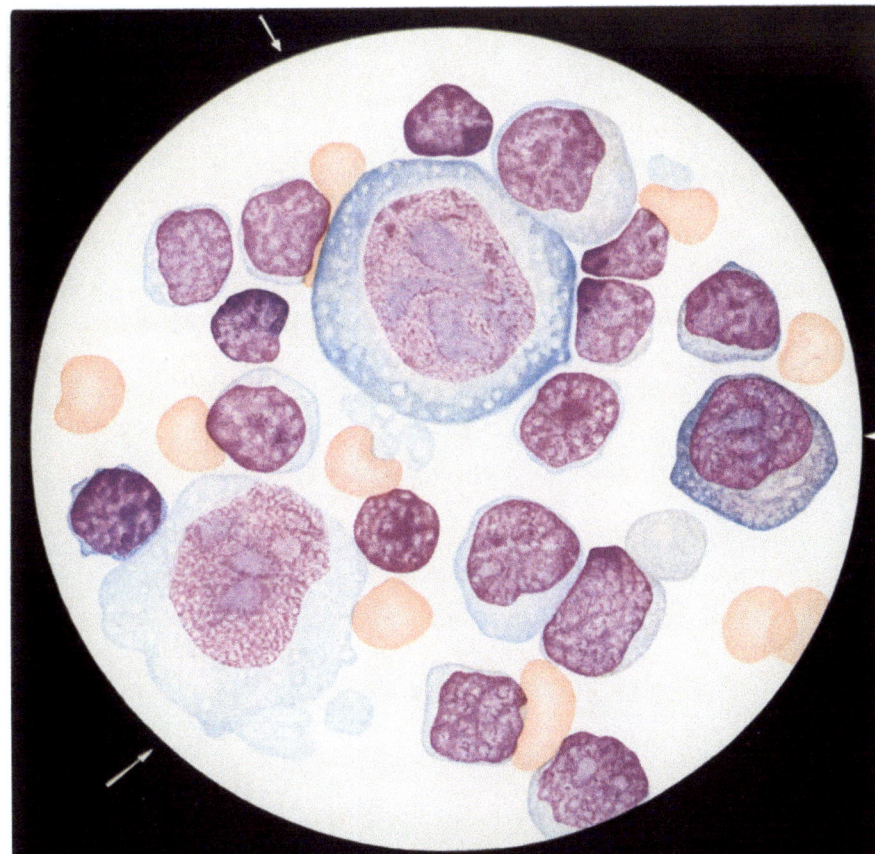

140

Einfache Lymphknotenhyperplasie.
Hyperplastic lymphnode.
Hyperplasie simple, adénogramme.
Hiperplasia ganglionar simple.
~1100×.

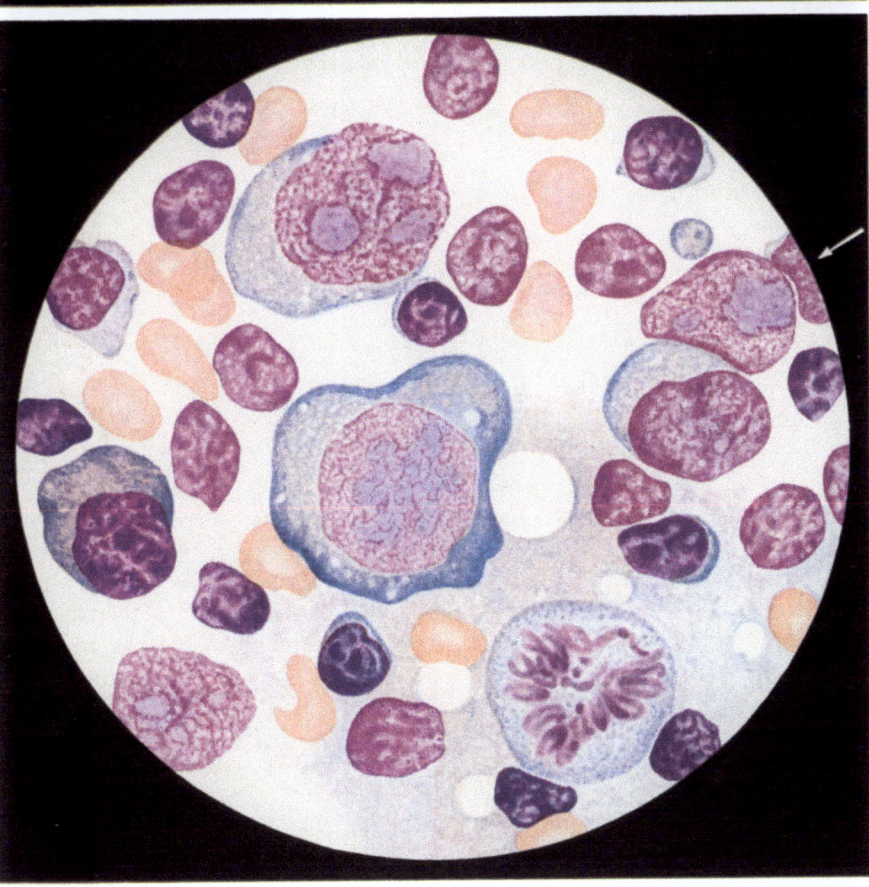

141

Einfache Lymphknotenhyperplasie.
Hyperplastic lymphnode.
Hyperplasie simple, adénogramme.
Hiperplasia ganglionar simple.
~1100×.

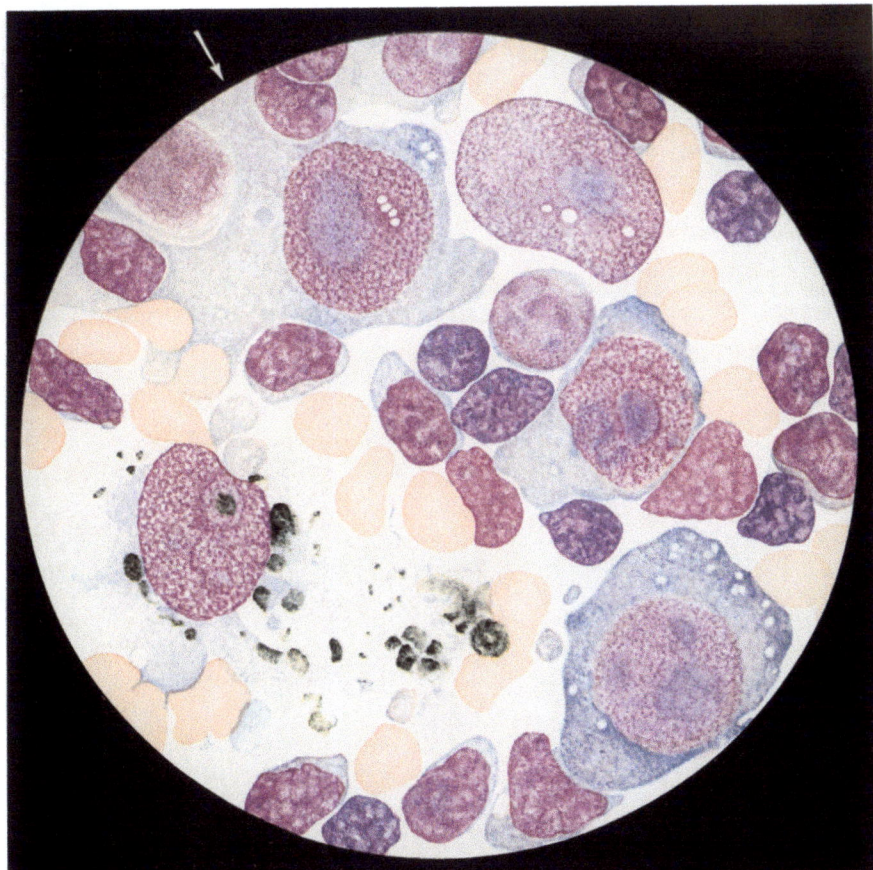

142

Einfache Lymphknotenhyperplasie.
Hyperplastic lymphnode.
Hyperplasie simple, adénogramme.
Hiperplasia ganglionar simple.
∼1100×.

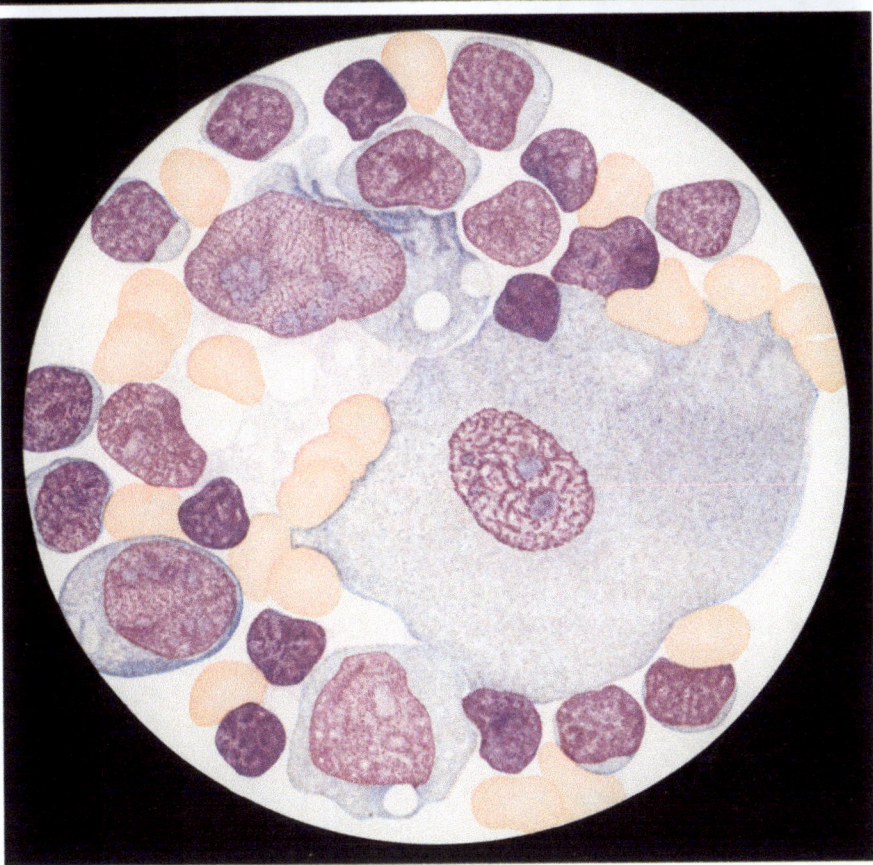

143

Einfache Lymphknotenhyperplasie.
Hyperplastic lymphnode.
Hyperplasie simple, adénogramme.
Hiperplasia ganglionar simple.
∼1100×.

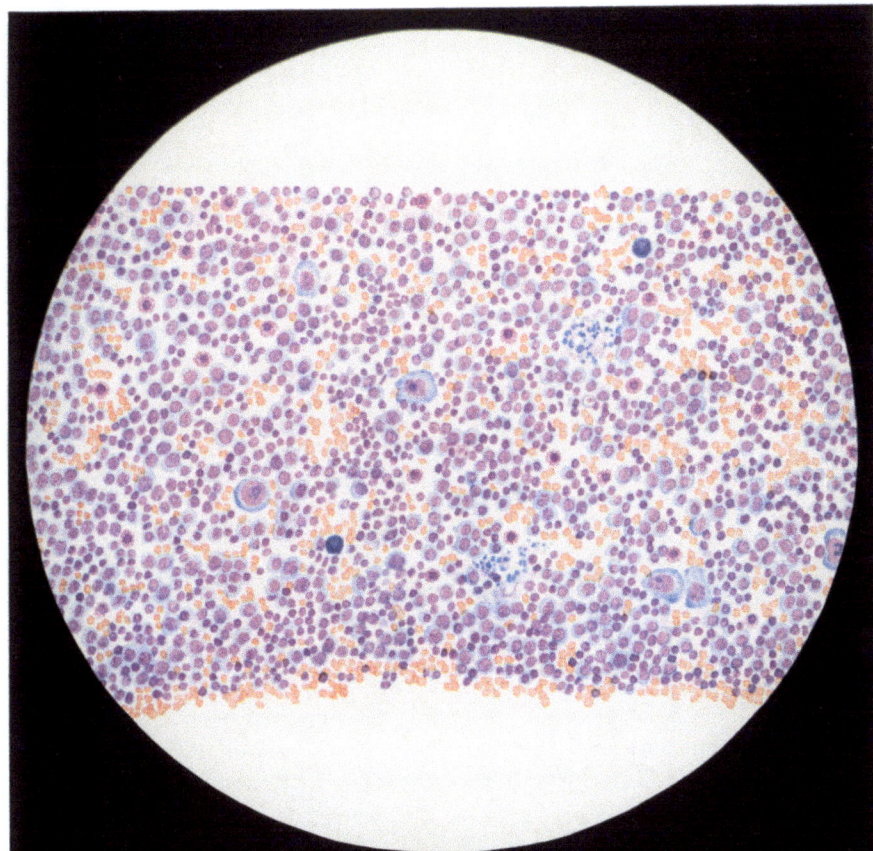

144

Hyperergische Lymph-
knotenhyperplasie.
Hyperergic lymphnode.
Adénopathie allergique.
Hiperplasia ganglionar
hiperérgica.
~200×.

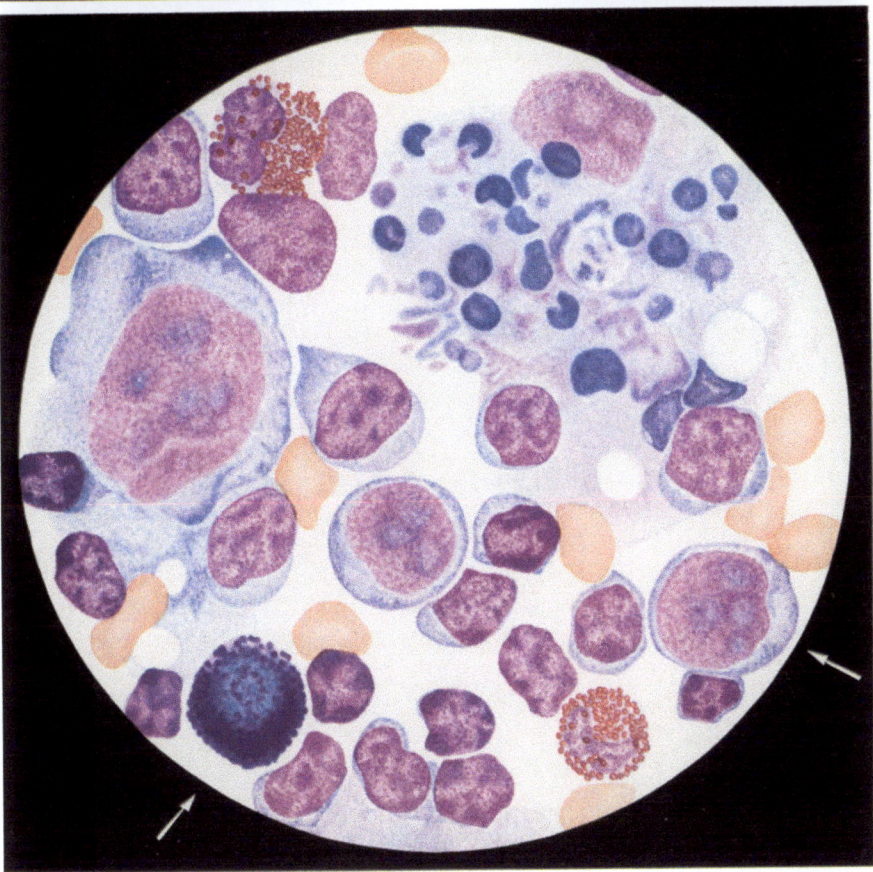

145

Hyperergische Lymph-
knotenhyperplasie.
Hyperergic lymphnode.
Adénopathie allergique.
Hiperplasia ganglionar
hiperérgica.
~1100×.

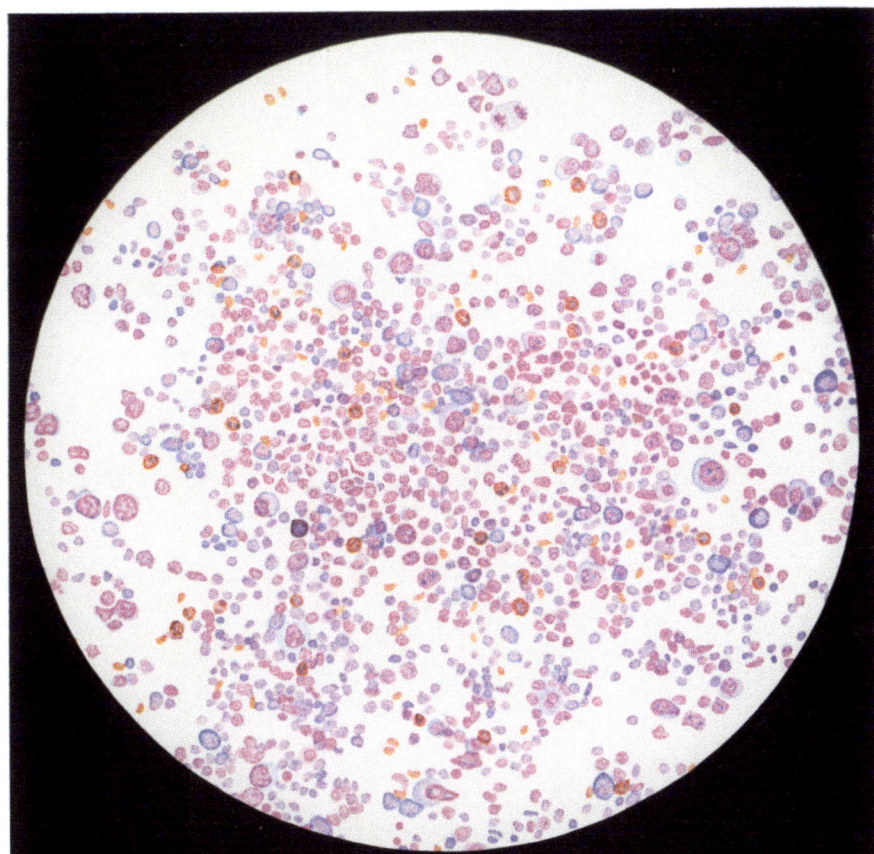

146

Hyperergische Lymph-
knotenhyperplasie.
Hyperergic lymphnode.
Adénopathie allergique.
Hiperplasia ganglionar
hiperérgica.
∼200×.

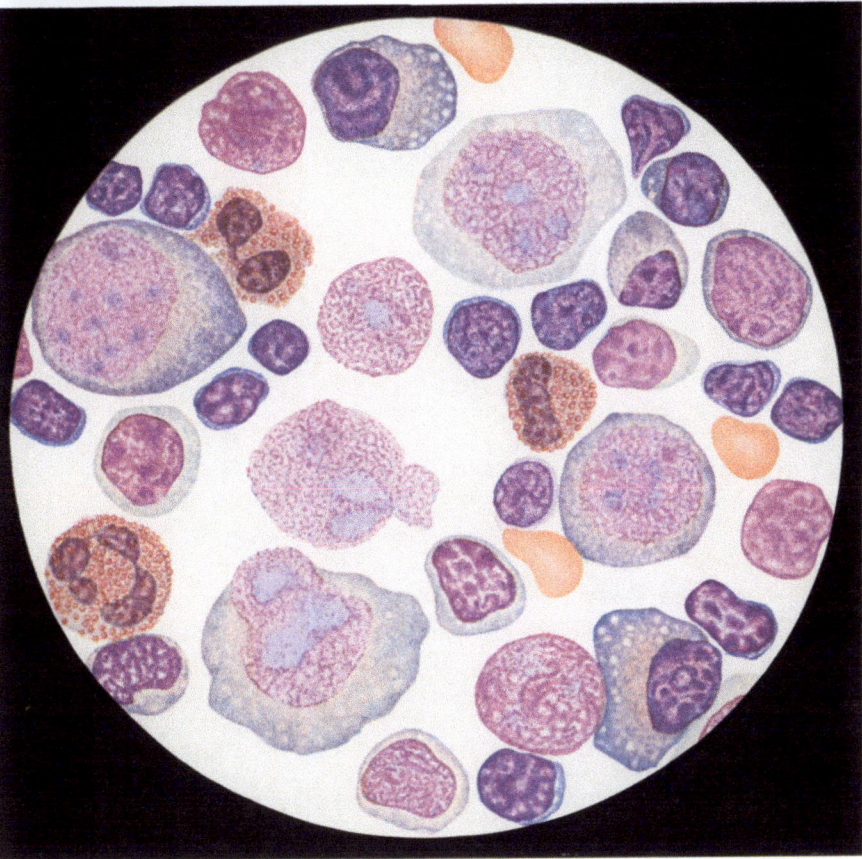

147

Hyperergische Lymph-
knotenhyperplasie.
Hyperergic lymphnode.
Adénopathie allergique.
Hiperplasia ganglionar
hiperérgica.
∼1100×.

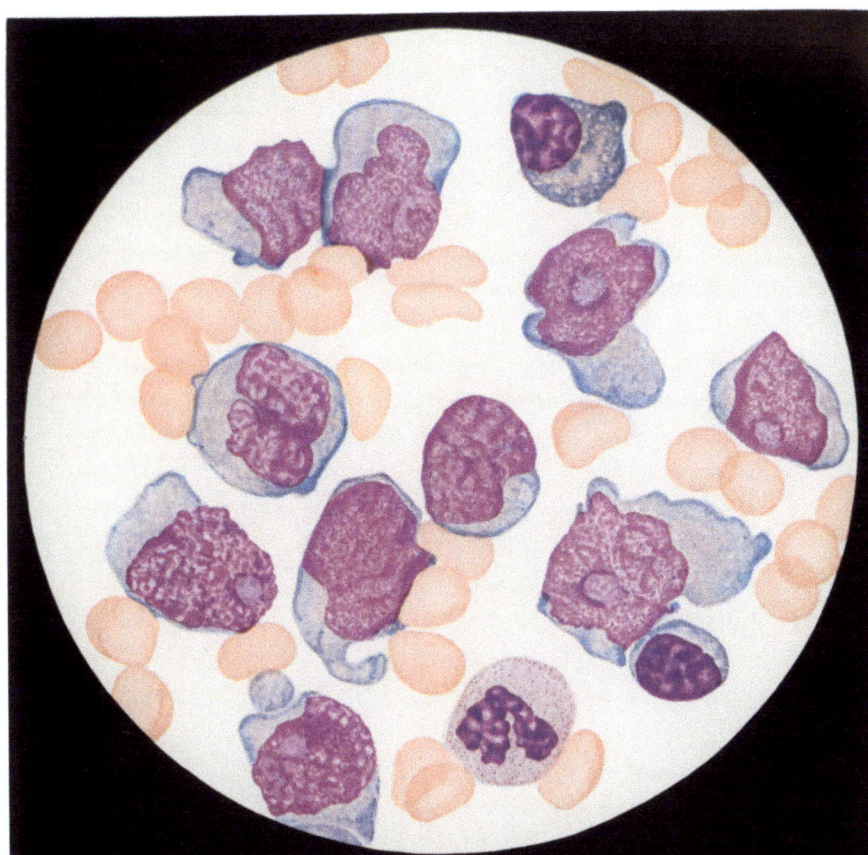

148

Großfollikuläres Lymphoblastom.
Brill-Symmer's lymphoblastoma.
Lymphoblastome macrofolliculaire.
Enfermedad de Brill-Symmers.
~1100×.

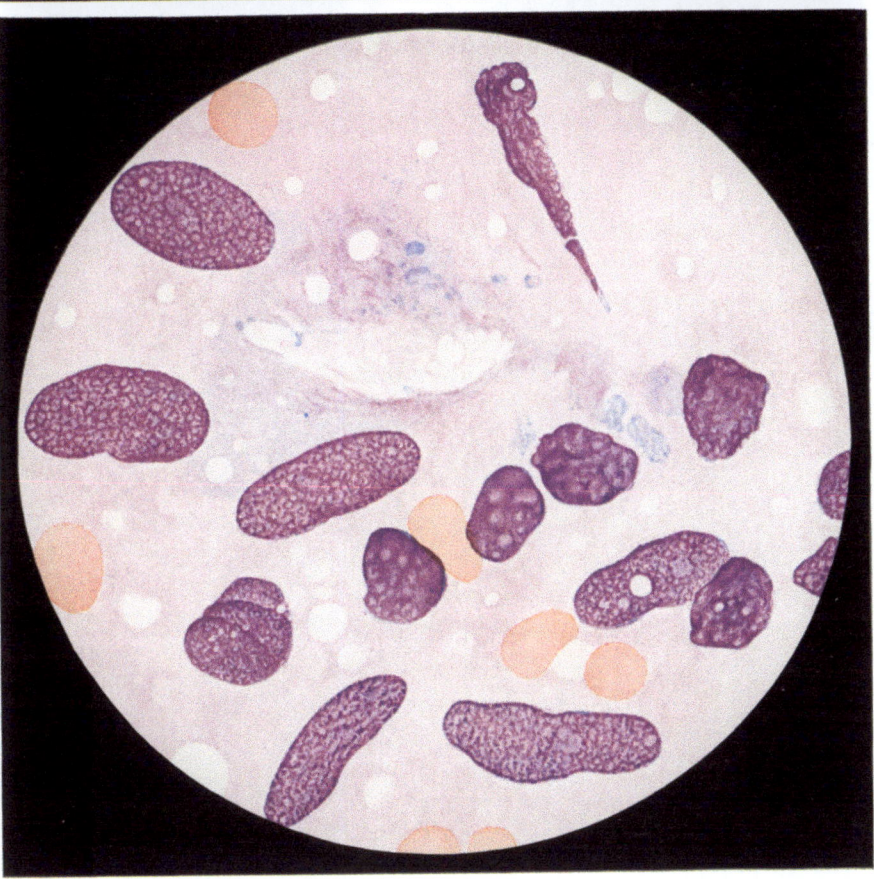

149

M. Boeck.
Boeck's sarcoid.
Maladie de Besnier-Boeck-Schaumann.
Sarcoide de Boeck.
~1100×.

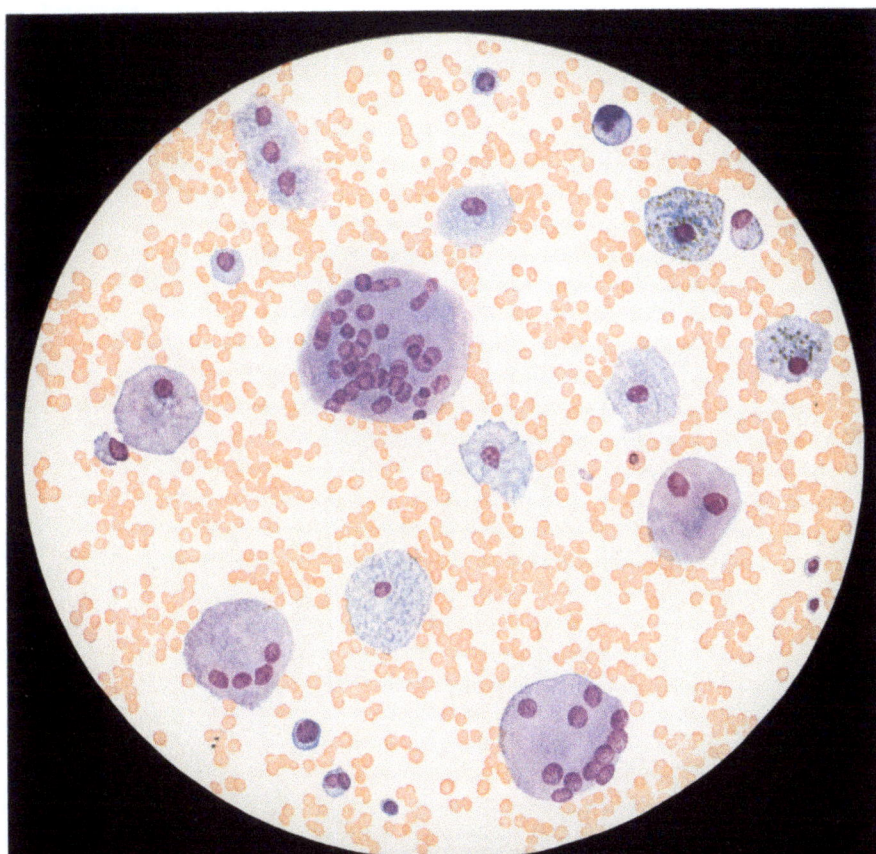

150

Tuberkulose.
Tuberculosis.
Tuberculose.
Tuberculosis.
∼200×.

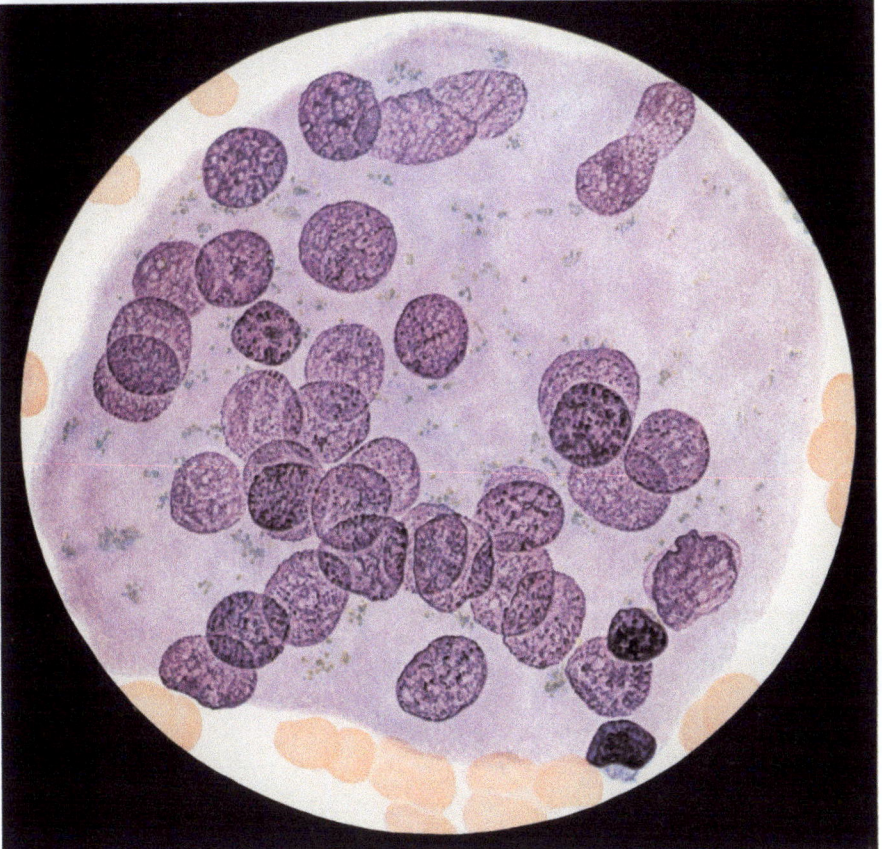

151

Tuberkulose.
Tuberculosis.
Tuberculose.
Tuberculosis.
∼900×.

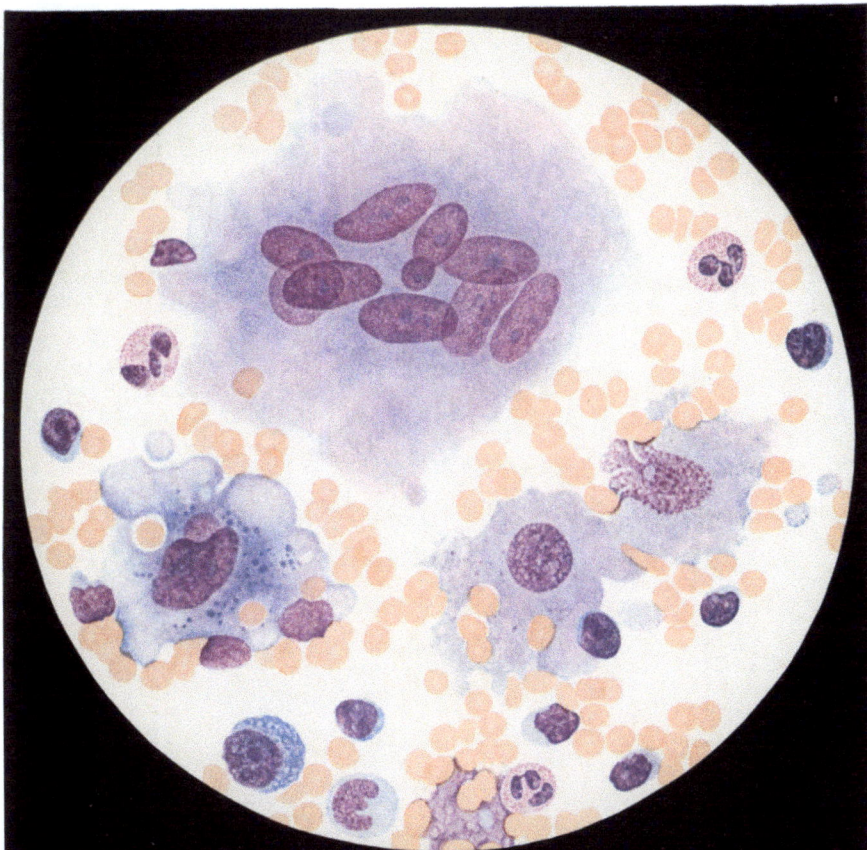

152

Tuberkulose.
Tuberculosis.
Tuberculose.
Tuberculosis.
∼900×.

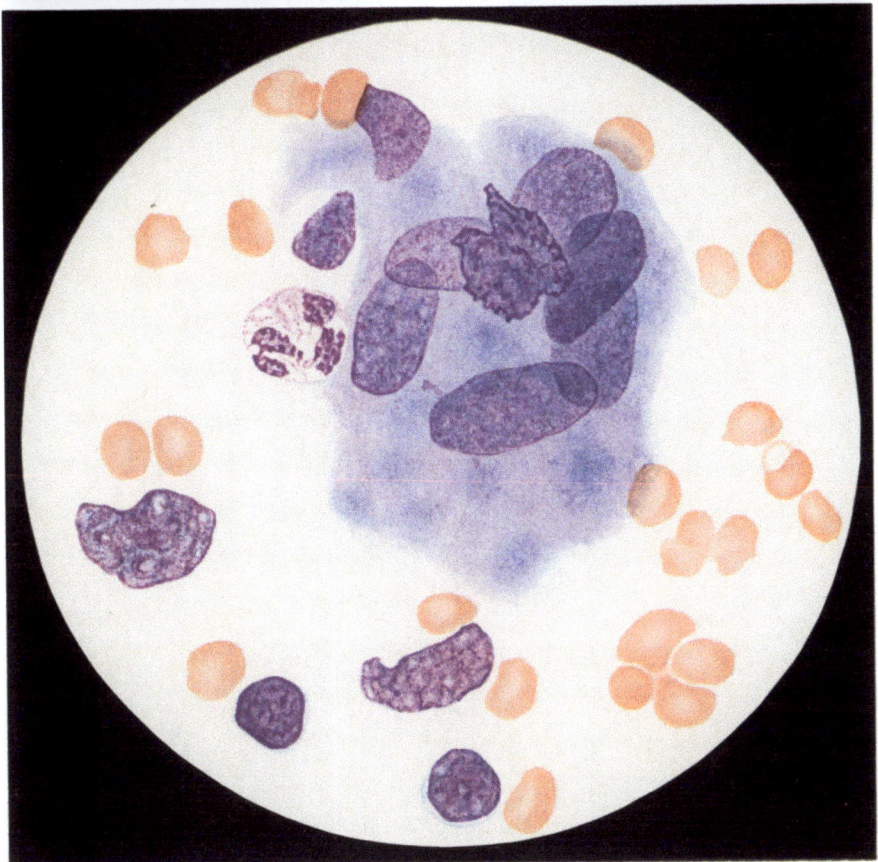

153

Tuberkulose.
Tuberculosis.
Tuberculose.
Tuberculosis.
∼1100×.

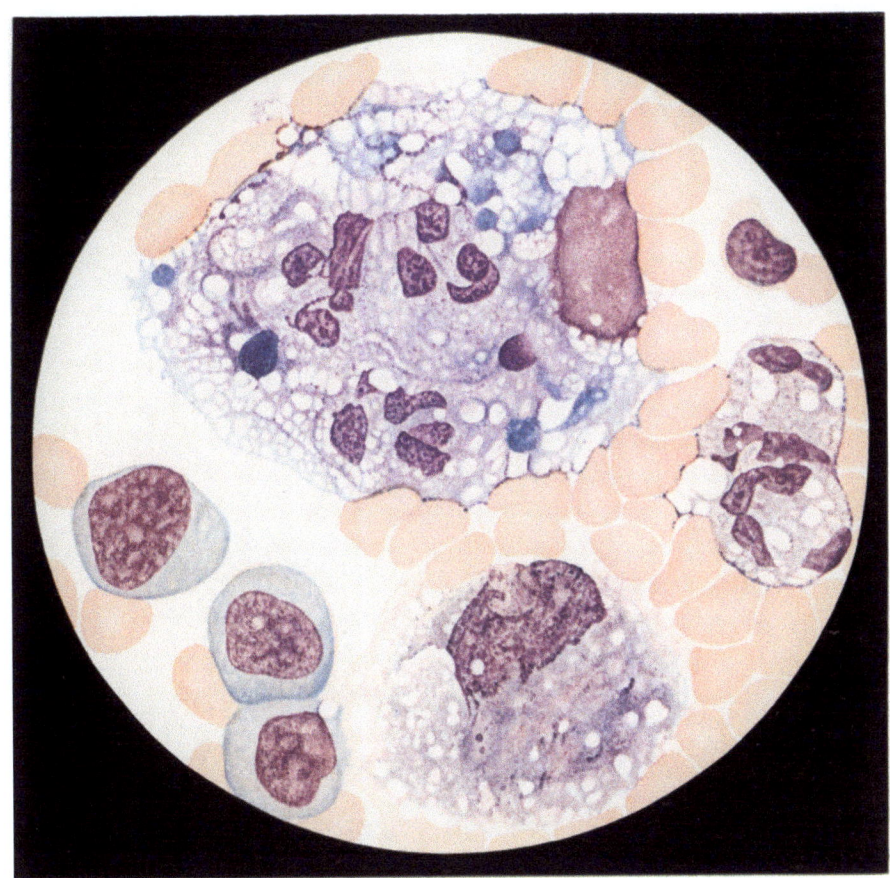

154

Lymphadenitis.
Tubercular lymphadenitis.
Lymphadénie tuberculeuse.
Linfadenitis.
∼1100×.

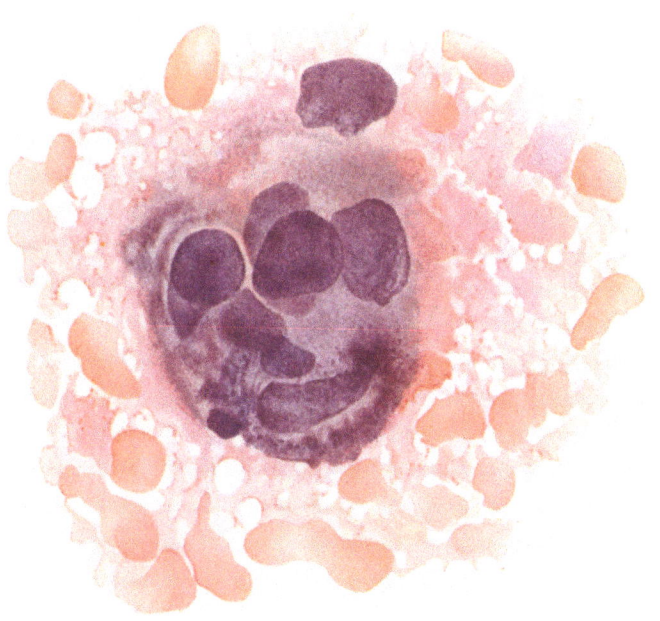

155

Tuberkulose.
Tuberculosis.
Tuberculose.
Tuberculosis.
∼1100×.

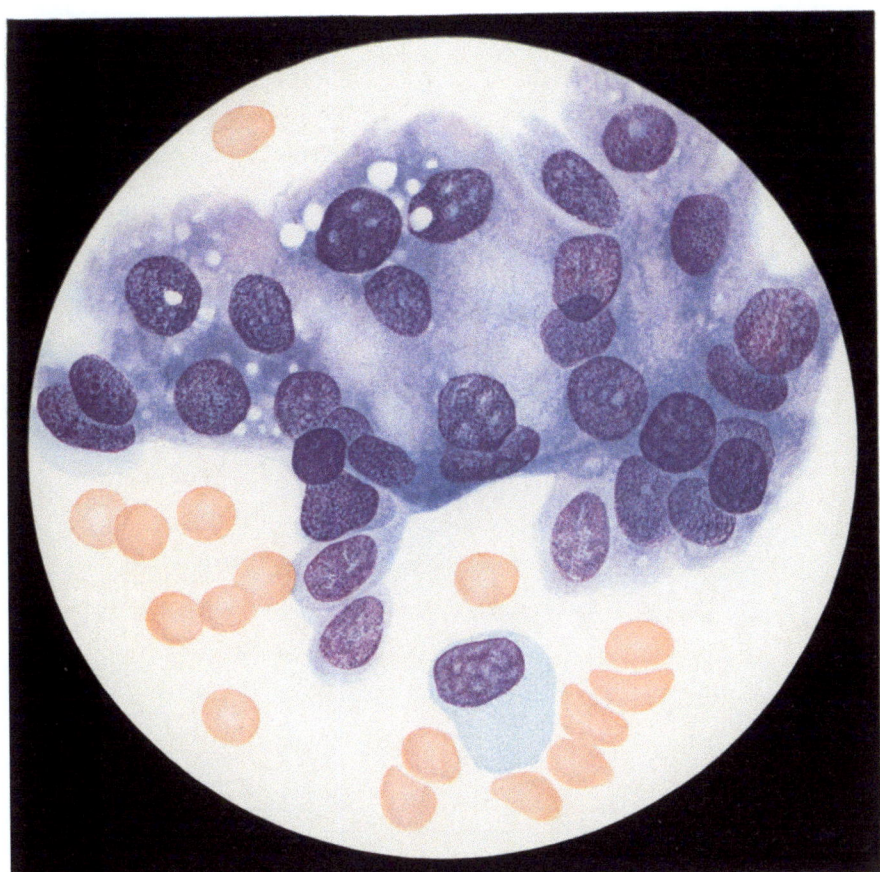

Tuberkulose.
Tuberculosis.
Tuberculose.
Tuberculosis.
∼1100×.

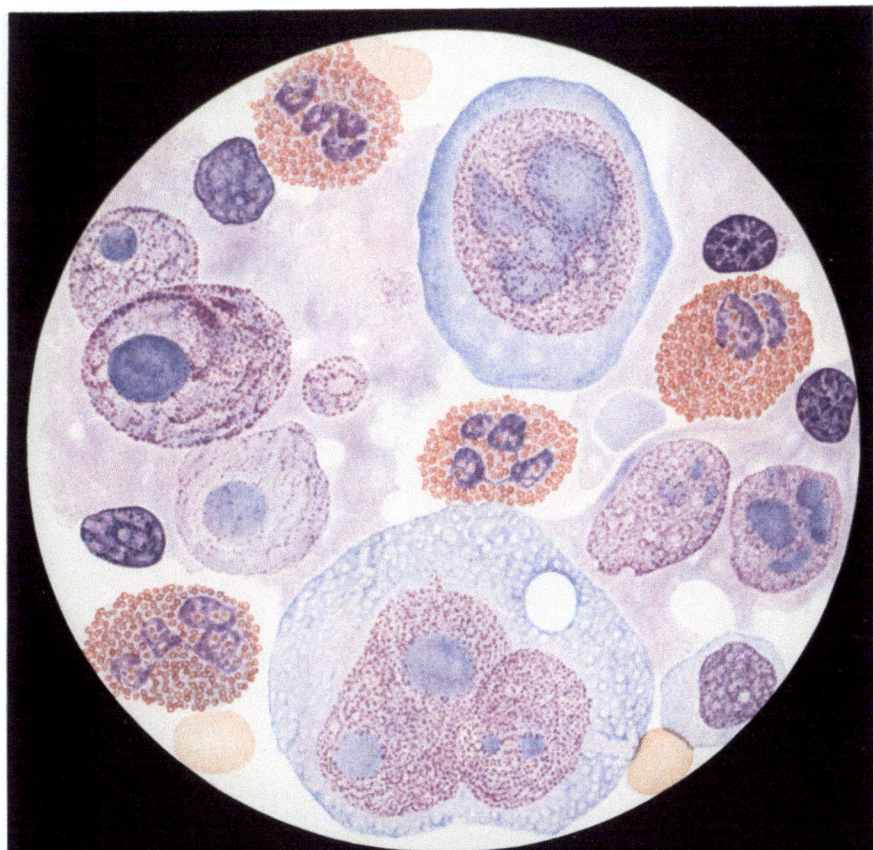

157

Lymphogranulomatose.
Hodgkin's disease.
Maladie de Hodgkin.
Enfermedad de Hodgkin.
∼1100×.

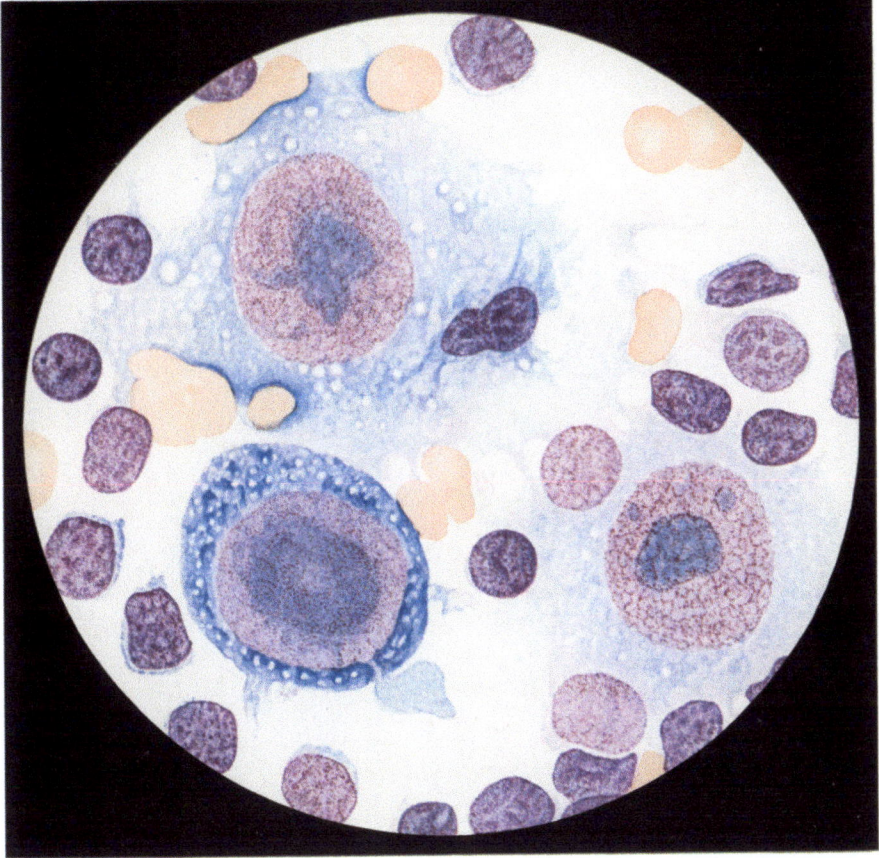

158

Lymphogranulomatose
Hodgkin's disease.
Maladie de Hodgkin.
Enfermedad de Hodgkin.
∼1100×.

159

Lymphogranulomatose.
Hodgkin's disease.
Maladie de Hodgkin.
Enfermedad de Hodgkin.
∼1100×.

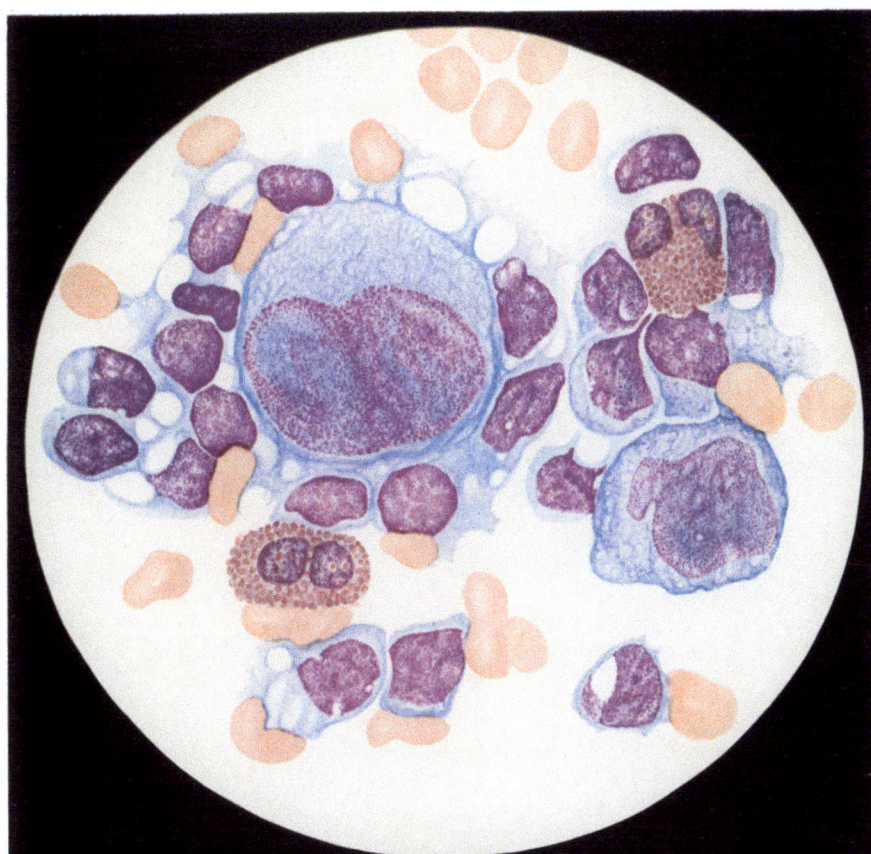

160

Lymphogranulomatose.
Hodgkin's disease.
Maladie de Hodgkin.
Enfermedad de Hodgkin.
∼1100×.

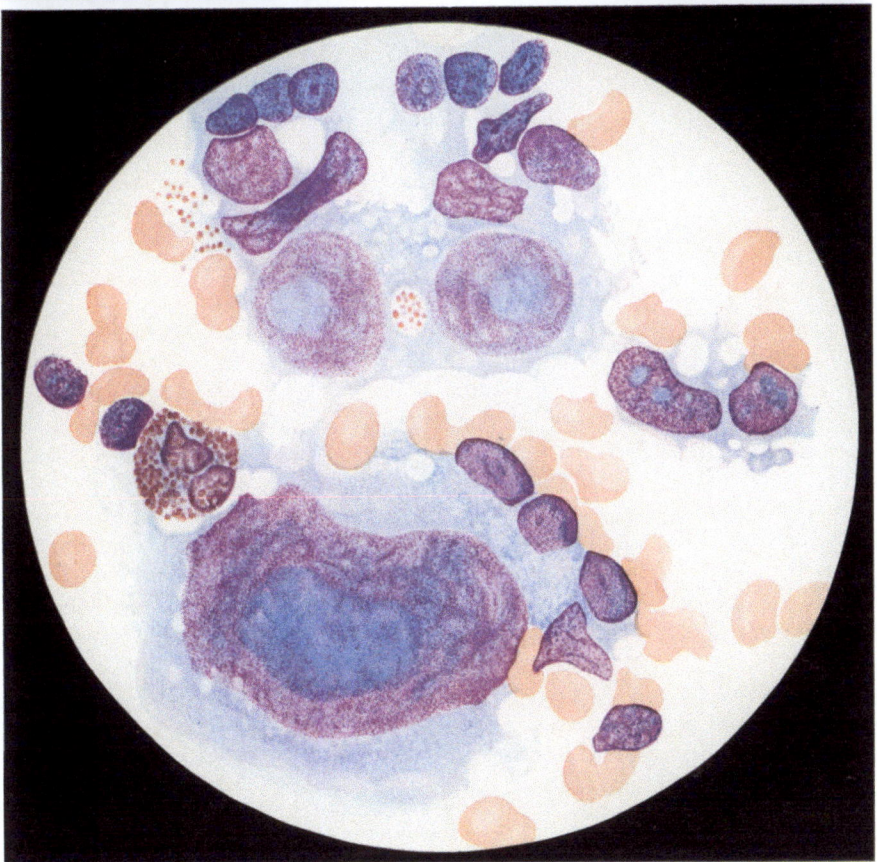

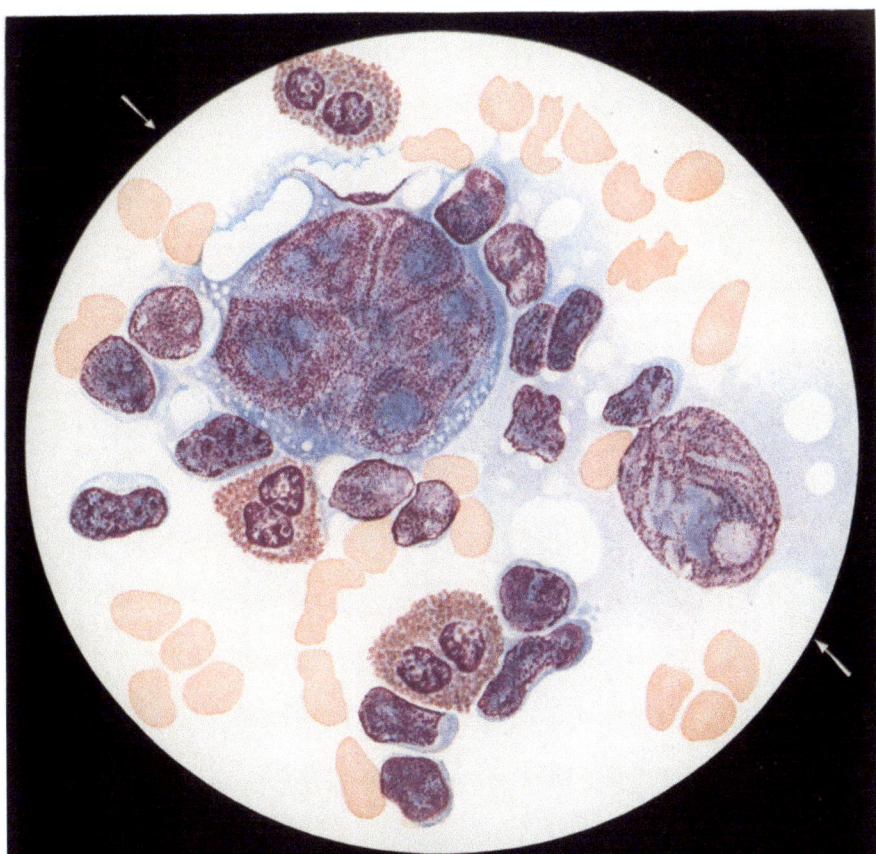

161

Lymphogranulomatose.
Hodgkin's disease.
Maladie de Hodgkin.
Enfermedad de Hodgkin.
~1100×.

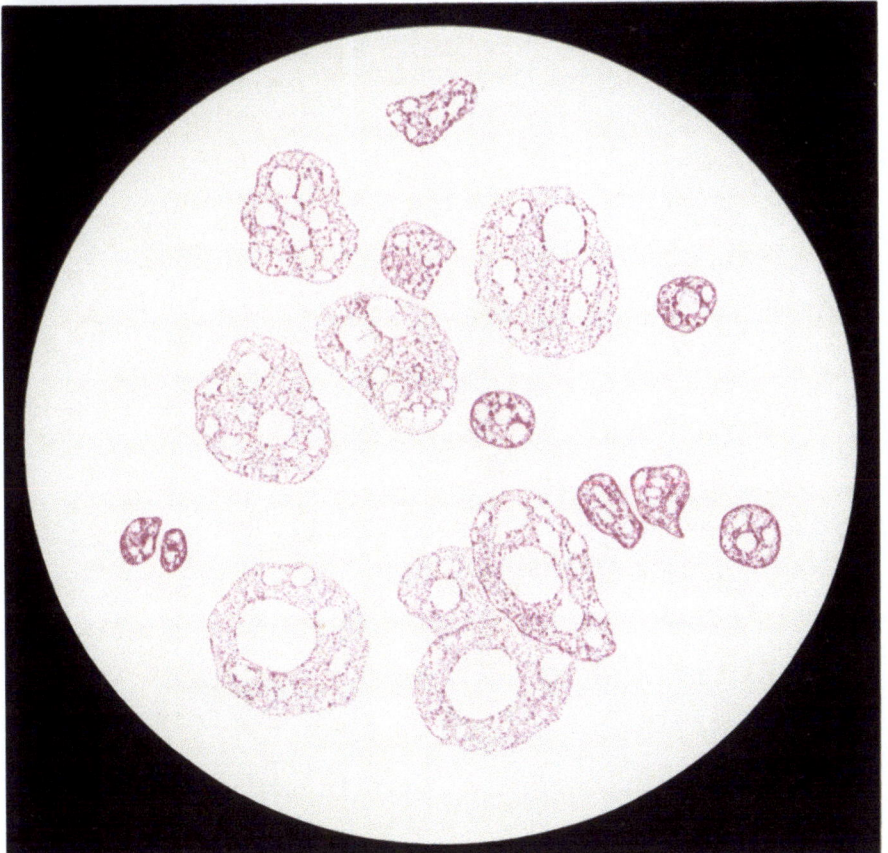

162

Lymphogranulomatose.
Hodgkin's disease.
Maladie de Hodgkin.
Enfermedad de Hodgkin.
~1100×.

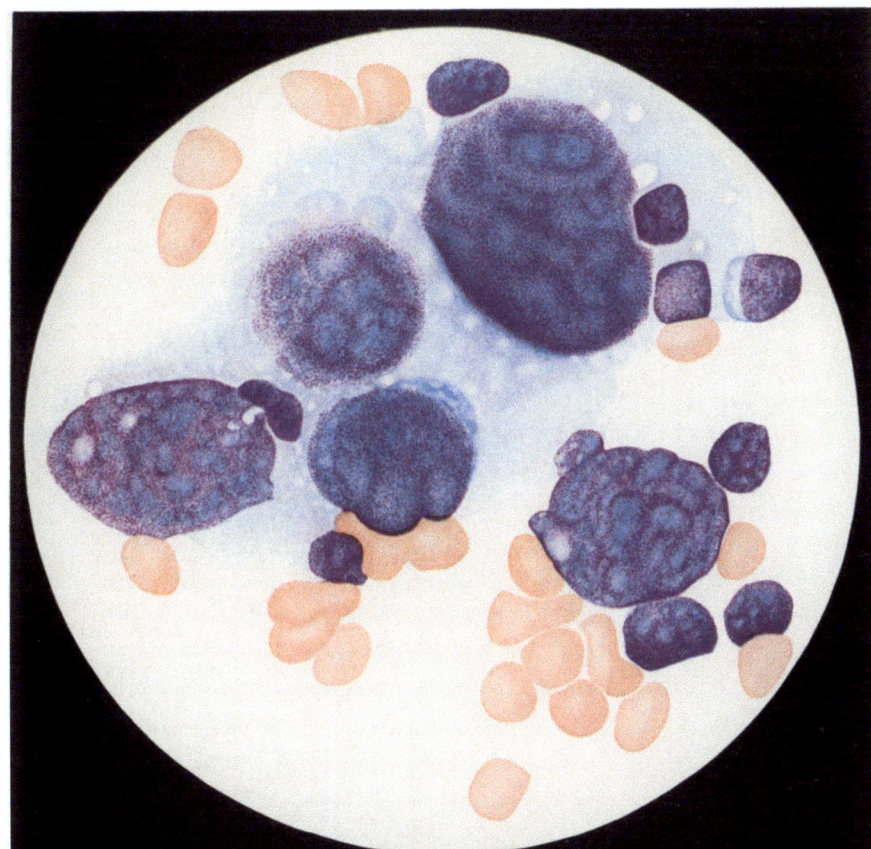

163

Lymphogranulomatose.
HODGKIN's disease.
Maladie de HODGKIN.
Enfermedad de HODGKIN.
∼1100×.

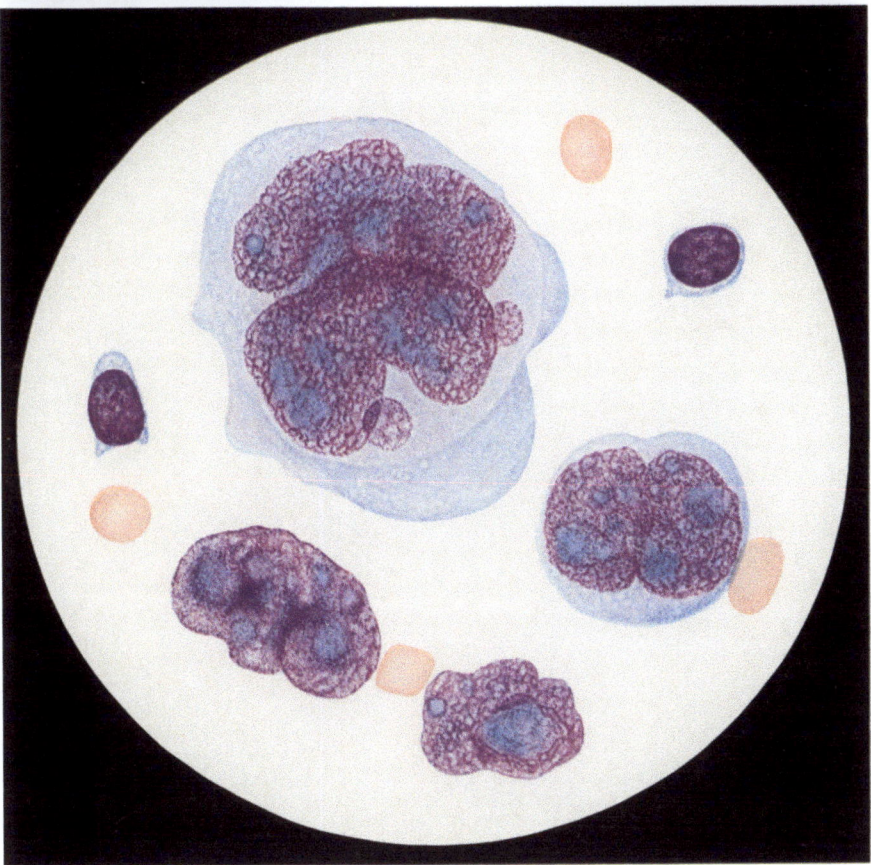

164

Lymphogranulomatose.
HODGKIN's disease.
Maladie de HODGKIN.
Enfermedad de HODGKIN
∼1100×.

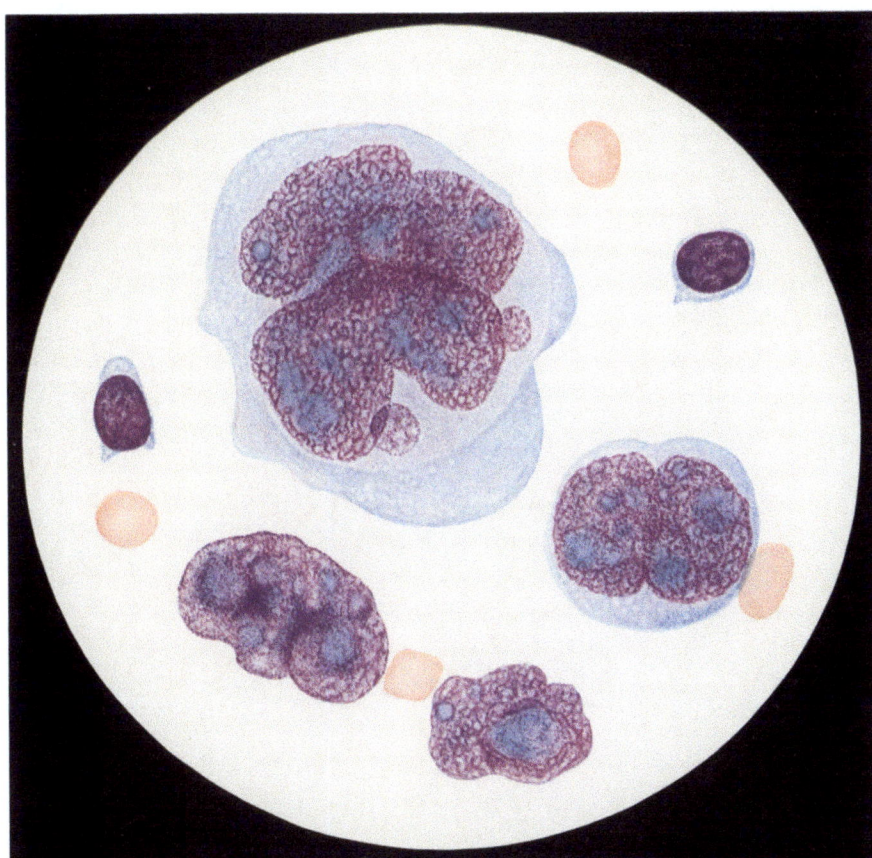

165

Lymphogranulomatose.
HODGKIN's disease.
Maladie de HODGKIN.
Enfermedad de HODGKIN.
∼1100×.

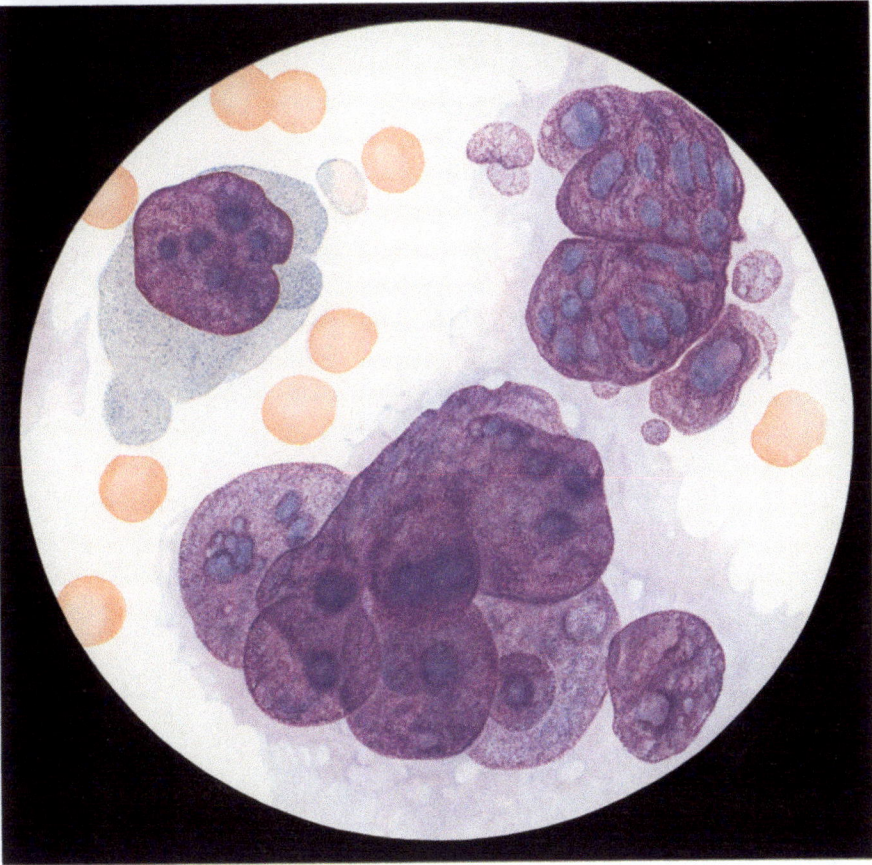

166

Lymphogranulomatose.
HODGKIN's disease.
Maladie de HODGKIN.
Enfermedad de HODGKIN.
∼1100×.

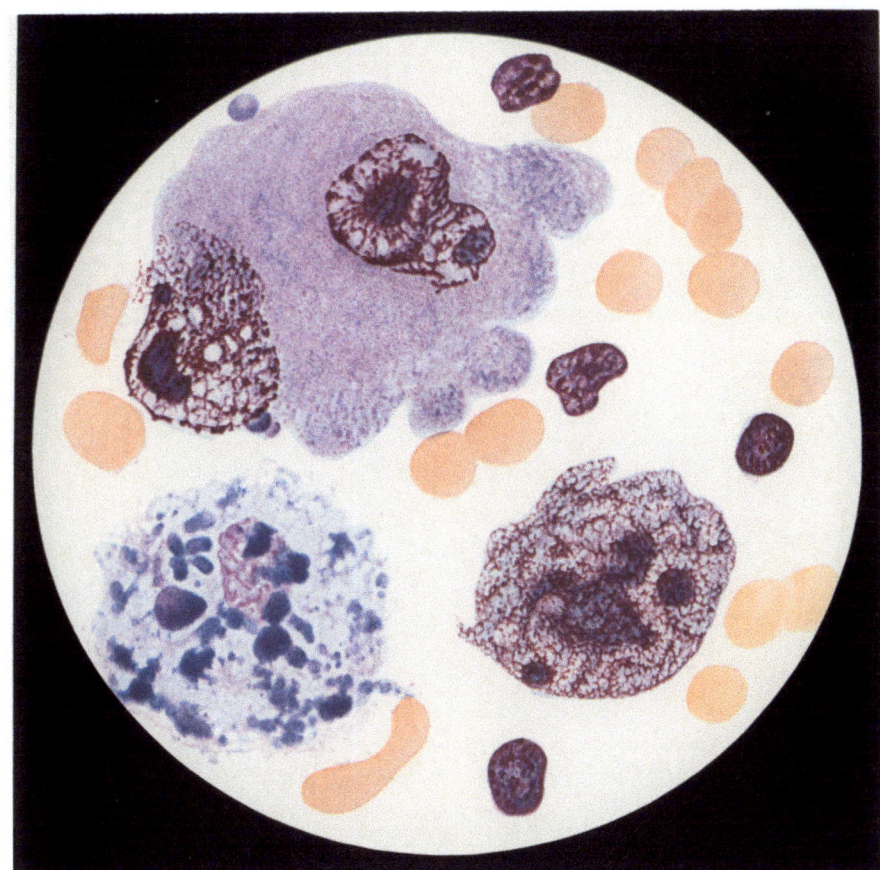

167

Lymphogranulomatose.
Hodgkin's disease.
Maladie de Hodgkin.
Enfermedad de Hodgkin.
~1100×.

III.

Die Cytologie der Leberpunktate.

The cytology of liver puncture.

Ponction du foie, cytologie.

La citología del frotis hepático.

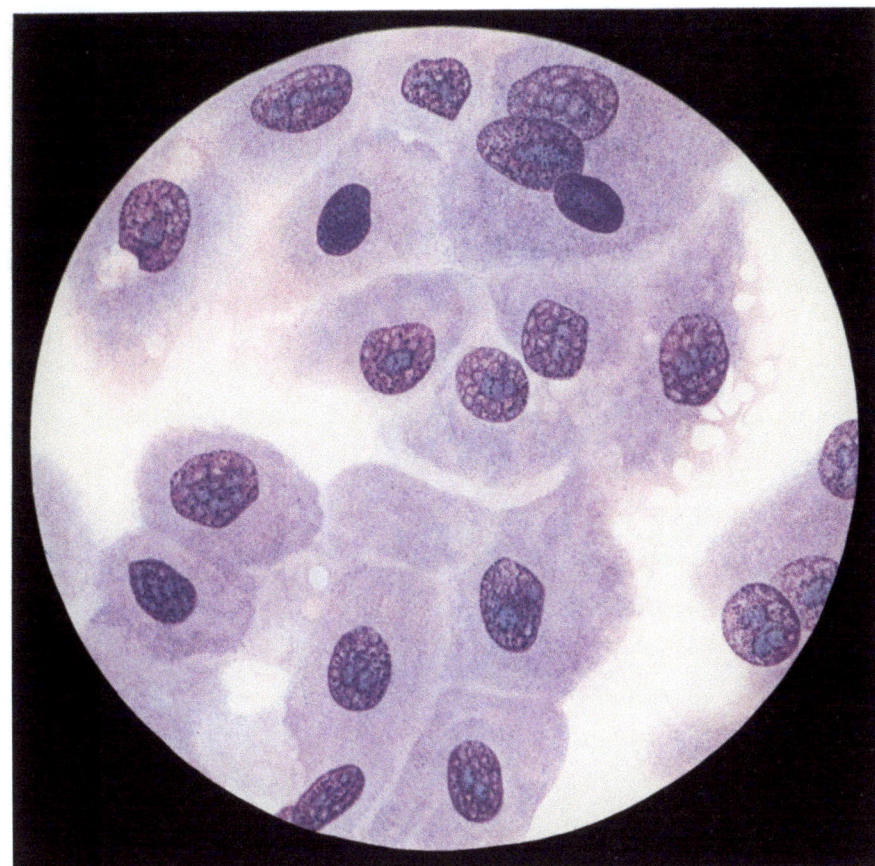

168

Normale Leberzellen.
Normal liver cells.
Cellules hépatiques normales.
Células hepáticas normales.
∼1100×.

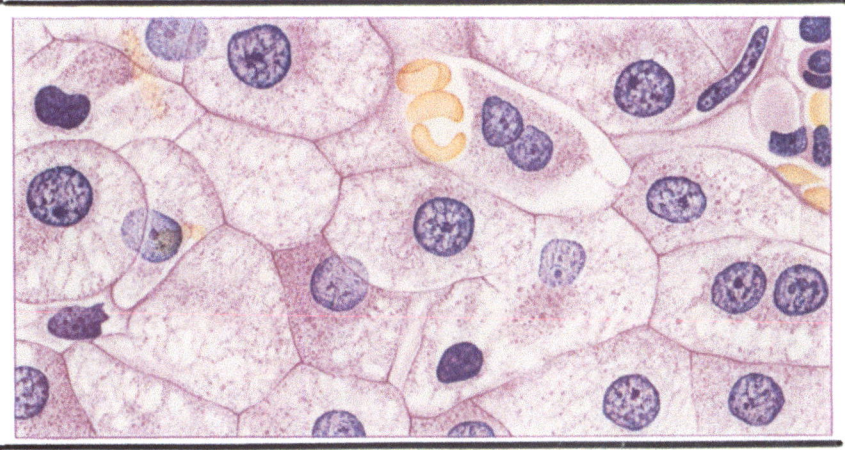

169

Normale Leber.
Normal liver.
Foie normal.
Hígado normal.
∼1200×.

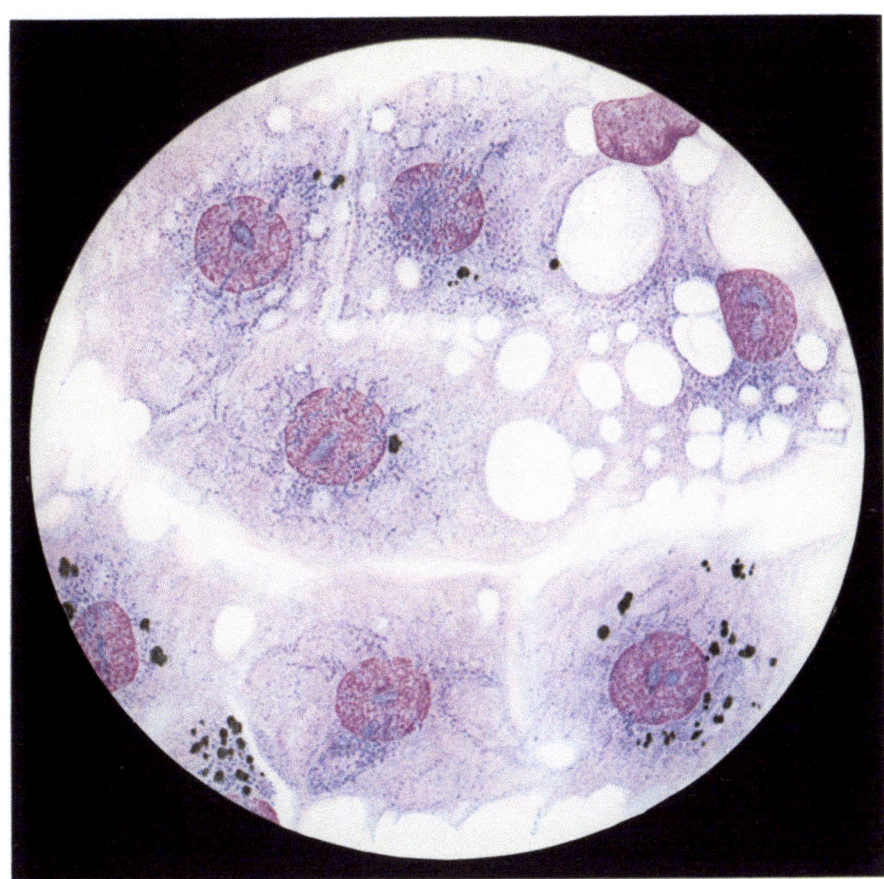

170

Subakute Leberdystrophie.
Subacute liver atrophy.
Dégénérescence subaigue du foie.
Distrofia subaguda del hígado.
∼1100×.

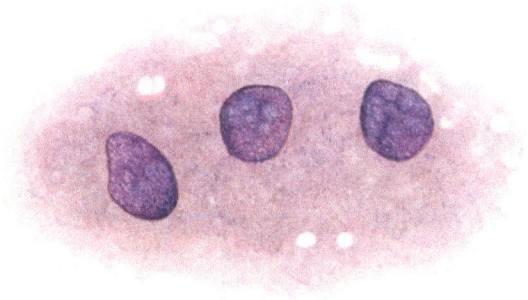

171

Normale Leberzellen.
Normal liver cells.
Cellules hépatiques normales.
Células hepáticas normales.
∼1100×.

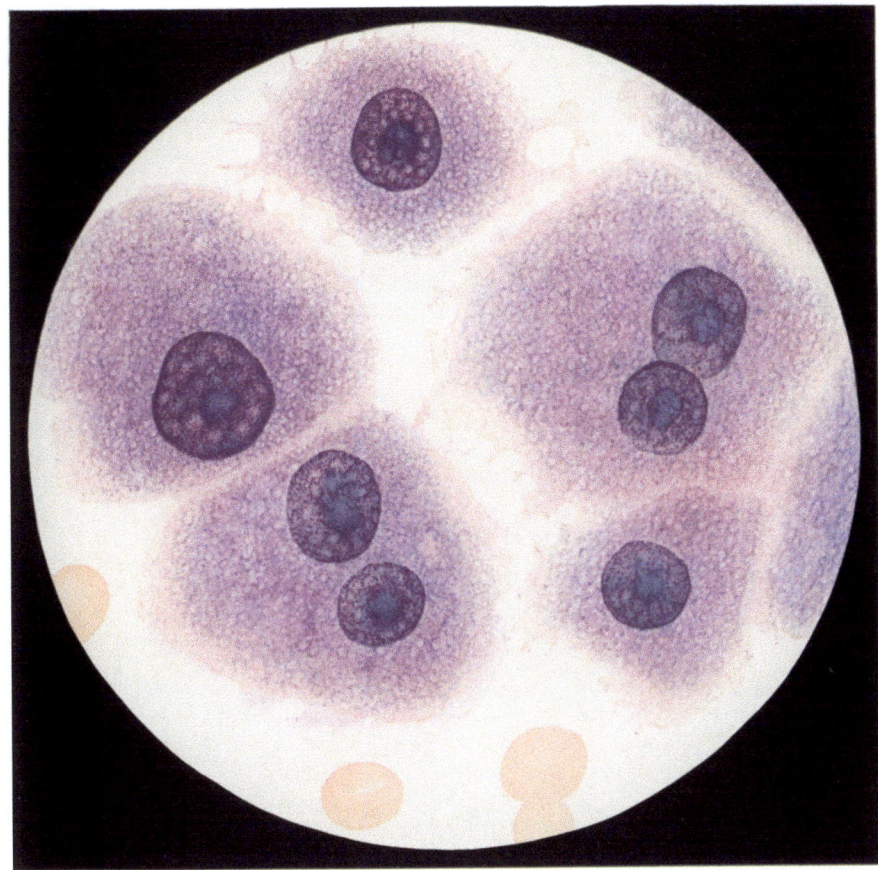

172

Hepatitis.
Hepatitis.
Hépatite.
Hepatitis.
~1100×.

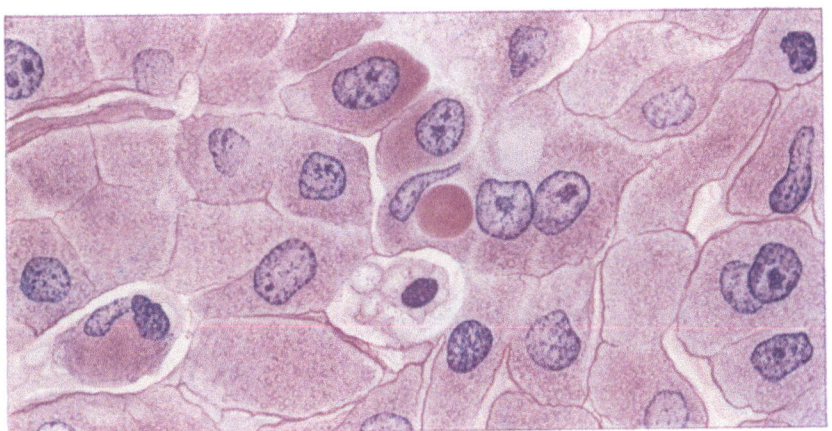

173

Hepatitis.
Hepatitis.
Hépatite.
Hepatitis.
~1200×.

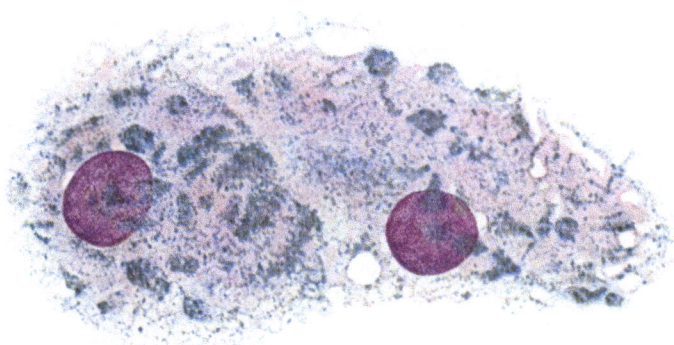

Pigmentcirrhose.
Hemochromatosis.
Cirrhose pigmentaire.
Hemocromatosis.
∼1100×.

IV.

Sonstige Organpunktate.

The cytology of some organ punctures.

Autres ponctions d'organe.

La citología del material de puncíon de algunos órganos.

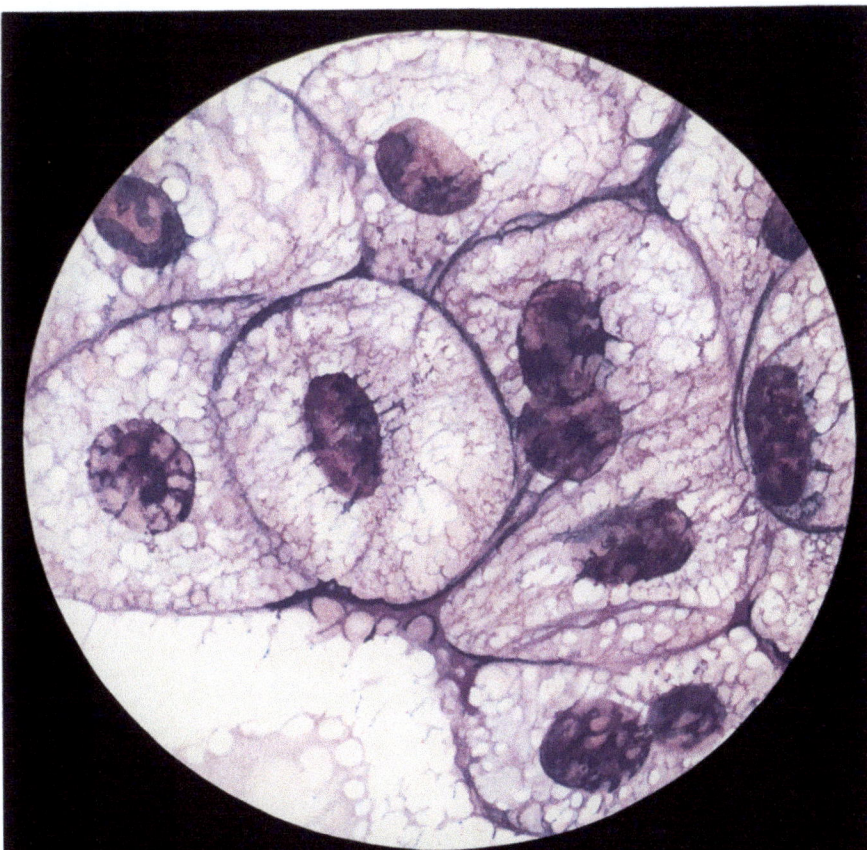

175

Speicheldrüse.
Salivary gland.
Glandes salivaires.
Glándula salival.
~1100×.

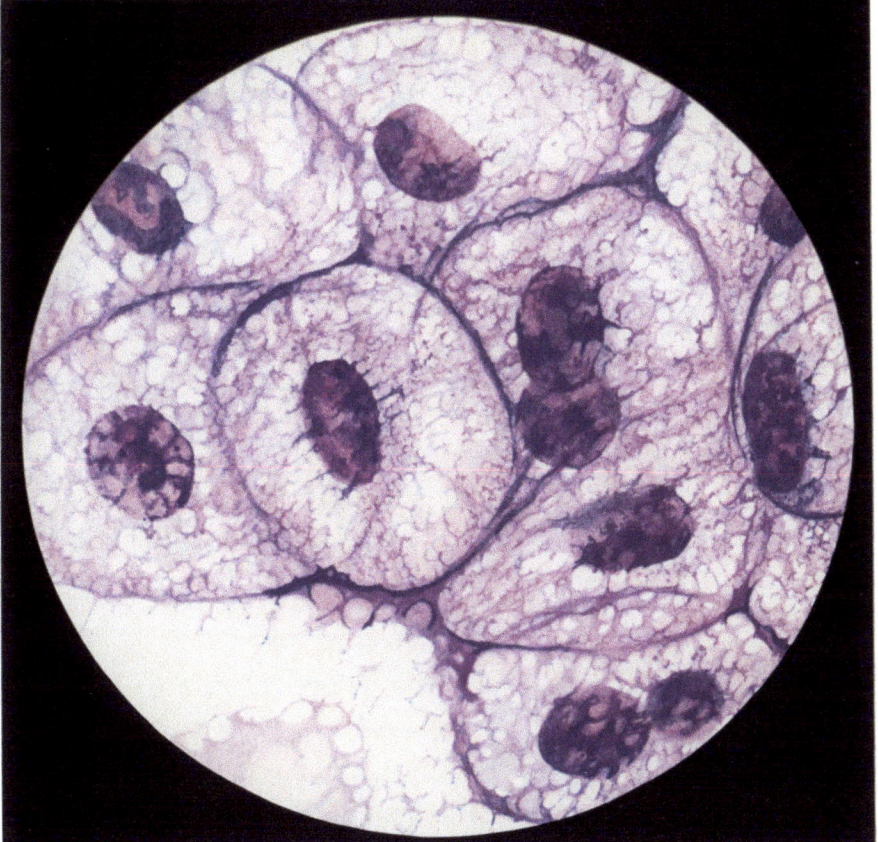

176

Schilddrüse.
Thyroid gland.
Thyroïde.
Glándula tiroides.
~1100×.

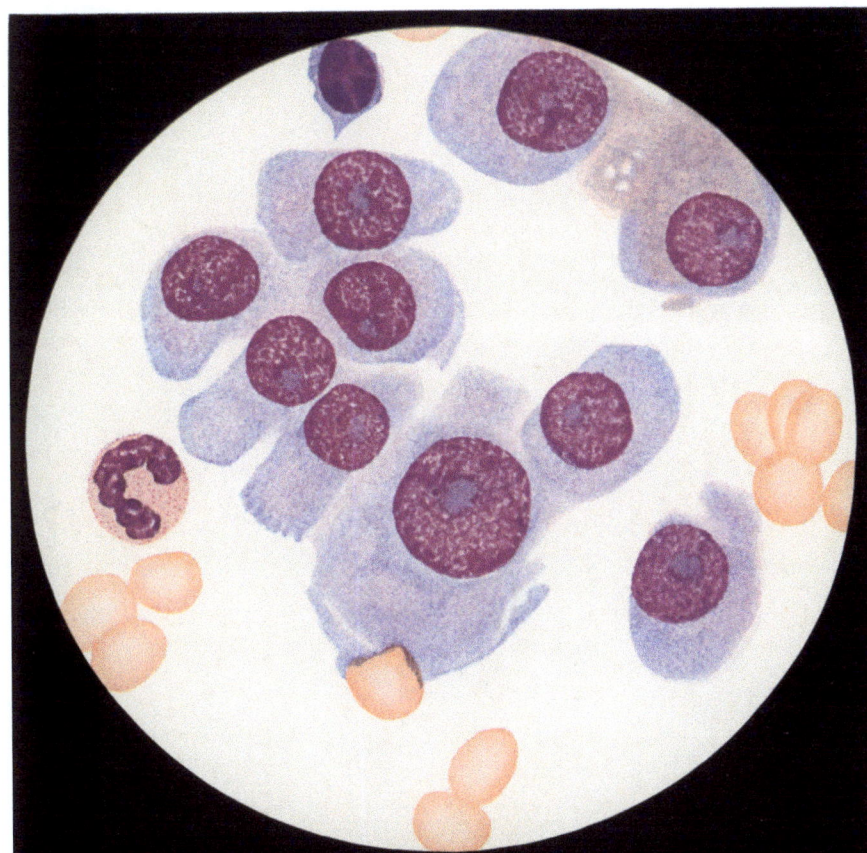

177

Nierenzellen.
Cells from the kidney.
Cellules rénales.
Células renales.
~1100×.

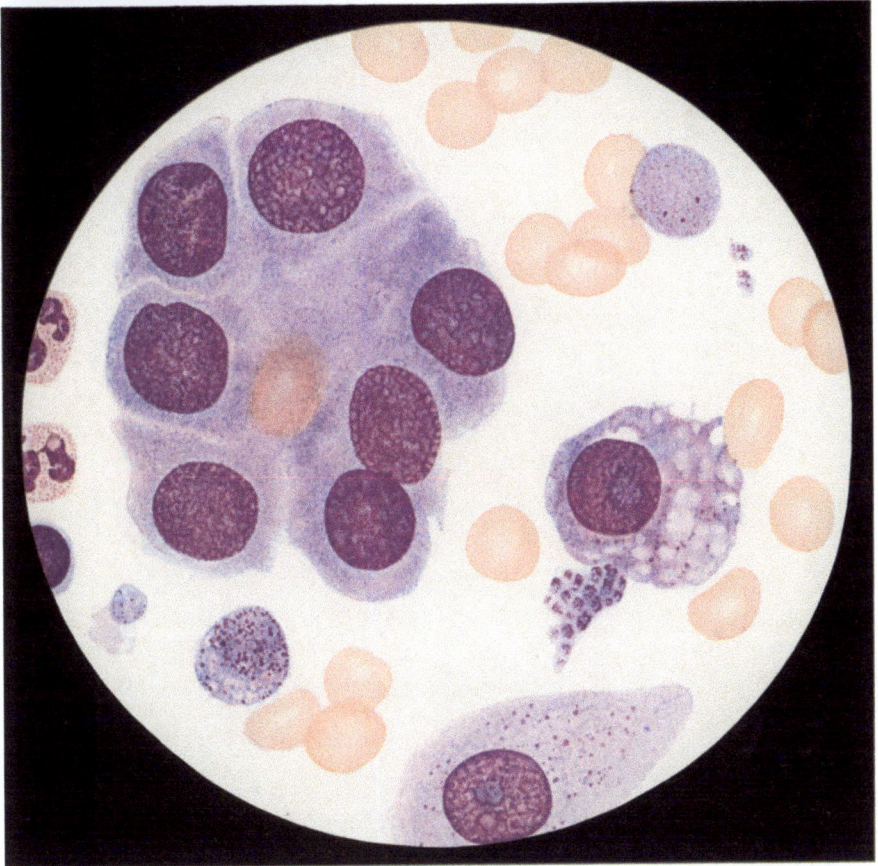

178

Nierenzellen.
Cells from the kidney.
Cellules rénales.
Células renales.
~1100×.

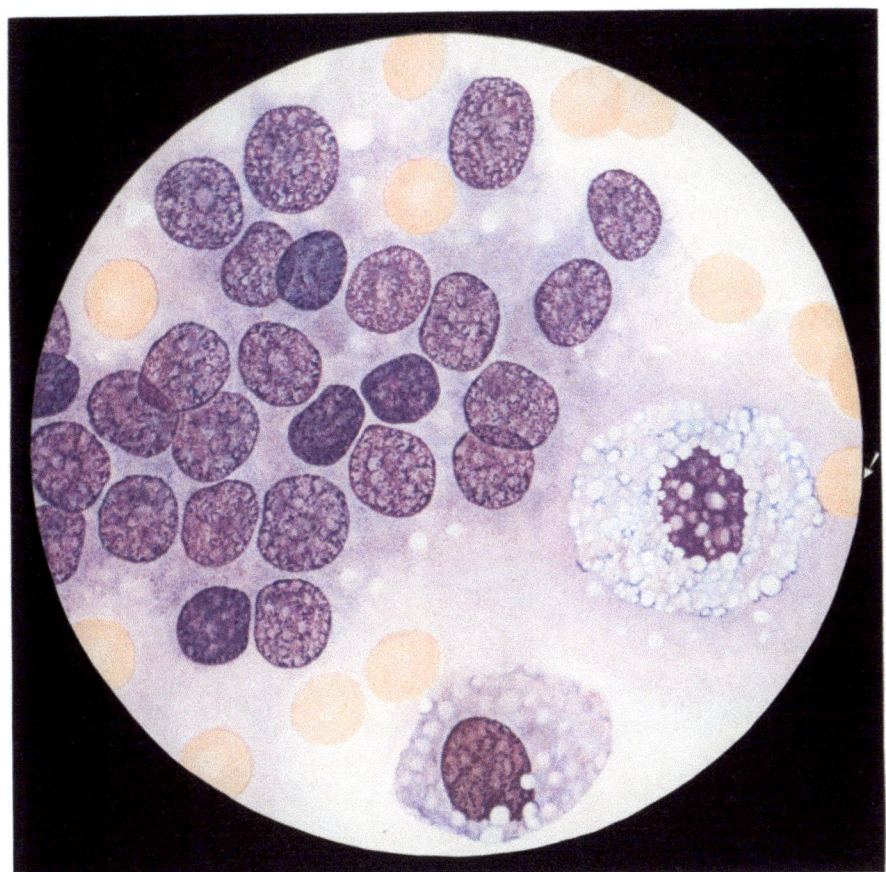

179

Prostata.
Prostate.
Prostate.
Próstata.
∼1100×.

V.

Tumorpunktate.

The cytology of tumour punctures.

Ponctions de tumeurs.

La citología de frotis tumorales.

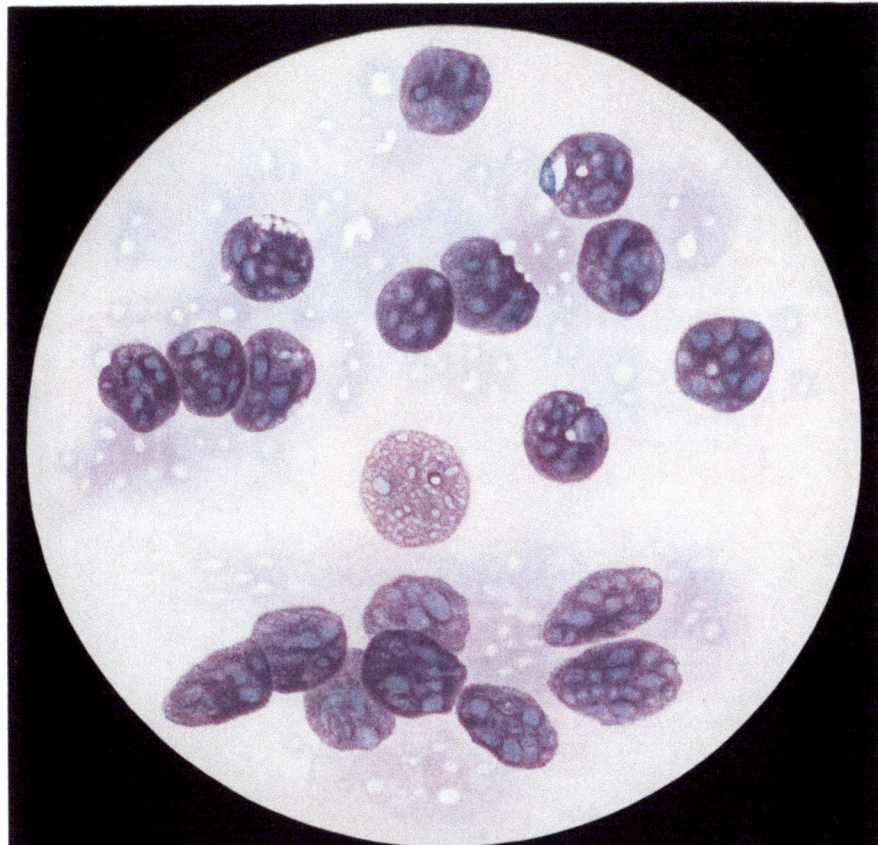

180

Prostatacarcinom.
Prostate carcinoma.
Cancer de la prostate.
Carcinoma prostático.
∼1100×.

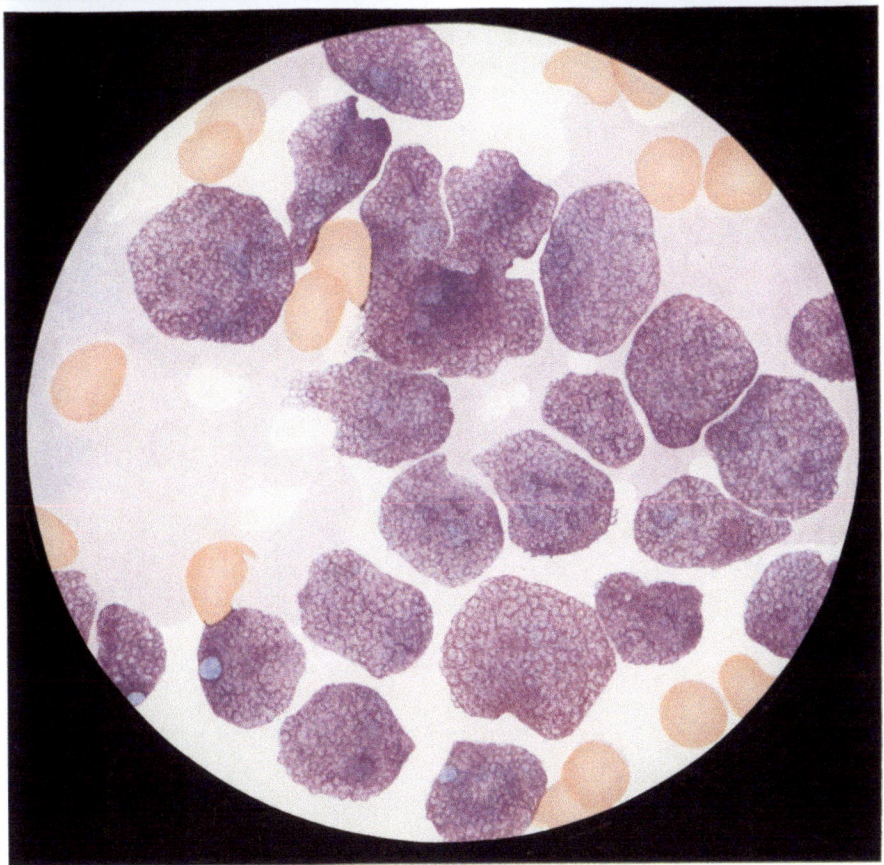

181

Bronchialcarcinom.
Bronchial carcinoma.
Cancer bronchique.
Carcinoma bronquial.
∼1100×.

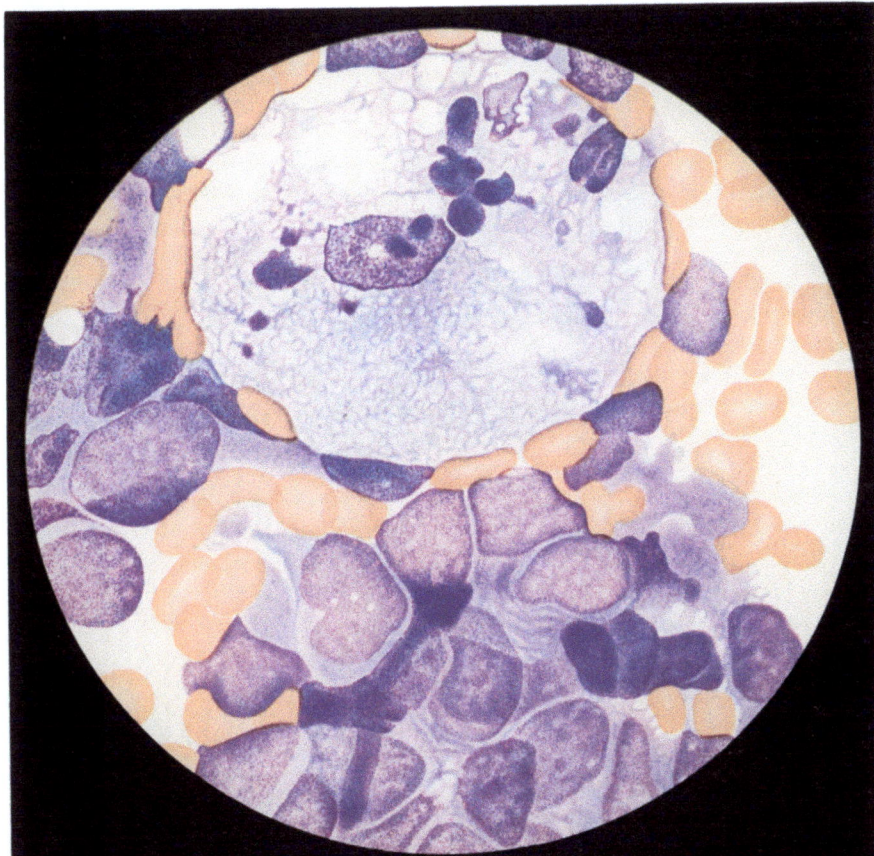

182

Bronchialcarcinom.
Bronchial carcinoma.
Cancer bronchique.
Carcinoma bronquial.
∼1100×.

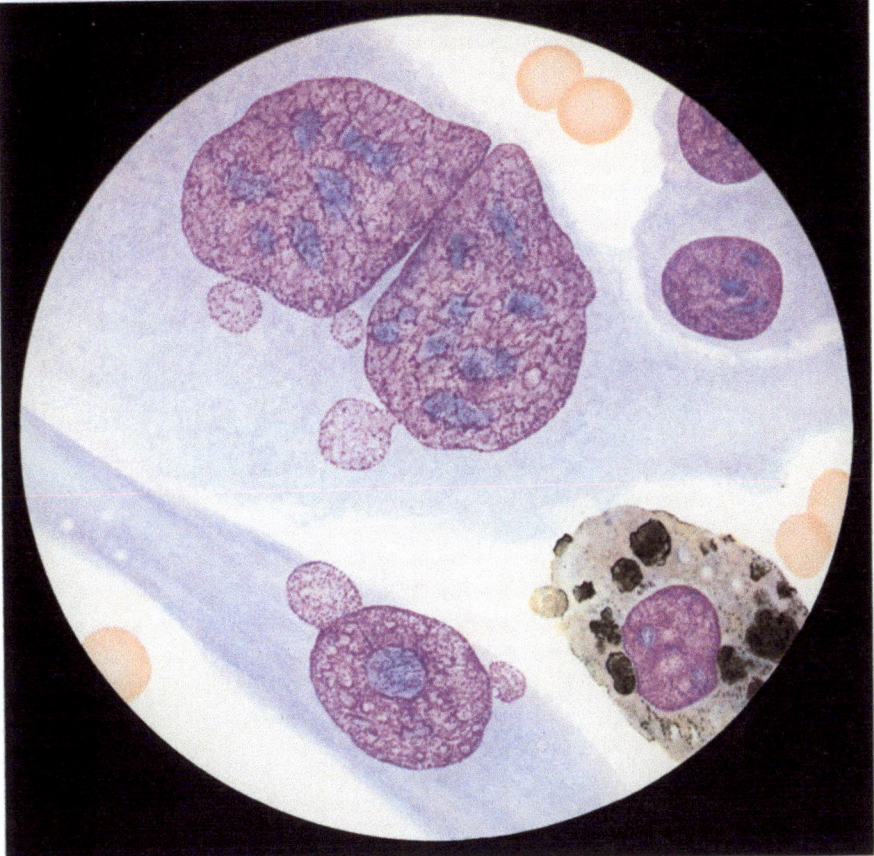

183

Schilddrüsencarcinom.
Thyroid carcinoma.
Cancer de la thyroïde.
Carcinoma tiroideo.
∼1100×.

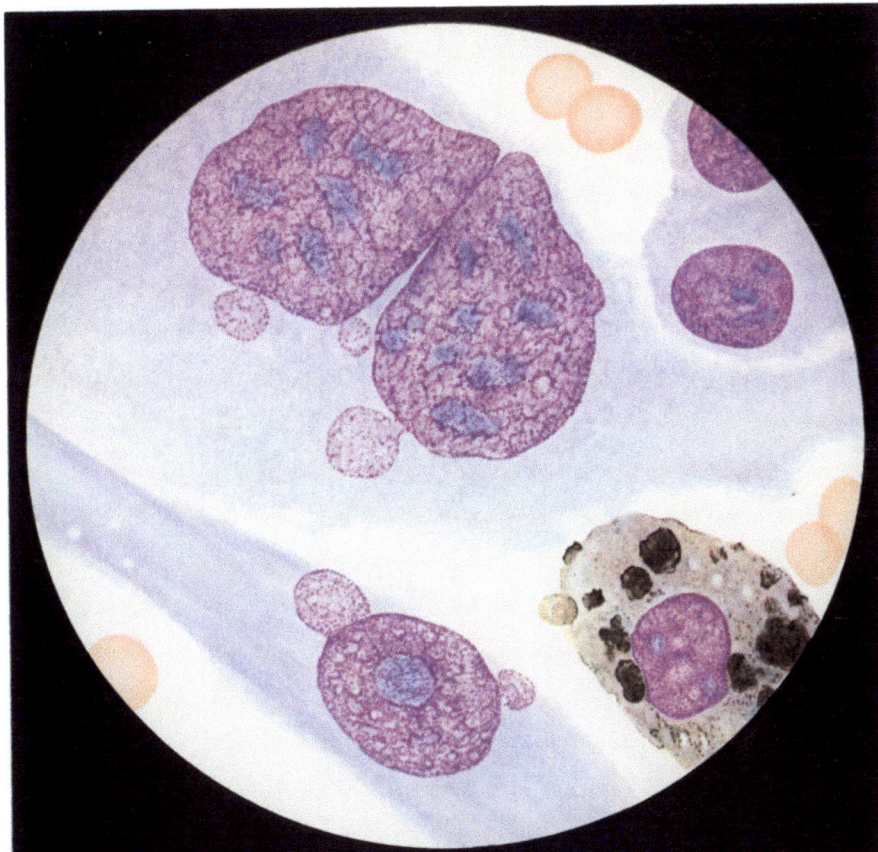

184

Gallertcarcinom.
Mucoid carcinoma.
Myxo-sarcome.
Carcinoma gelatinoso.
∼1100×.

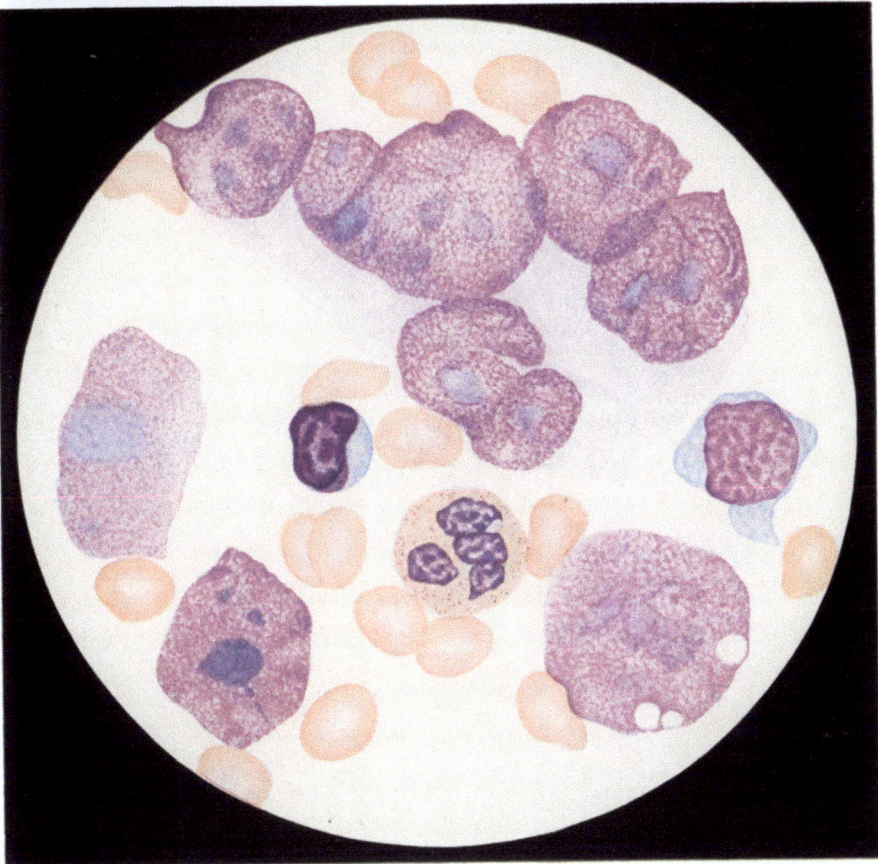

185

Mammacarcinom.
Carcinoma of the mammary gland.
Cancer du sein.
Carcinoma de la mama.
∼1100×.

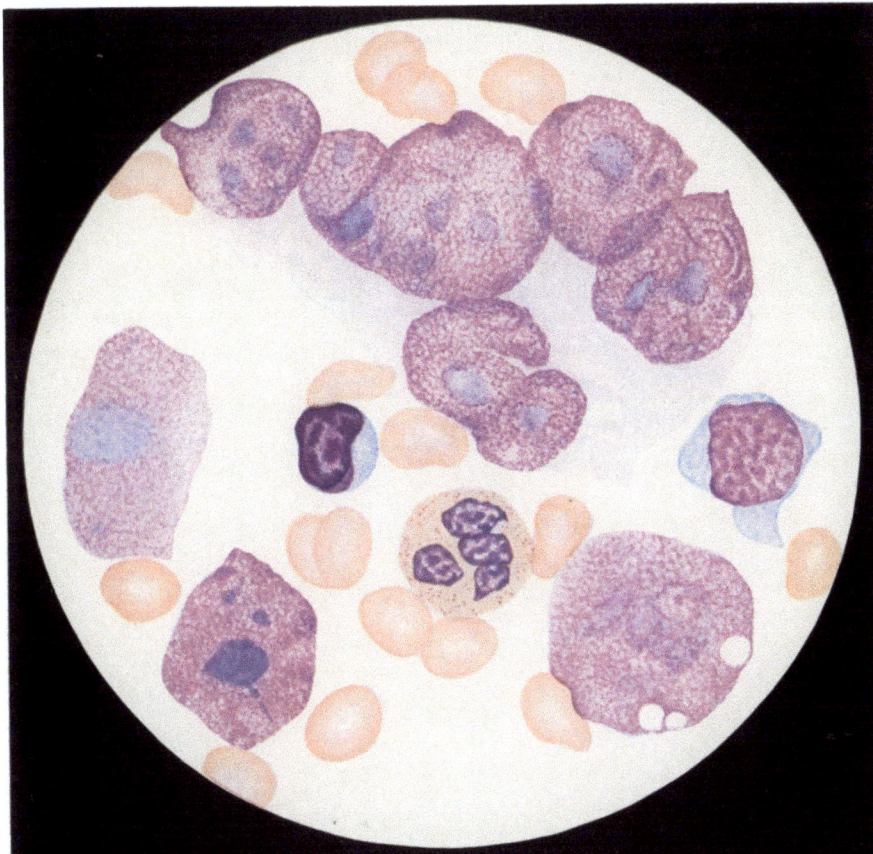

186

Mammasarkom.
Sarcoma of the mammary gland.
Sarcome du sein.
Sarcoma de la mama.
∼1100×.

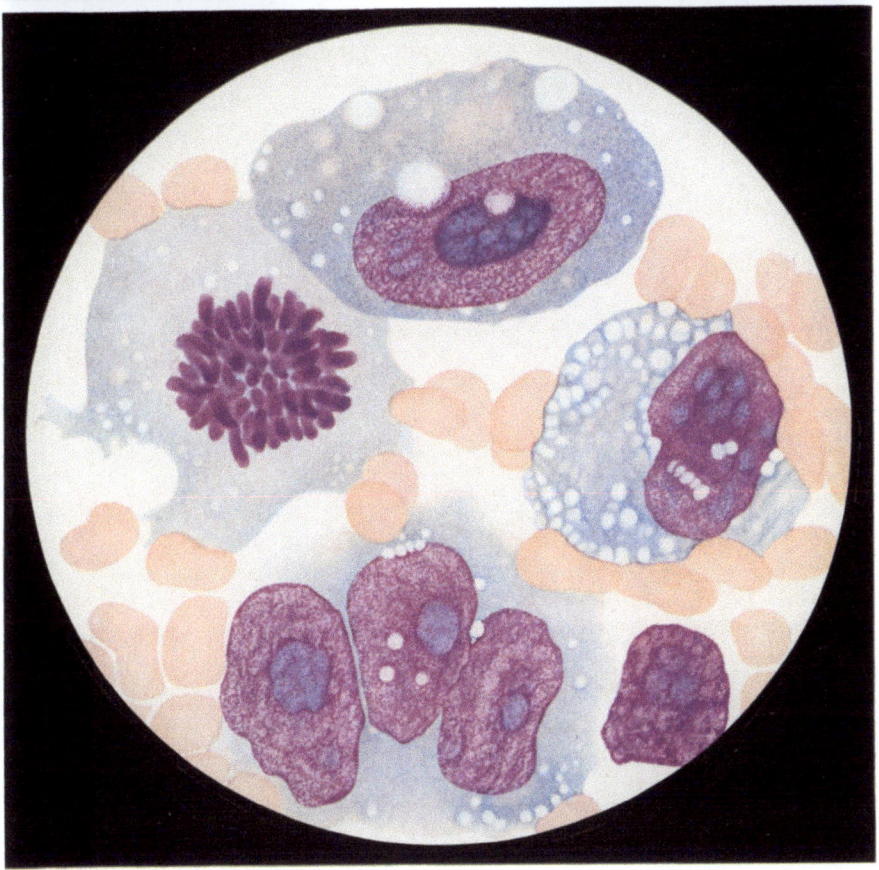

187

Chondrosarkom.
Chondrosarcoma.
Chondrosarcome.
Condrosarcoma.
∼1100×.

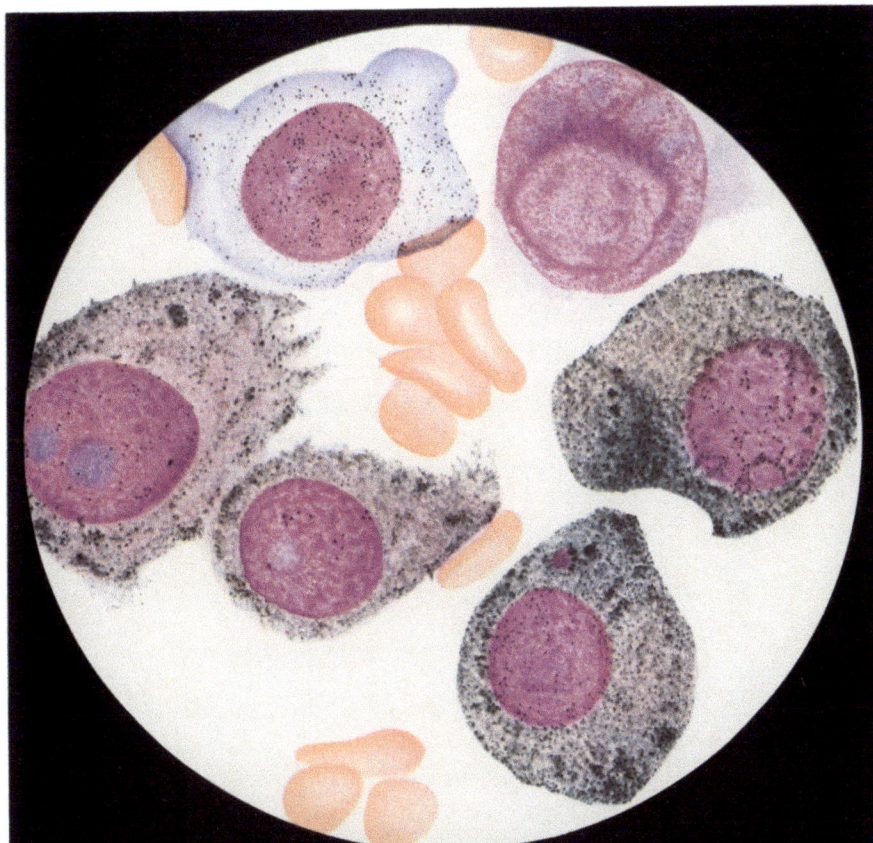

188

Melanosarkom.
Melanosarcoma.
Mélanosarcome.
Melanosarcoma.
~1100×.

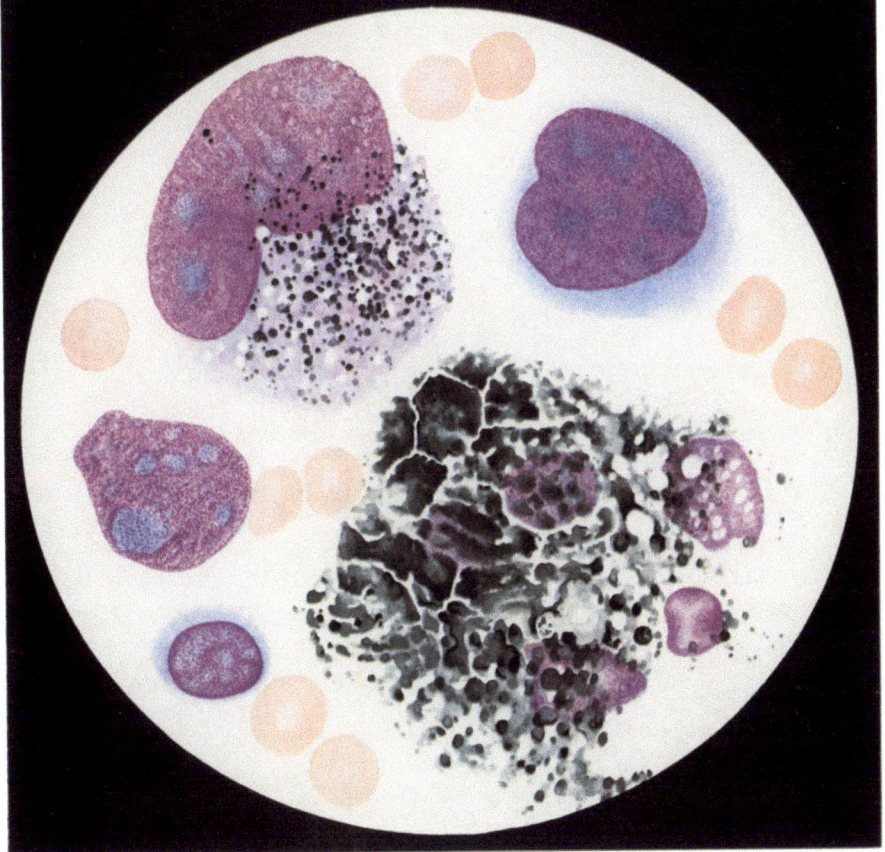

189

Melanosarkom.
Melanosarcoma.
Mélanosarcome.
Melanosarcoma.
~1100×.

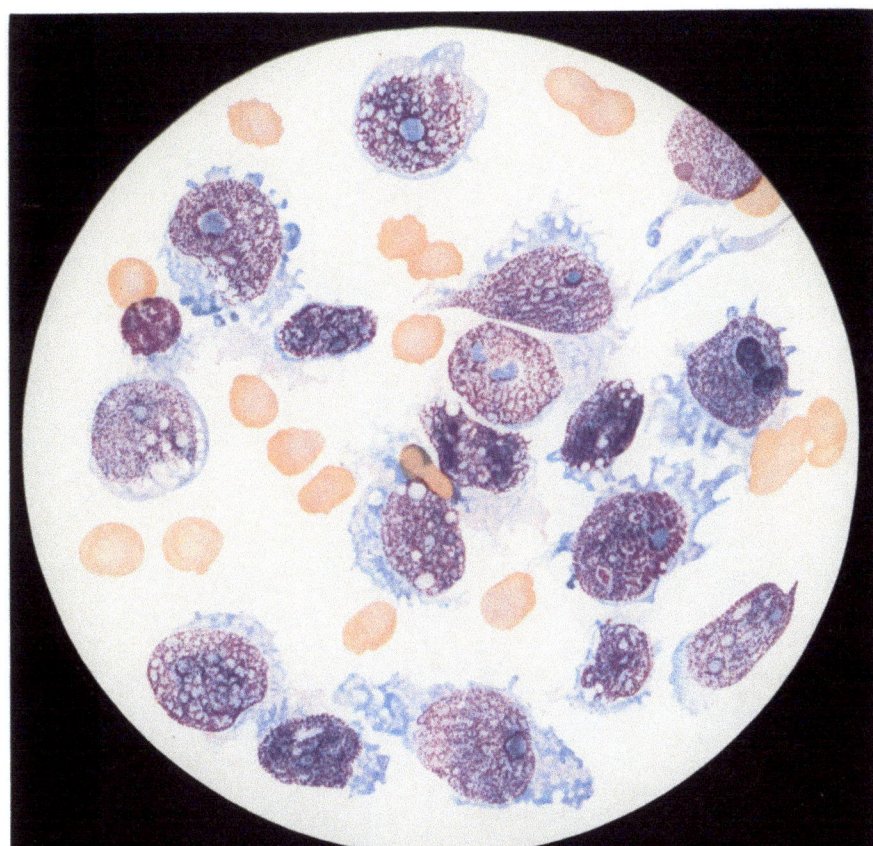

190

Melanosarkom.
Melanosarcoma.
Mélanosarcome.
Melanosarcoma.
∼1100×.

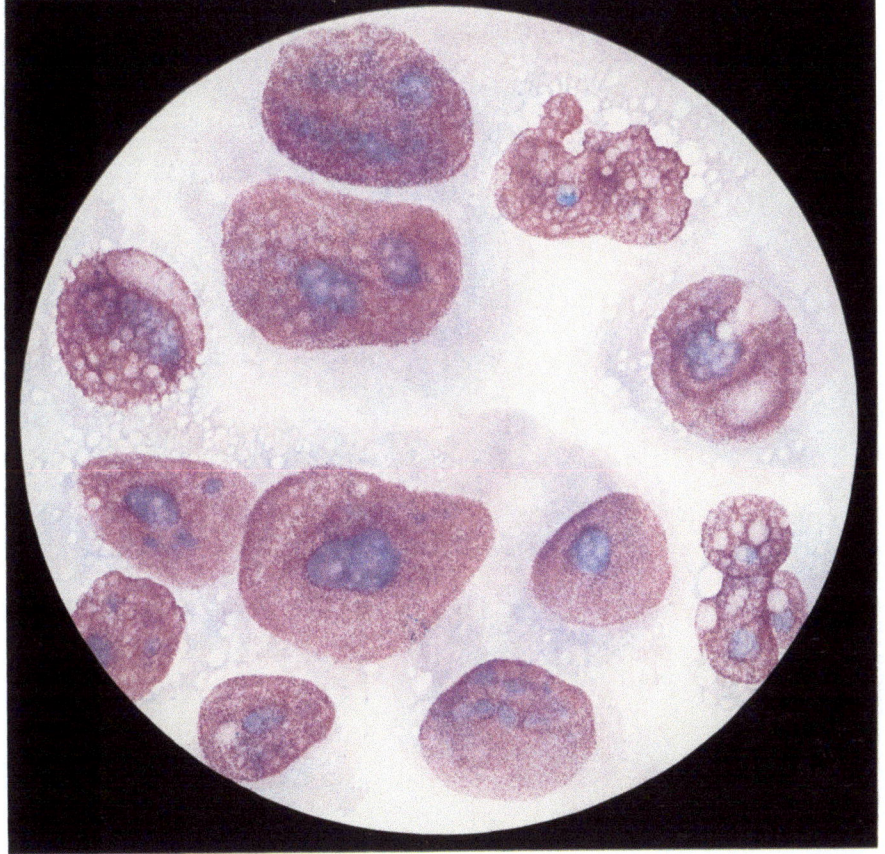

191

Sarkom.
Sarcoma.
Sarcome.
Sarcoma.
∼1100×.

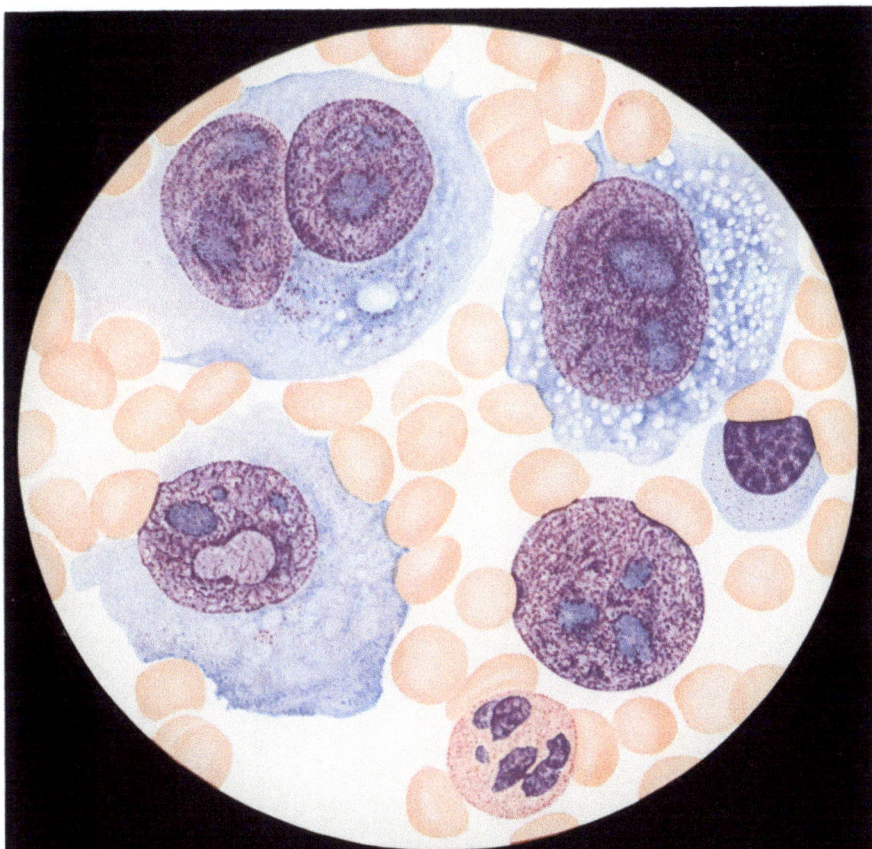

192

Sarkom.
Sarcoma.
Sarcome.
Sarcoma.
~1100×.

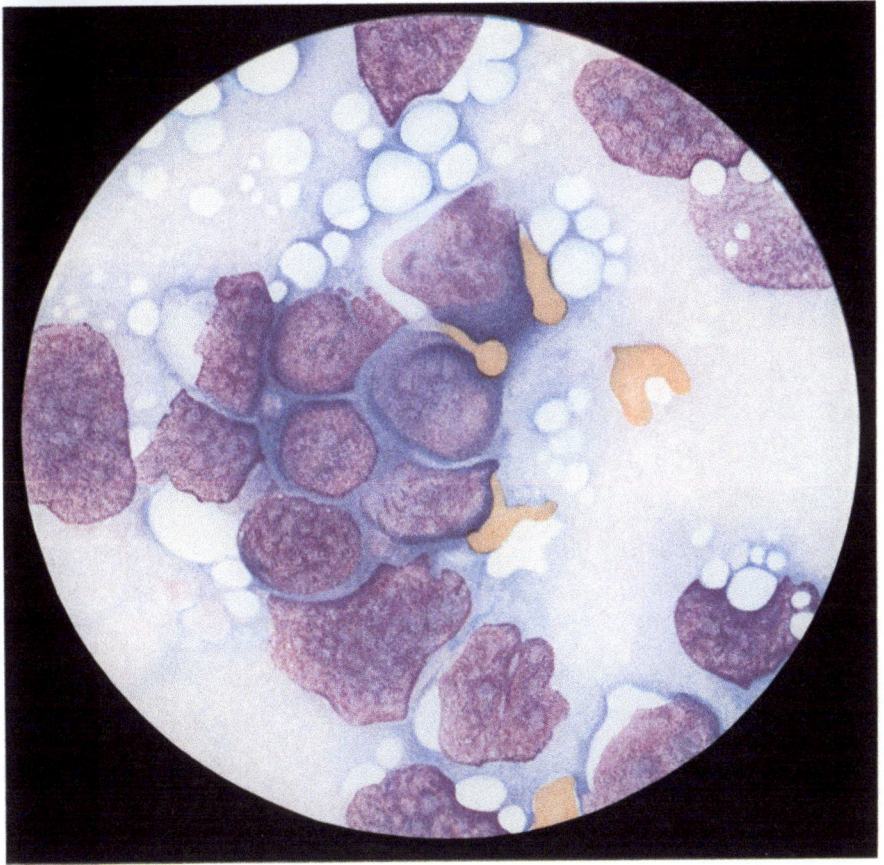

193

Seminom.
Seminoma.
Séminome.
Seminoma.
~1100×.

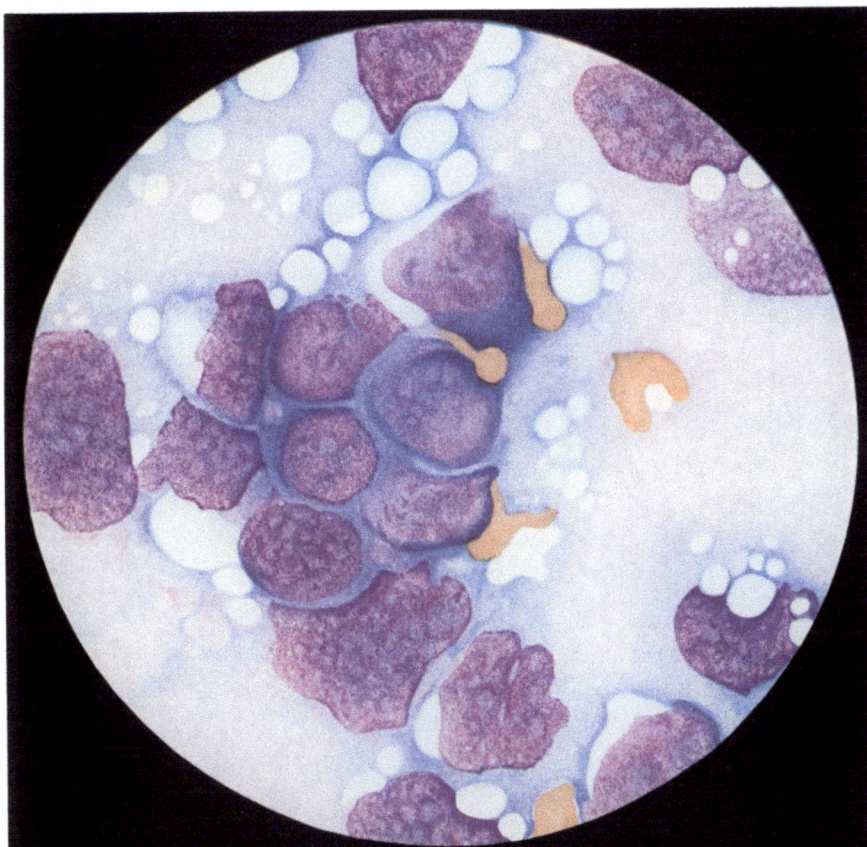

194

Hypernephrom.
Nephroma.
Tumeur de GRAWITZ.
Hipernefroma.
∼1100×.

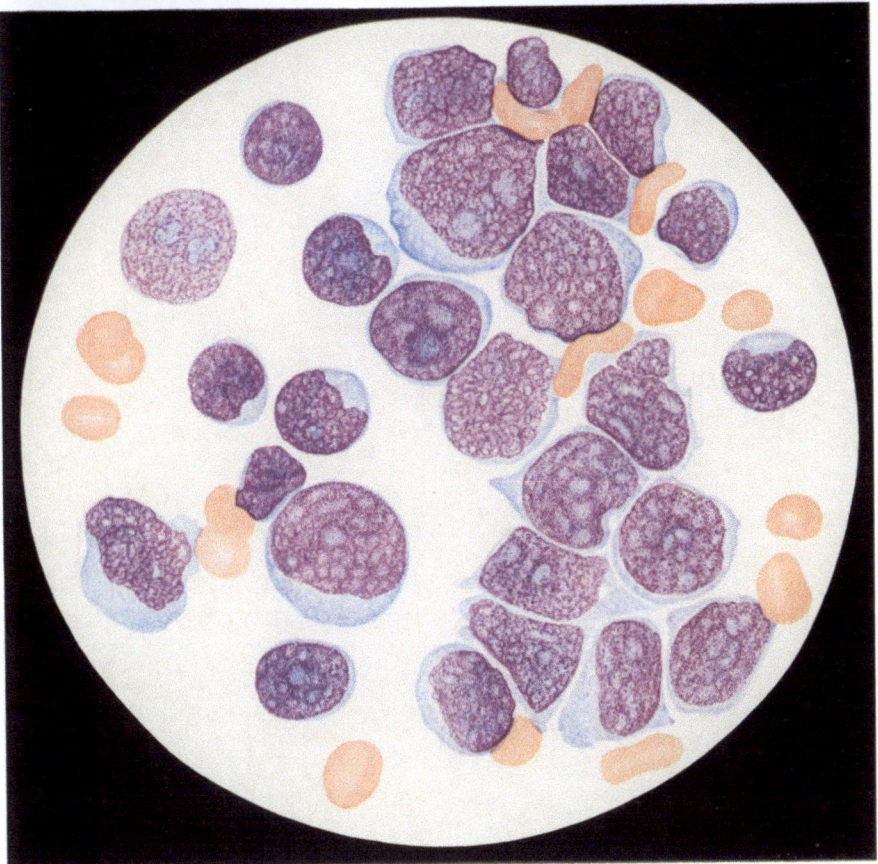

195

Chlorom.
Chloroma.
Chlorome.
Cloroma.
∼1100×.

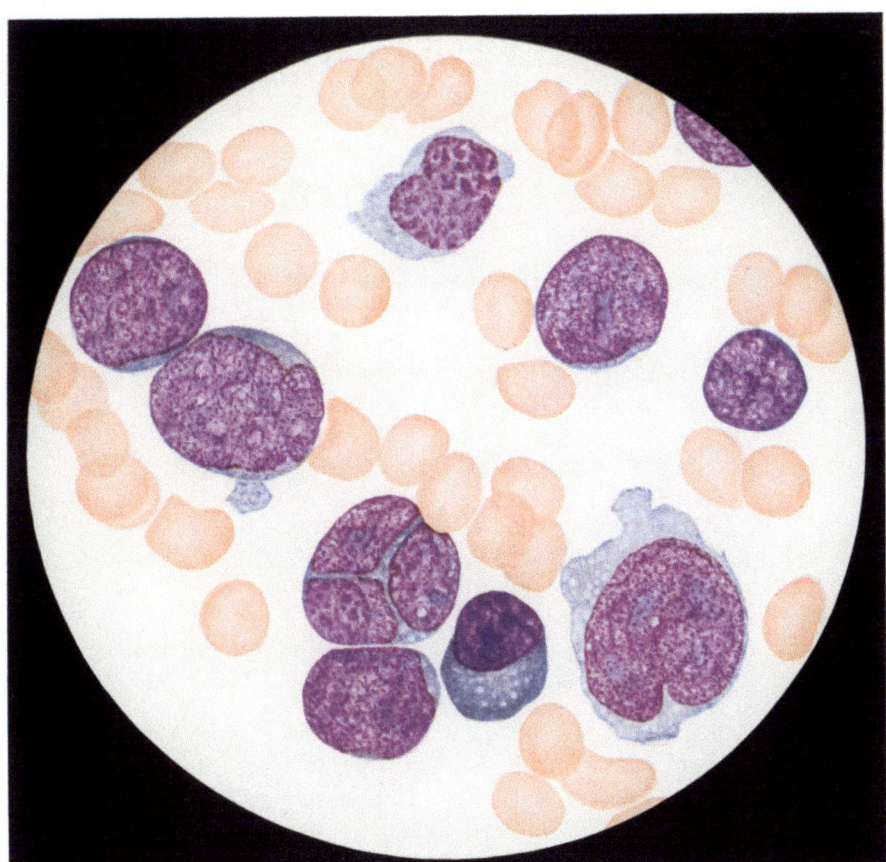

Lymphosarkom.
Lymphosarcoma.
Lymphosarcome.
Linfosarcoma.
~1100×.

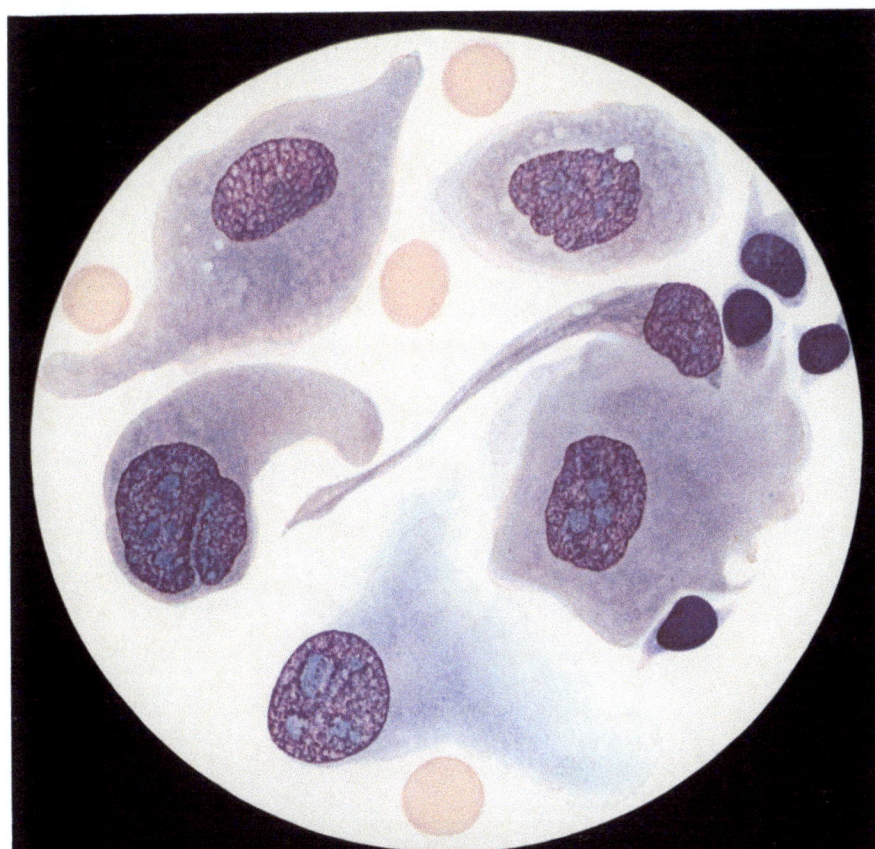

197

Reticulose.
Reticulosis.
Réticulose.
Reticulosis
∼1100×.

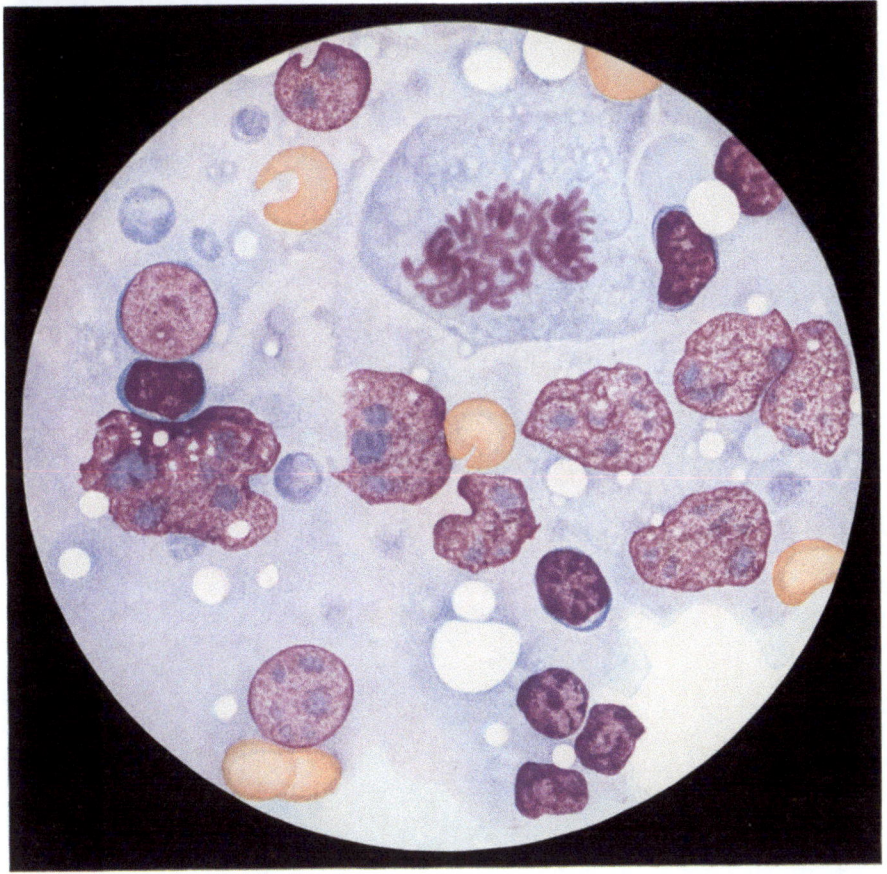

198

Reticulosarkom.
Reticulosarcoma.
Réticulosarcome.
Sarcoma reticular.
∼1100×.

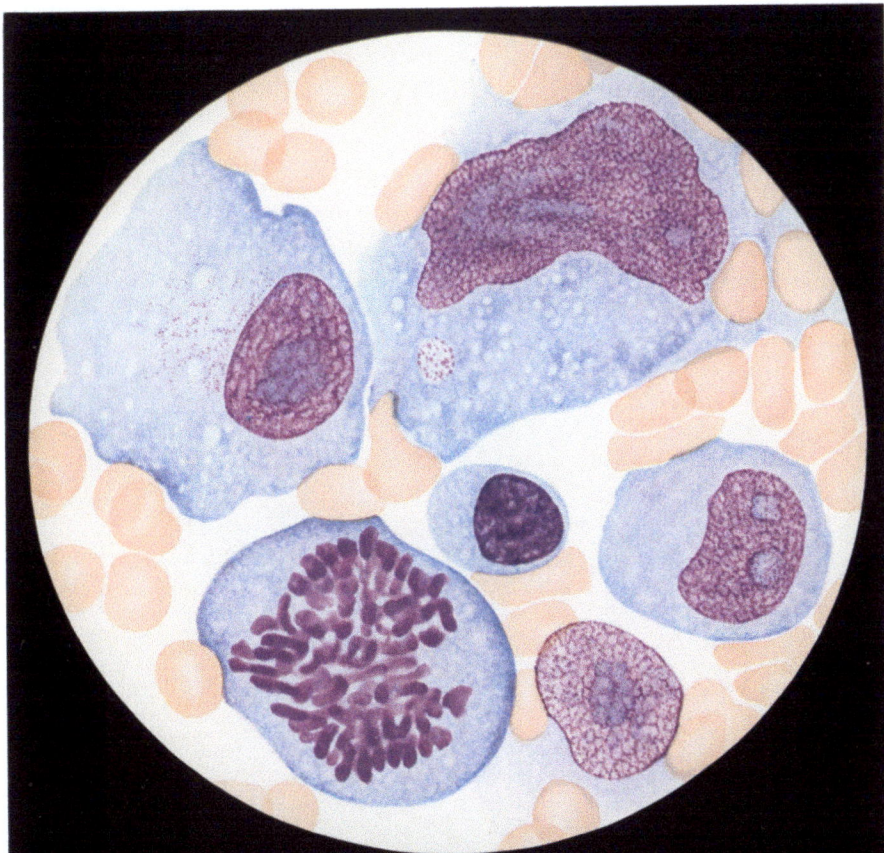

199

Reticulosarkom.
Reticulosarcoma.
Réticulosarcome.
Sarcoma reticular.
∼1100×.

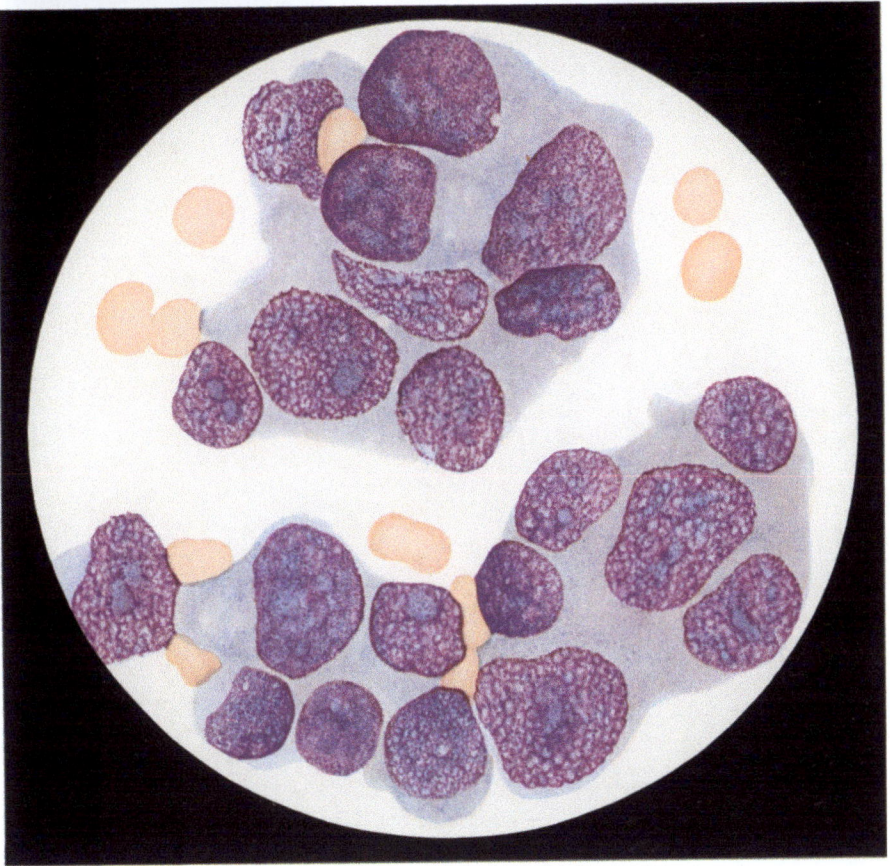

200

Ewing-Sarkom.
Ewing's sarcoma.
Tumeur d'Ewing.
Sarcoma de Ewing.
∼1100×.

VI.

Die Cytologie von Magensaft, Sputum, Ascites und Pleurapunktaten.

Cytology of gastric juice, sputum, ascites and pleural fluid.

Cytologie du suc gastrique, des crachats, du liquide d'ascite et des épanchements pleuraux.

La citología del jugo gástrico, del esputo, de la ascitis y del líquido pleural.

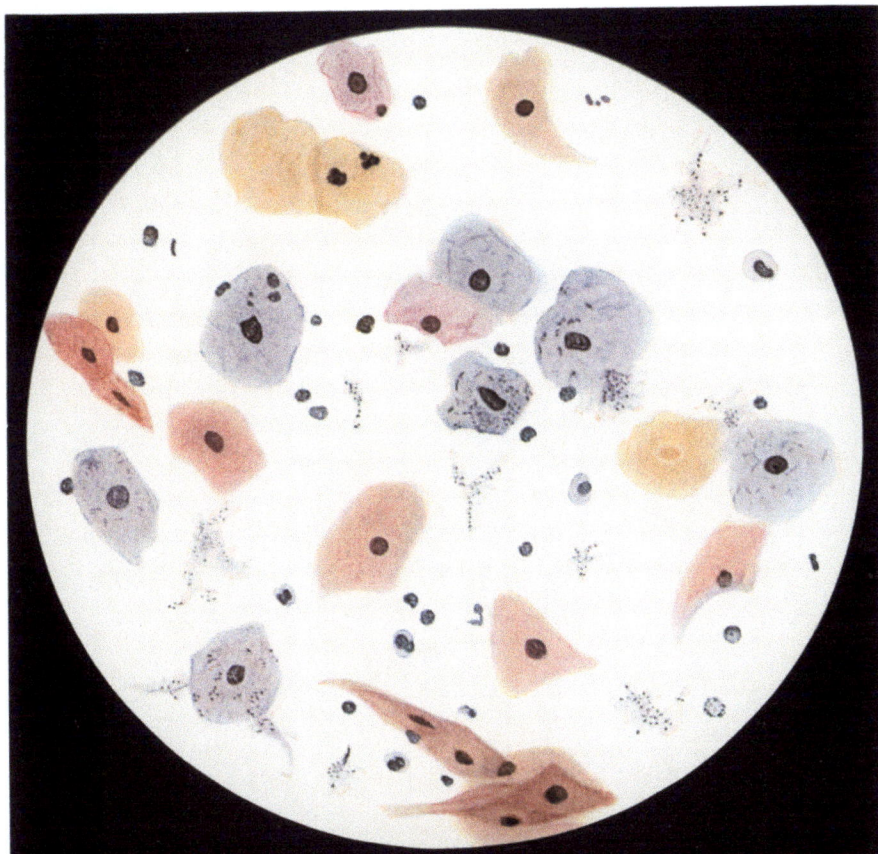

201

Normaler Magensaft.
Normal gastric juice.
Suc gastrique normal.
Jugo gástrico normal.
∼500×.

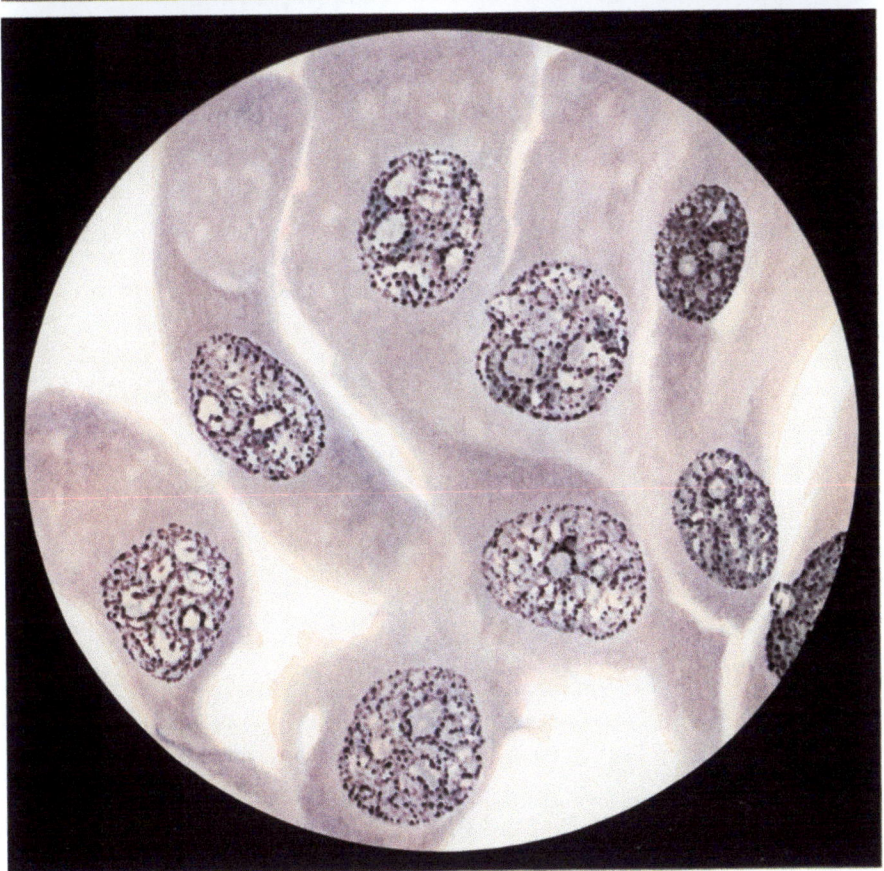

202

Magen, Zylinderzellen.
Gastric smear with epithelial cells.
Estomac, cellules cylindriques.
Mucosa gástrica. Células cilíndricas.
∼900×.

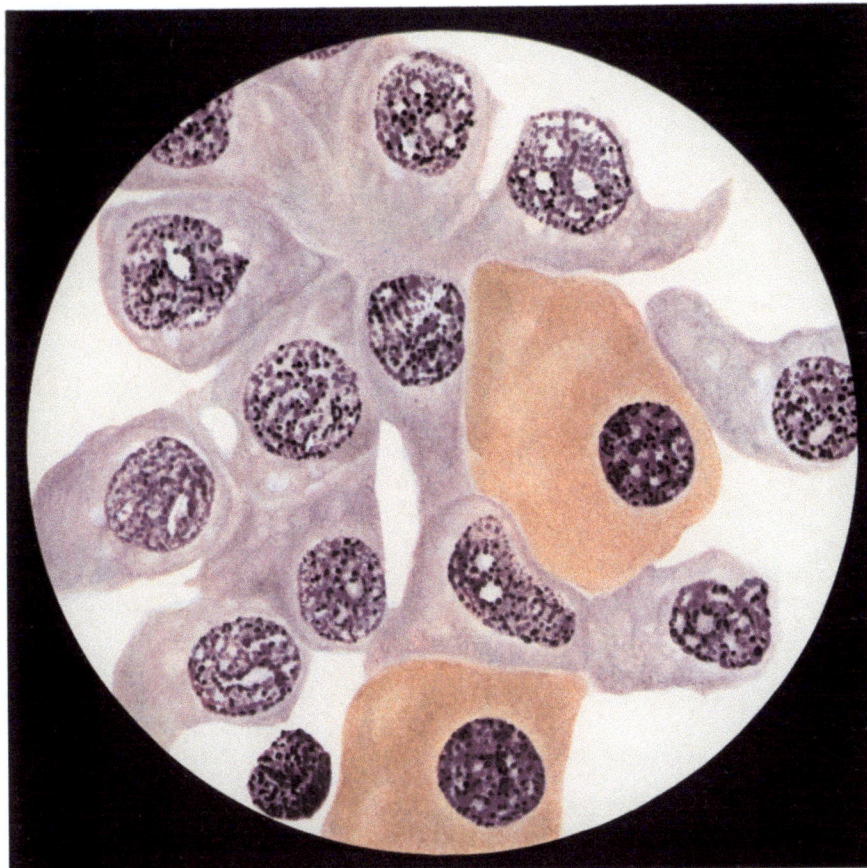

203

Magen bei Superacidität.
Gastric smear in hyperacidity.
Hyperacidité gastrique.
Mucosa gástrica. Hiperacidez.
~900×.

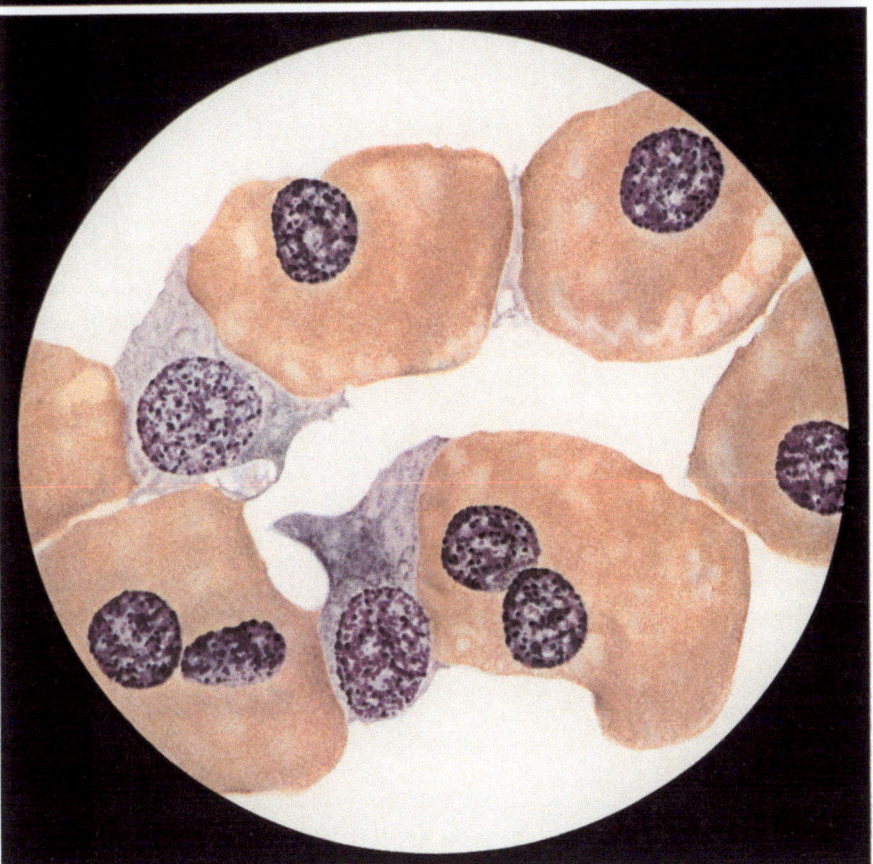

204

Magen bei Superacidität.
Gastric smear in hyperacidity.
Hyperacidité gastrique.
Mucosa gástrica. Hiperacidez.
~900×.

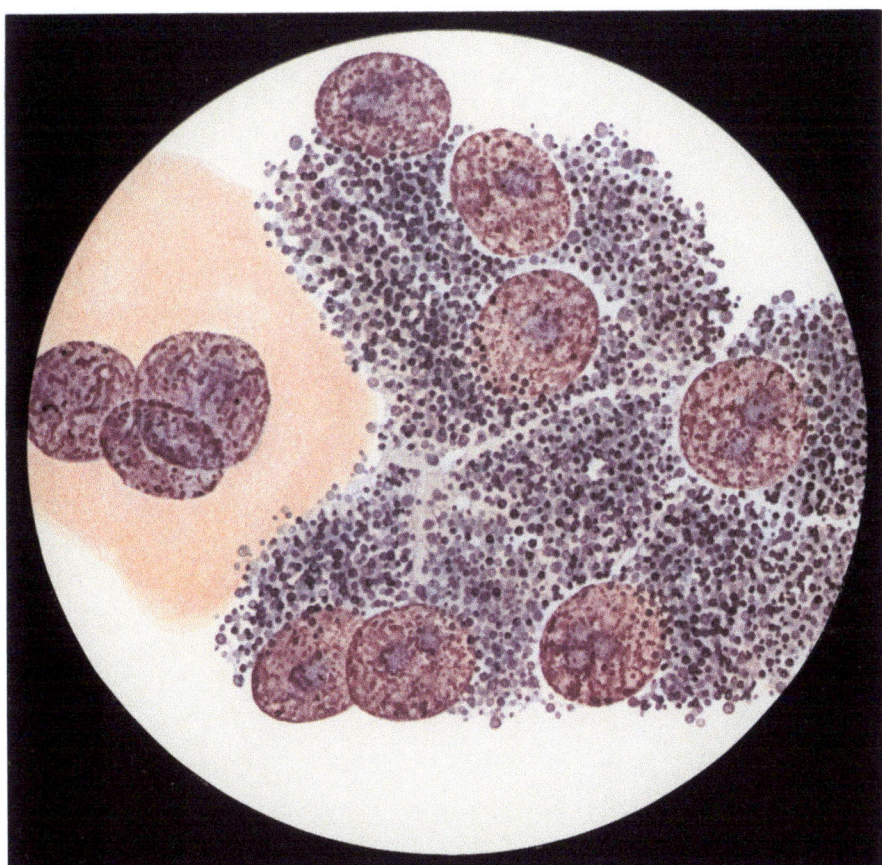

205

Magen bei Superacidität.
Gastric smear in hyperacidity.
Hyperacidité gastrique.
Mucosa gástrica. Hiperacidez.
∼900×.

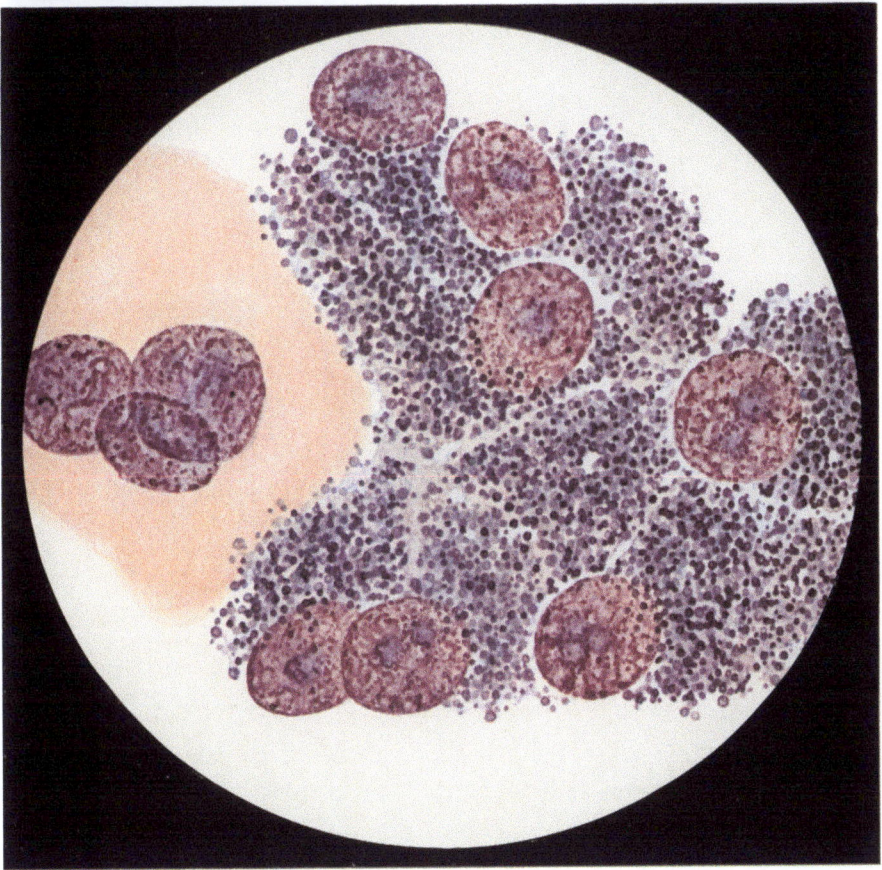

206

Magen bei Achylie.
Gastric smear in achylia.
Achylie.
Mucosa gástrica. Aquilia.
∼900×.

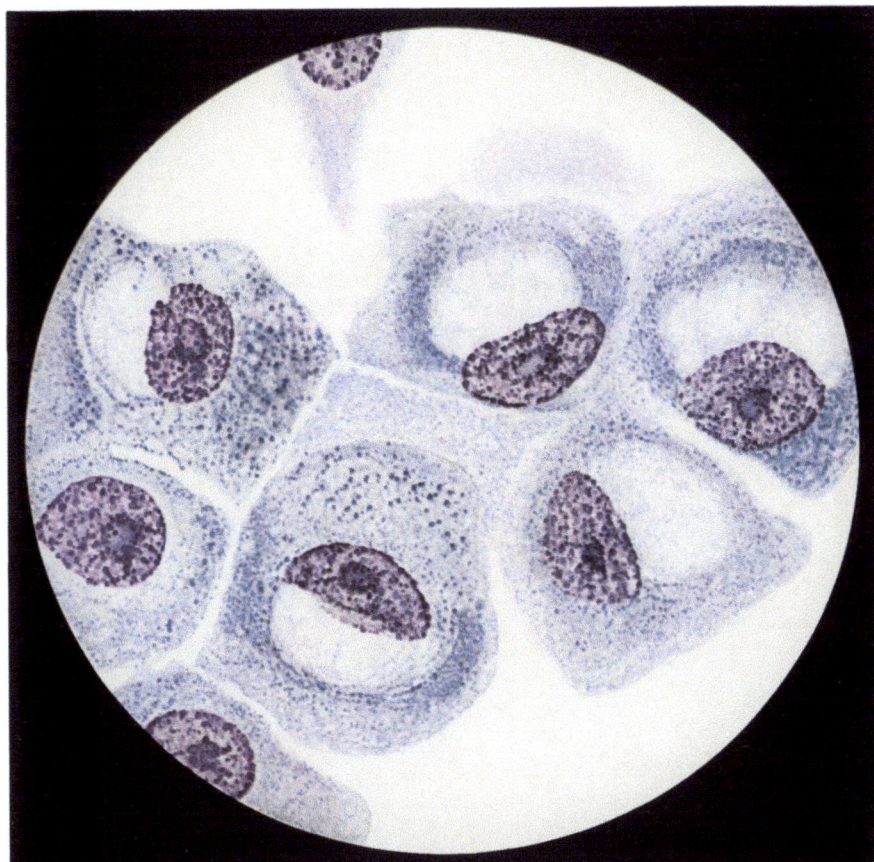

207

Magen bei Perniciosa.
Gastric smear in pernicious anemia.
Muqueuse gastrique dans l'anémie pernicieuse.
Mucosa gástrica. Anemia perniciosa.
∼900×.

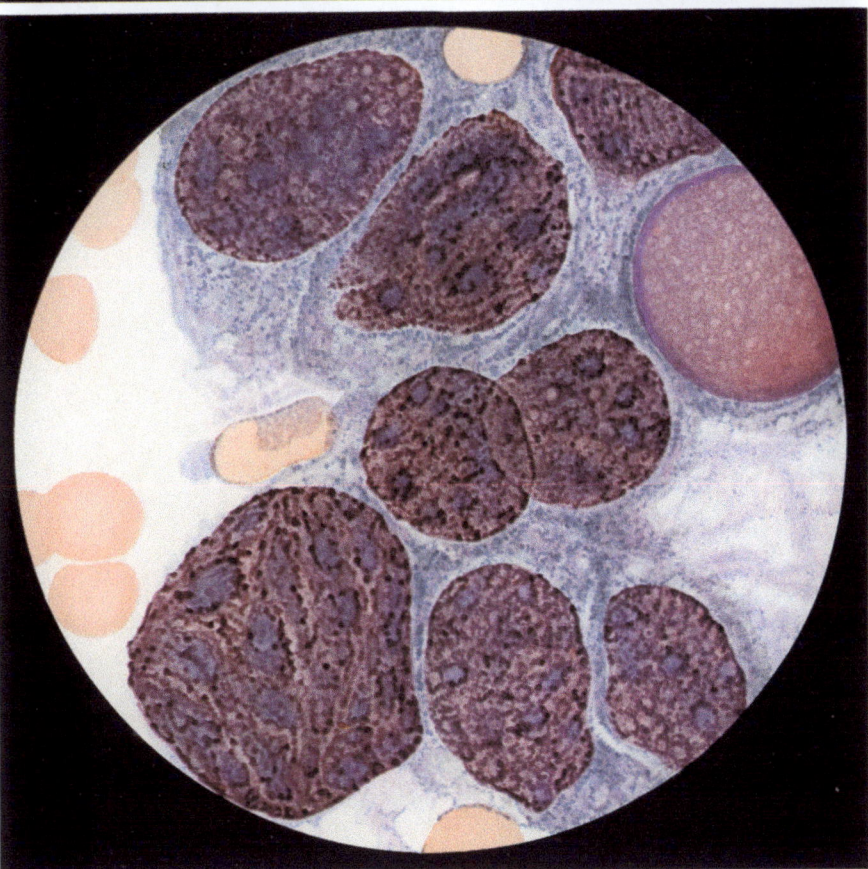

208

Magencarcinom.
Gastric smear in carcinoma.
Cancer de l'estomac.
Carcinoma gástrico.
∼1000×.

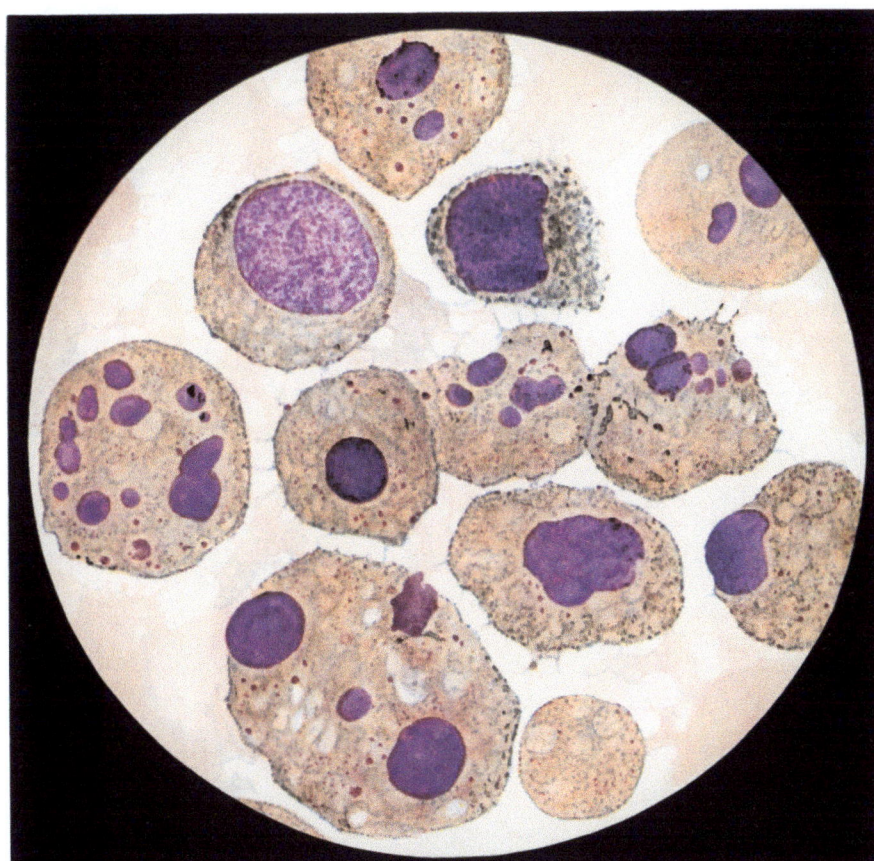

209

Duodenalsediment.
Sediment from duodenal fluid.
Tubage duodénal.
Sedimento de jugo duodenal.
∼1000×.

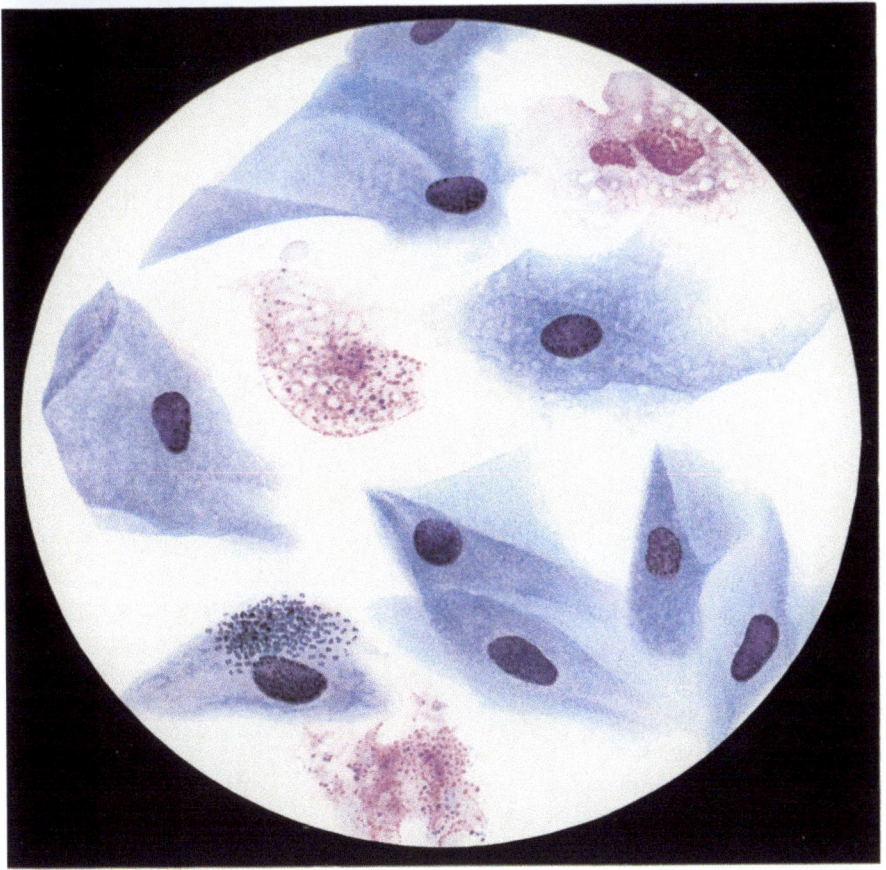

210

Sputum.
Smear from sputum.
Expectoration.
Frotis de esputo.
∼450×.

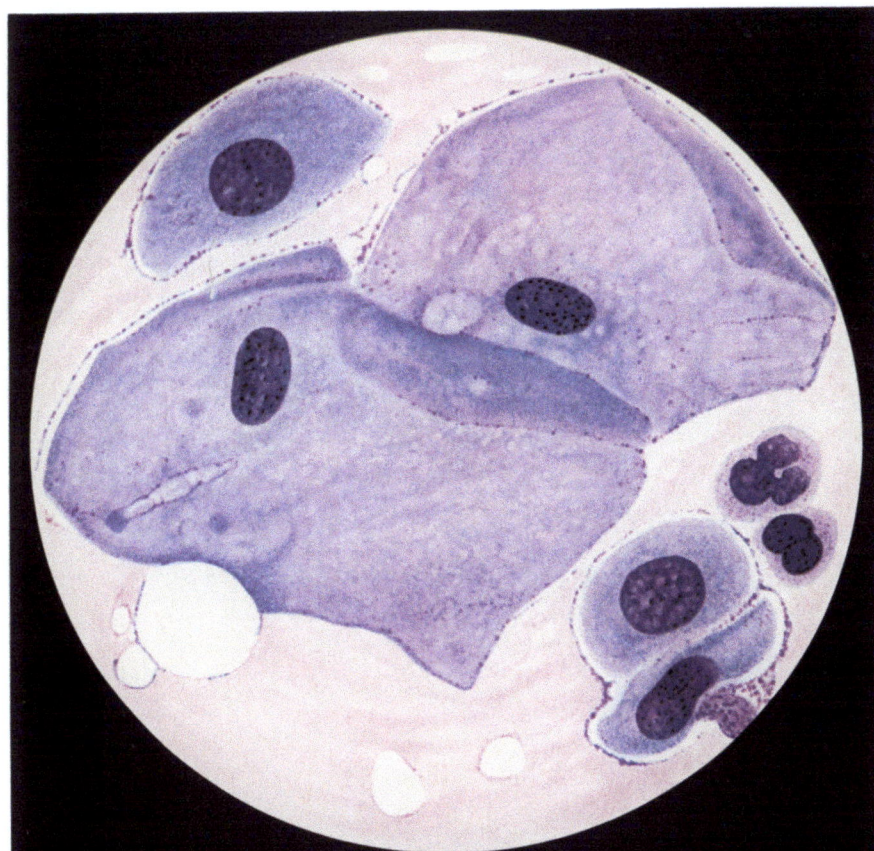

211

Sputum.
Smear from sputum.
Expectoration.
Frotis de esputo.
∼900×.

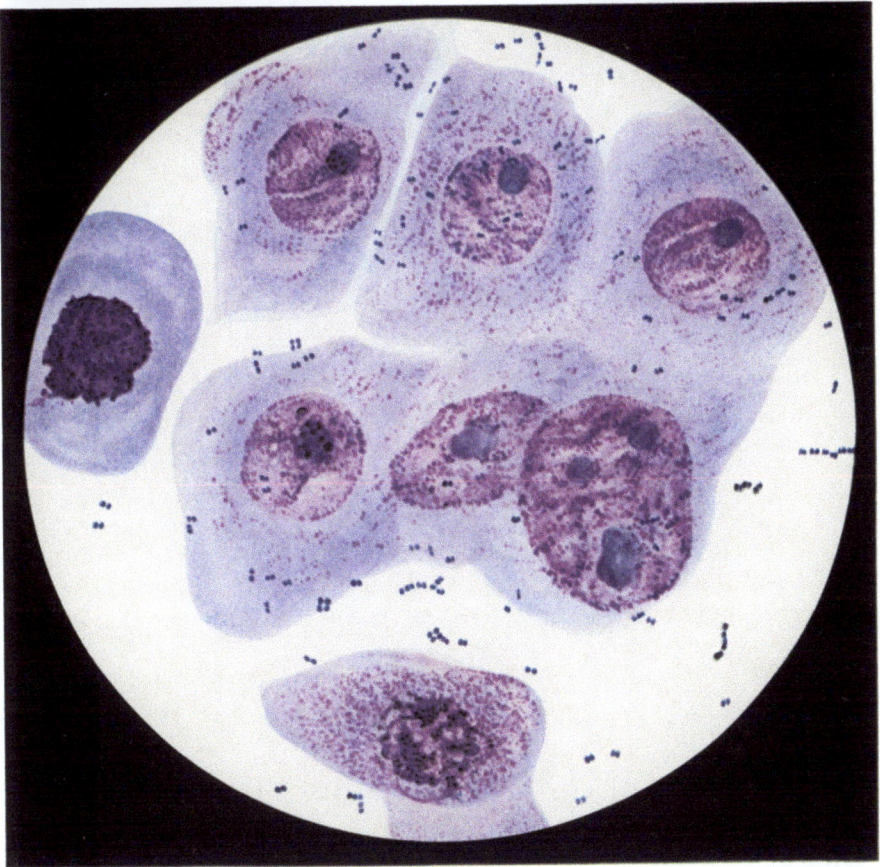

212

Sputum, Tumorzellen.
Tumour cells in sputum.
Expectoration, cellules néoplasiques.
Células tumorales en esputo.
∼900×.

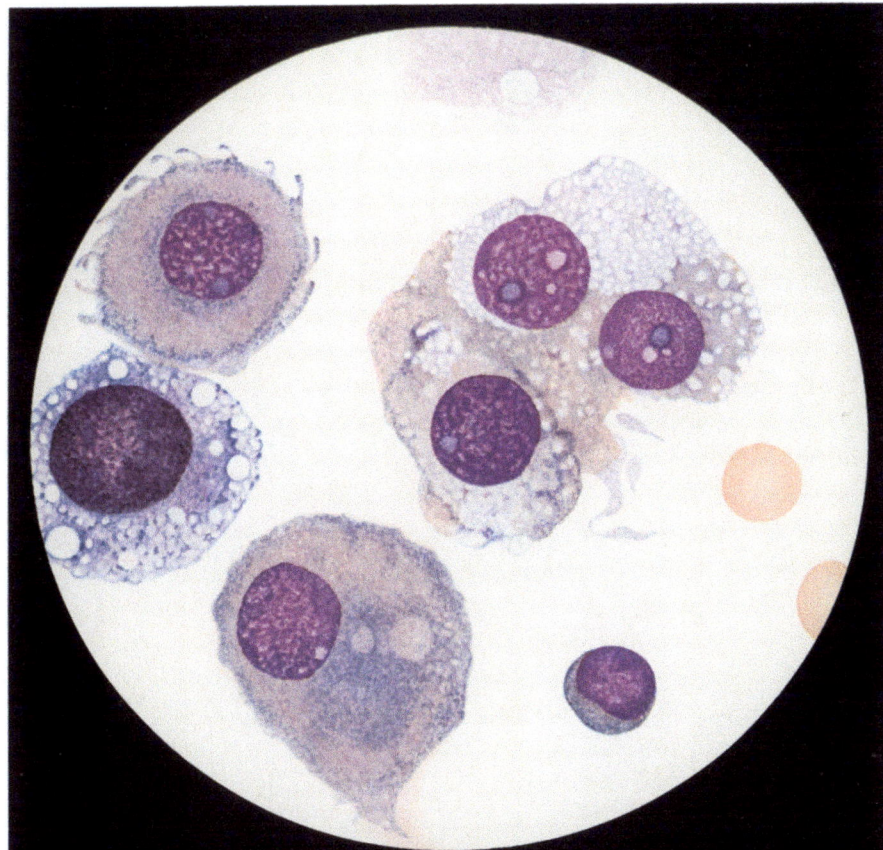

213

Pleuratranssudat.
Pleural fluid.
Liquide de transsudat pleural.
Derrame pleural.
∼900×.

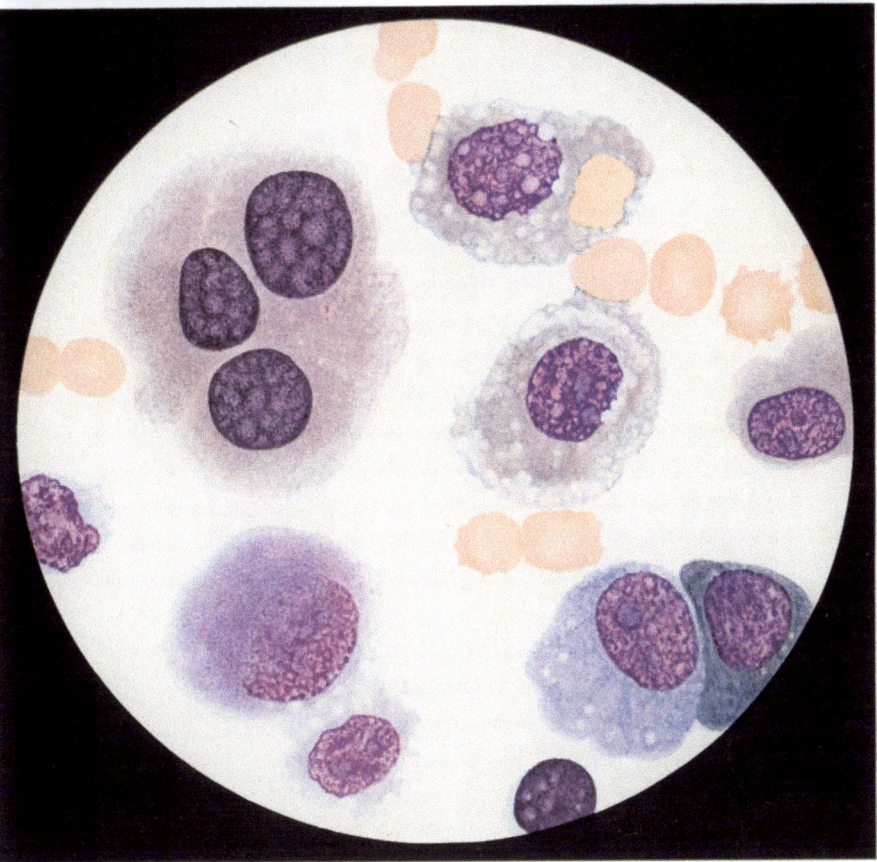

214

Ascites, Transsudat.
Ascites in hydrops.
Ascite mécanique.
Ascitis.
∼900×.

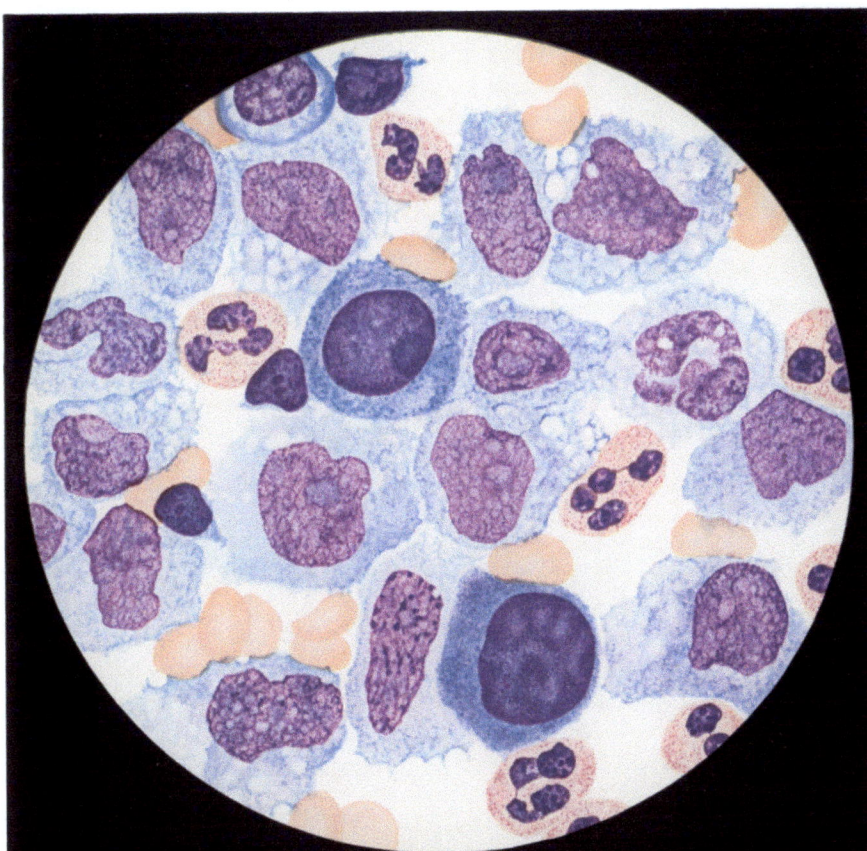

215

Pleuraexsudat.
Pleural exsudate.
Exsudat pleural.
Derrame pleural.
∼900×.

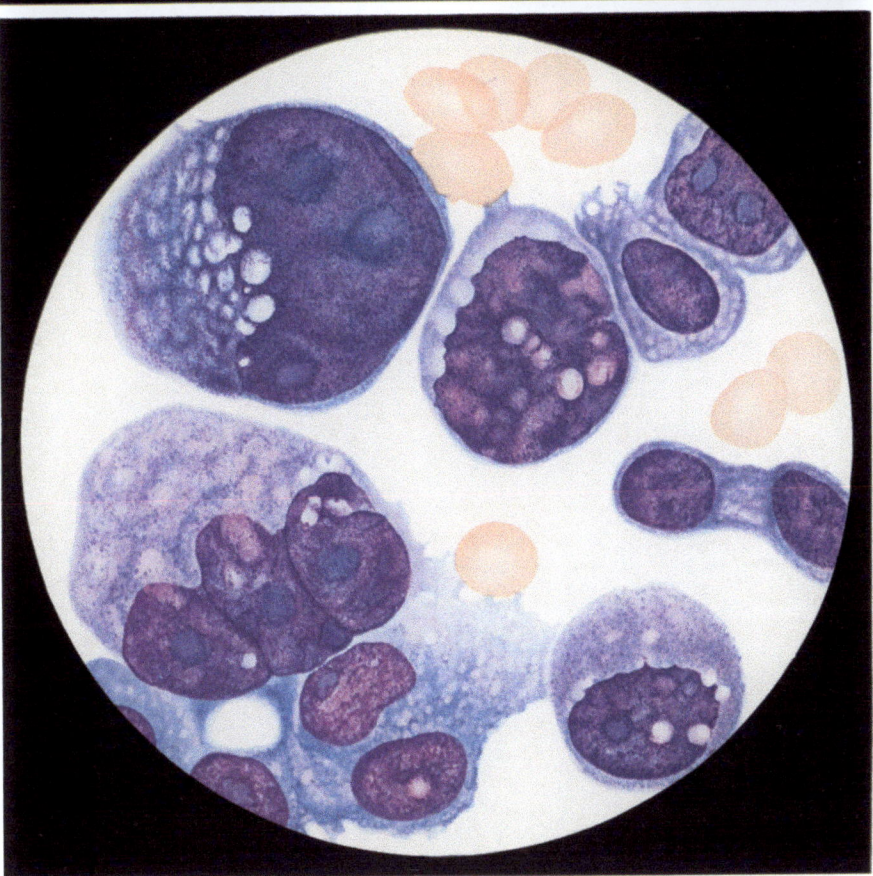

216

Tumorzellen im Pleurapunktat.
Tumour cells in pleural fluid.
Liquide pleural: cellules néoplasiques.
Células tumorales en derrame pleural.
∼900×.

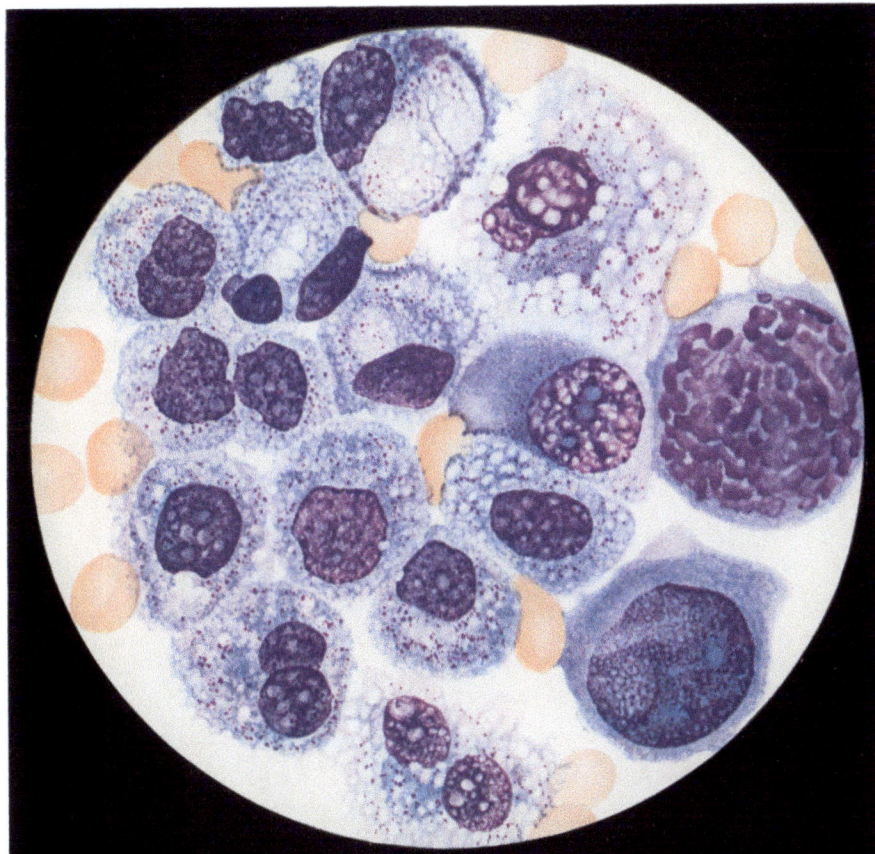

217

Tumorzellen, im Ascites.
Tumour cells in ascites.
Ascite; cellules néoplasiques.
Células tumorales en ascitis.
~900×.

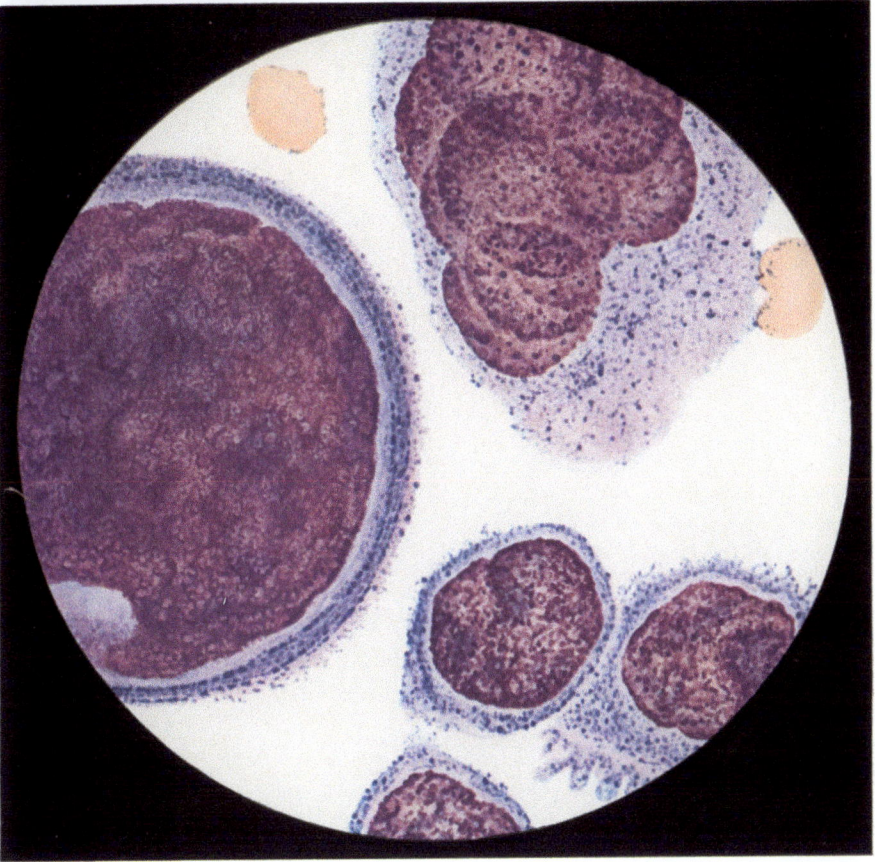

218

Herpes zoster.
Herpes zoster.
Herpes zoster.
Herpes zóster.
~1000×.

VII.

Zur Cytologie der Vagina.

Vaginal smear cytology.

Cytologie vaginale.

La citología del frotis vaginal.

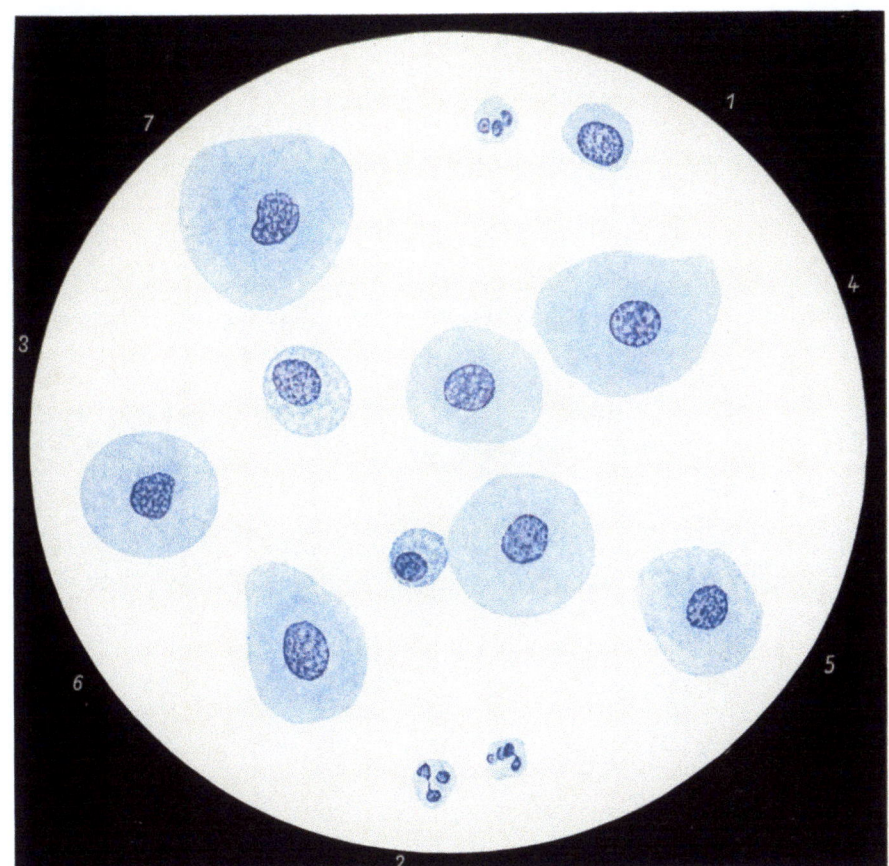

219

Ruhende Cyclusphase.
Resting phase.
Phase de repos.
Fase de reposo.
∼500×.

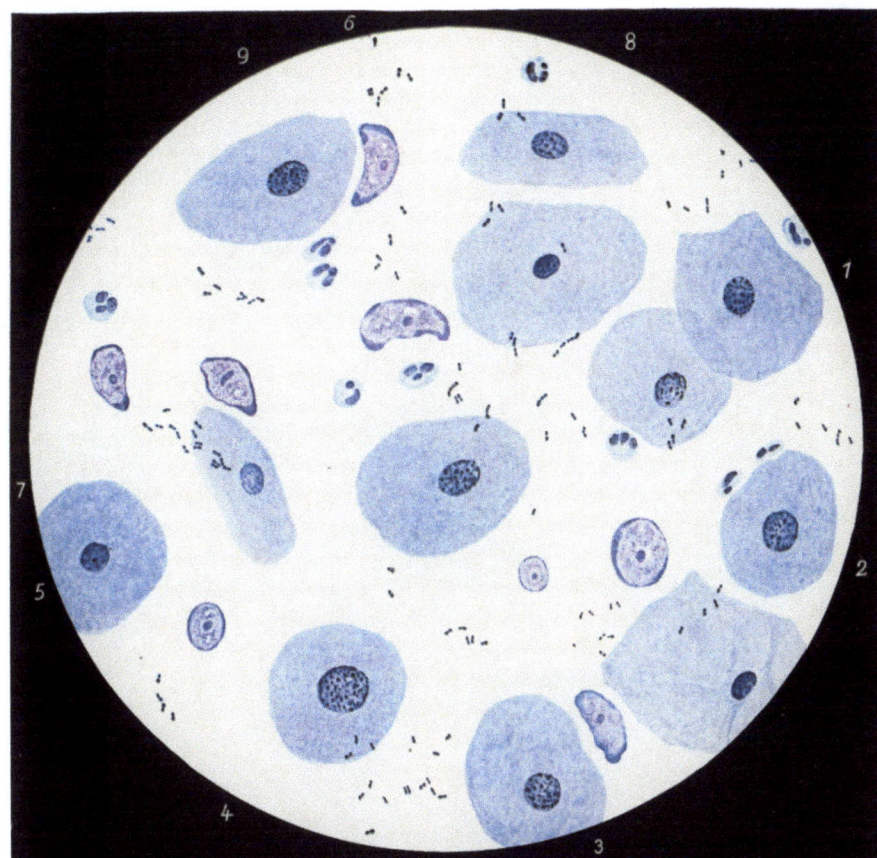

220

Junge Proliferations-
phase.
Proliferating phase.
Début de la phase de pro-
lofération.
Fase de proliferación in-
cipiente.
∼500×.

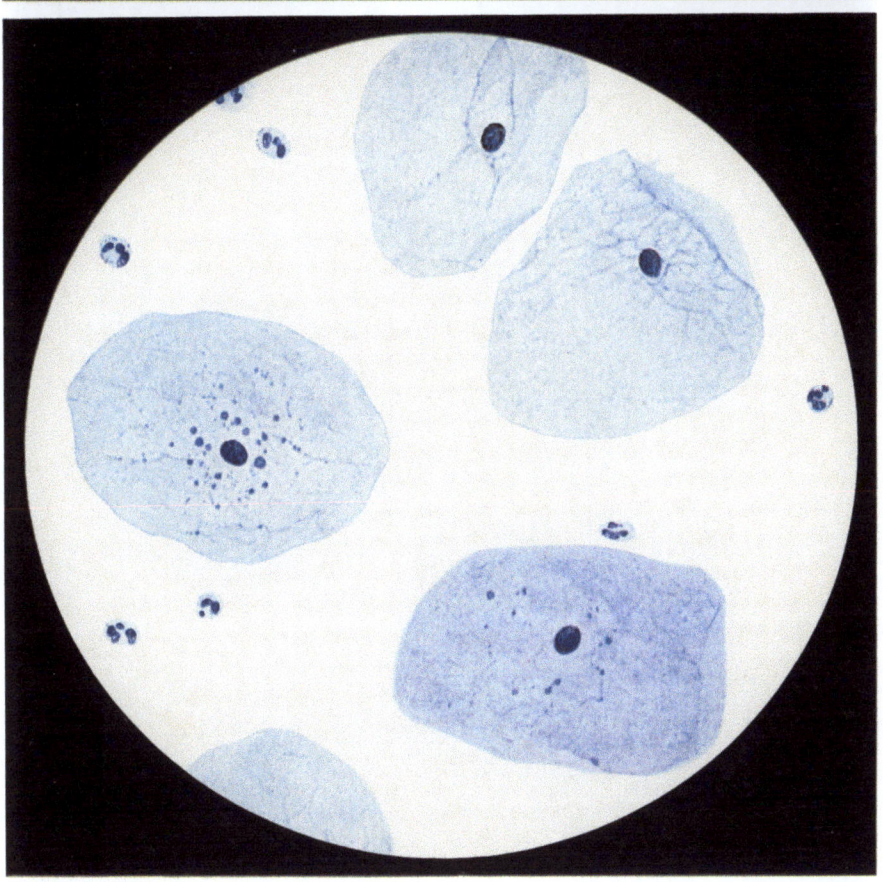

221

Fortgeschrittene Prolife-
rationsphase.
Progressed proliferating
phase.
Phase avancée de proli-
fération.
Fase de proliferacion
avanzada.
∼500×.

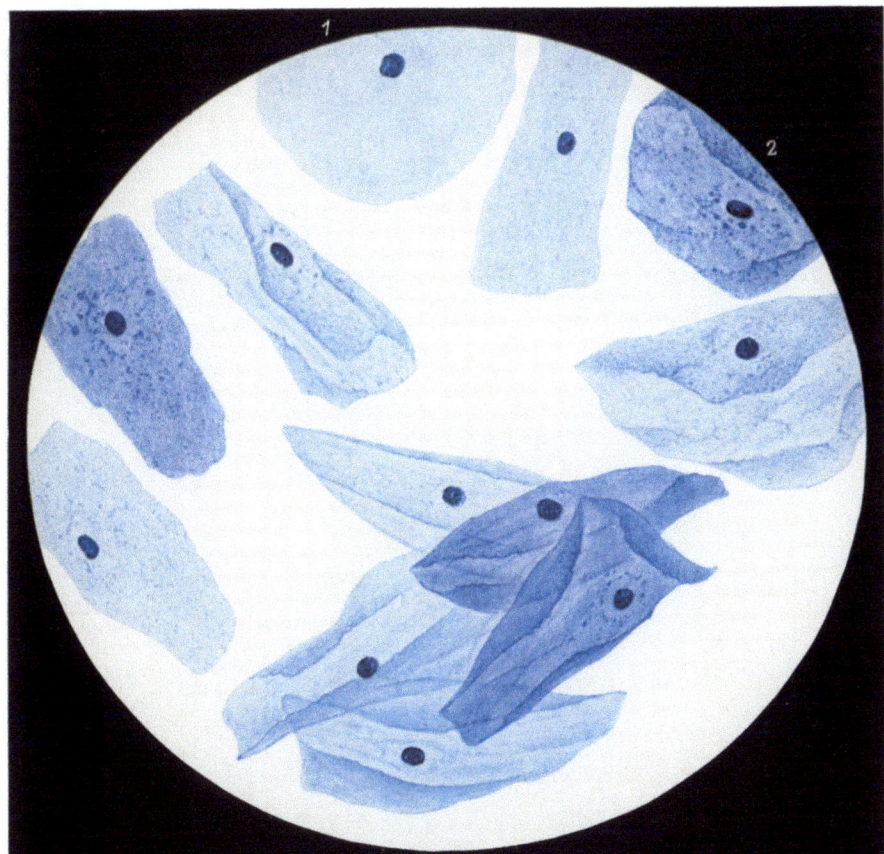

222

Frühe Sekretionsphase.
Early secreting phase.
Début de la phase de sécrétion.
Fase de secreción incipiente.
∼500×.

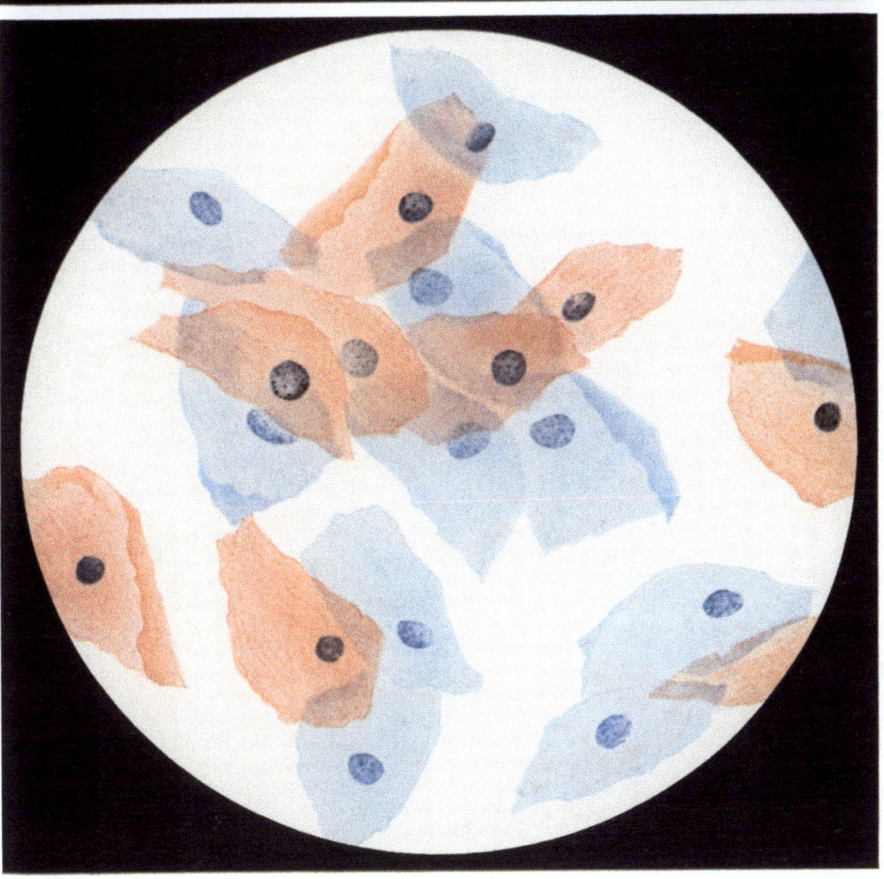

223

Mittlere Sekretionsphase.
Mid secreting phase.
Milieu de la phase de sécrétion.
Fase de secreción intermedia.
∼500×.

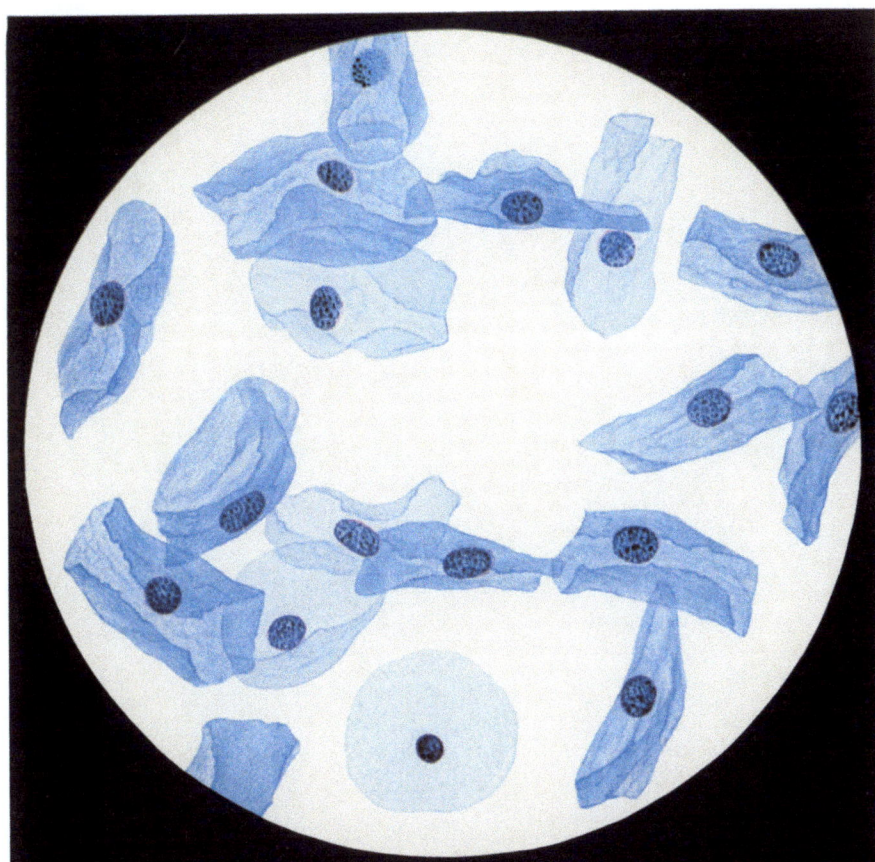

224

Späte Sekretionsphase.
Late secreting phase.
Fin de la phase de sécrétion.
Fase de secreción terminal.
∼550×.

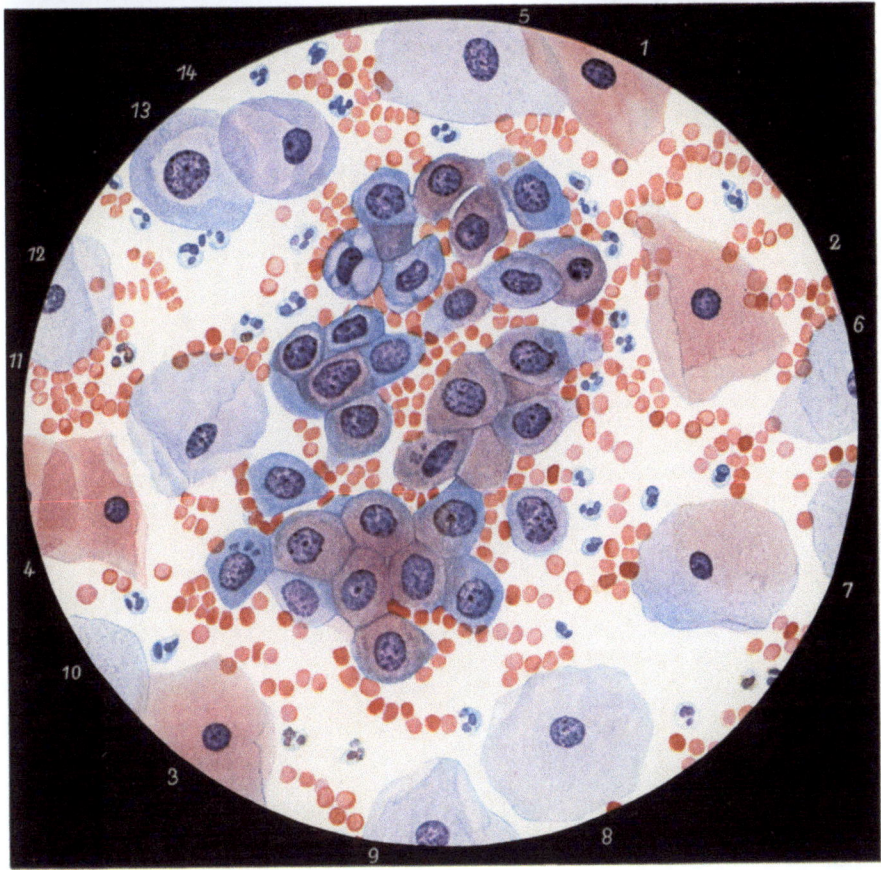

225

Menstruation.
Menstrual bleeding.
Menstruation.
Hemorragia menstrual.
∼500×.

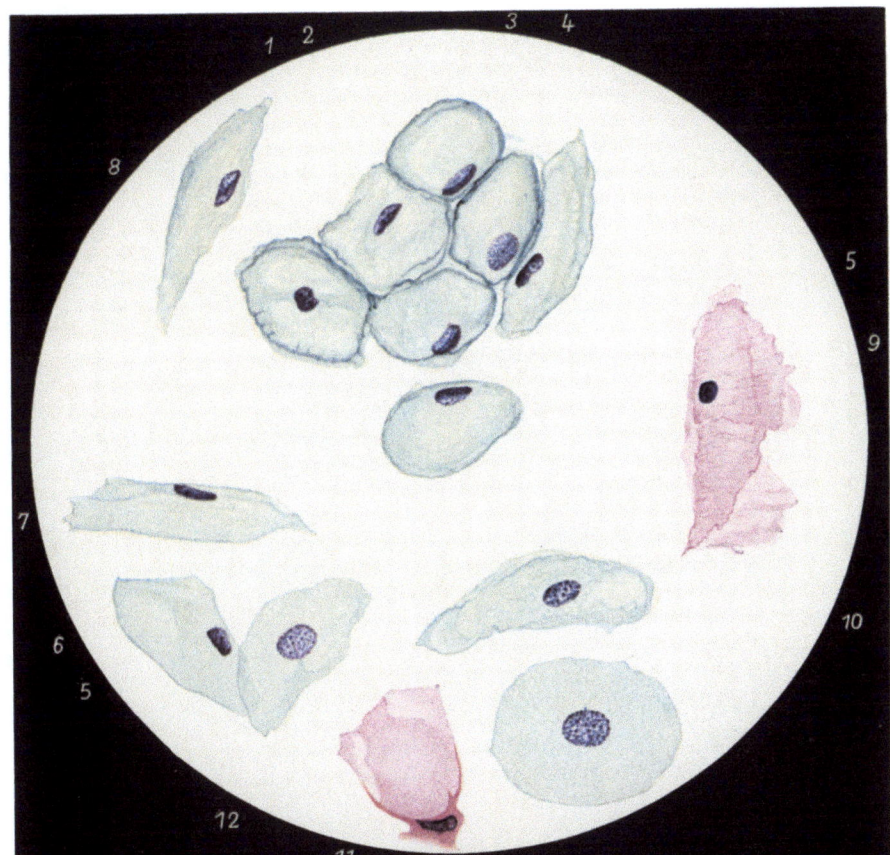

226

Junge Gravidität.
Early pregnancy.
Début de grossesse.
Gravidéz incipiente.
∼500×.

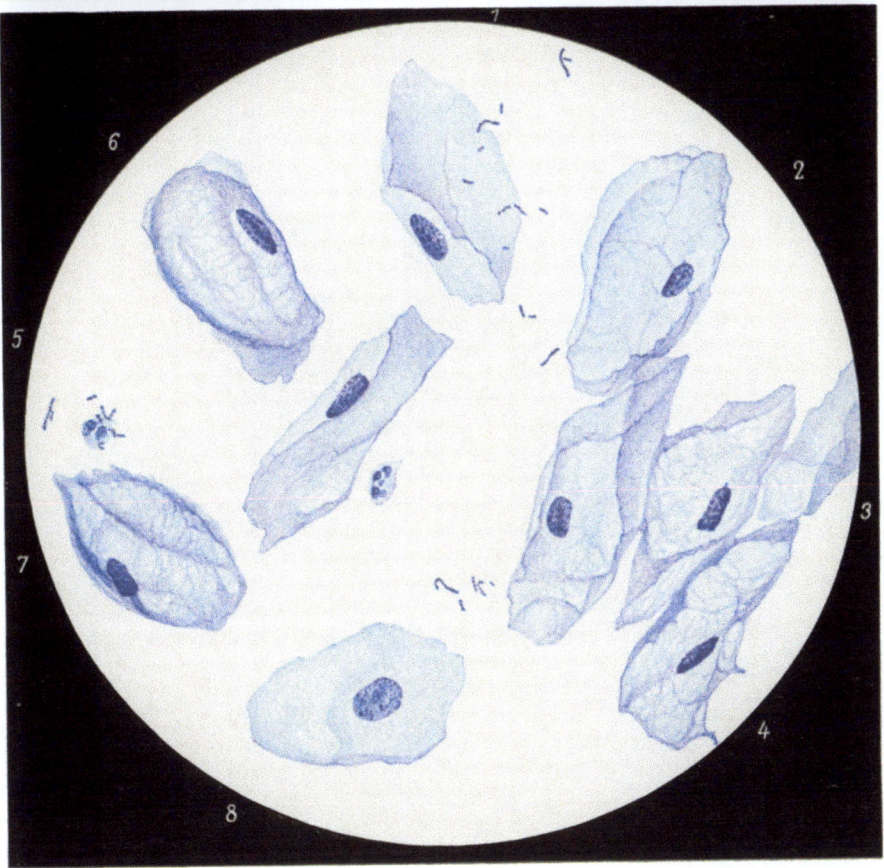

227

Fortgeschrittene Gravidität.
Progressed pregnancy.
Grossesse avancée.
Gravidez avanzada.
∼500×.

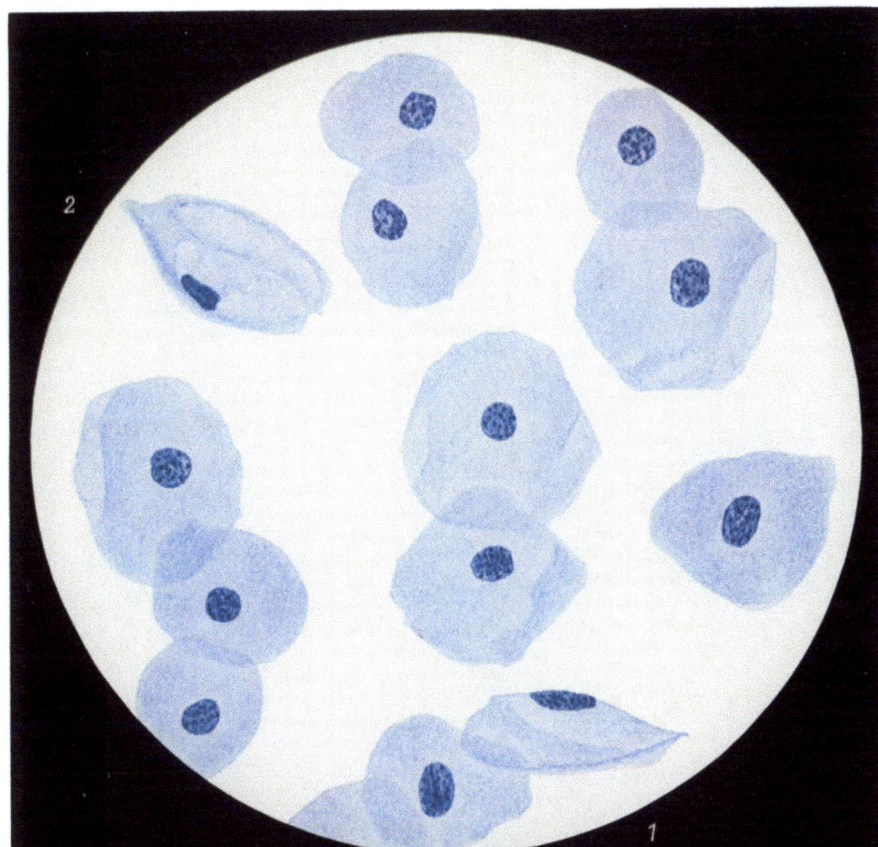

228

Fortgeschrittene Gravidität.
Progressed pregnancy.
Grossesse avancée.
Gravidez avanzada.
∼500×.

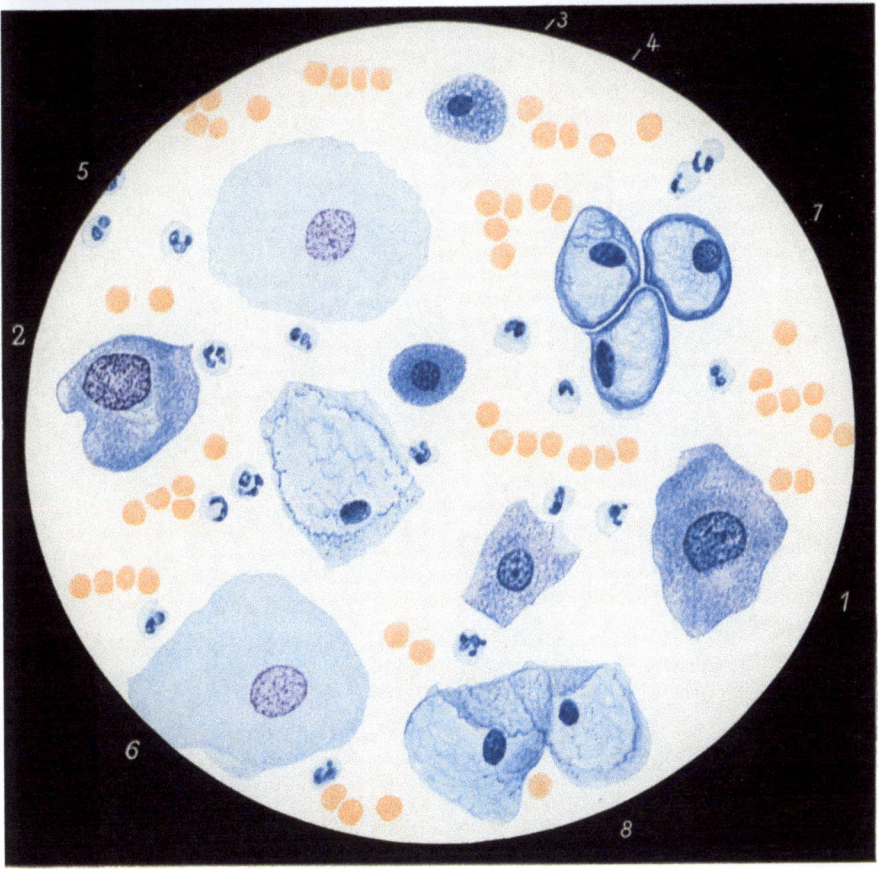

229

Abortus incompletus.
Incomplete abortion.
Avortement avec rétention.
Aborto incompleto.
∼500×.

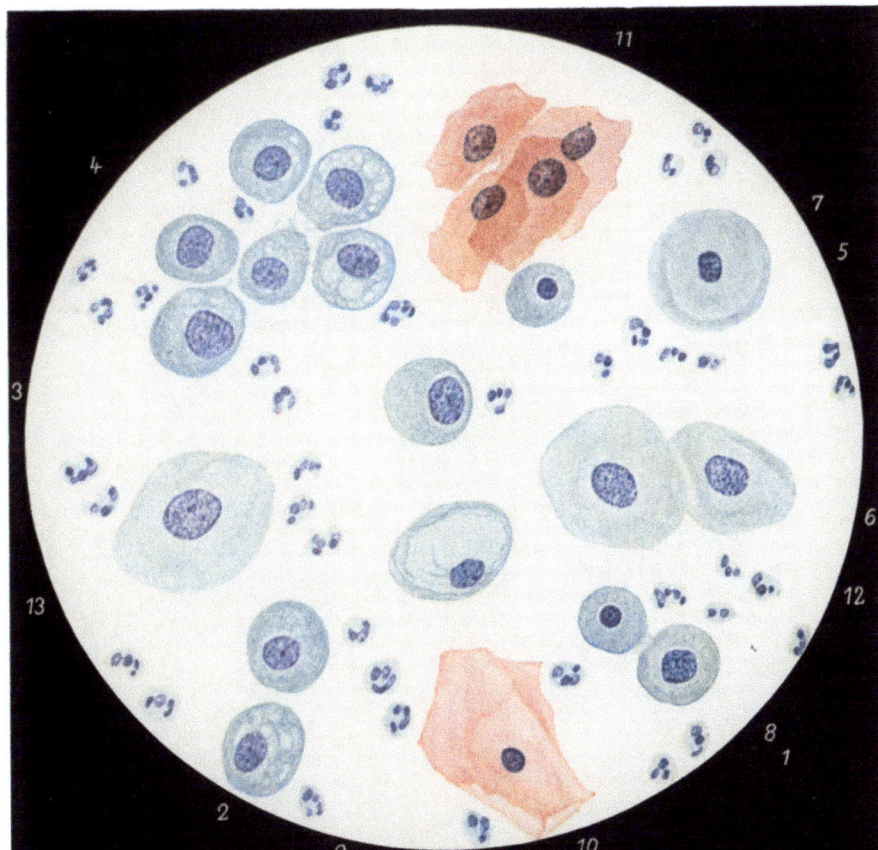

230

Wöchnerin.
Post partum.
Post-partum.
Puérpera.
∼500×.

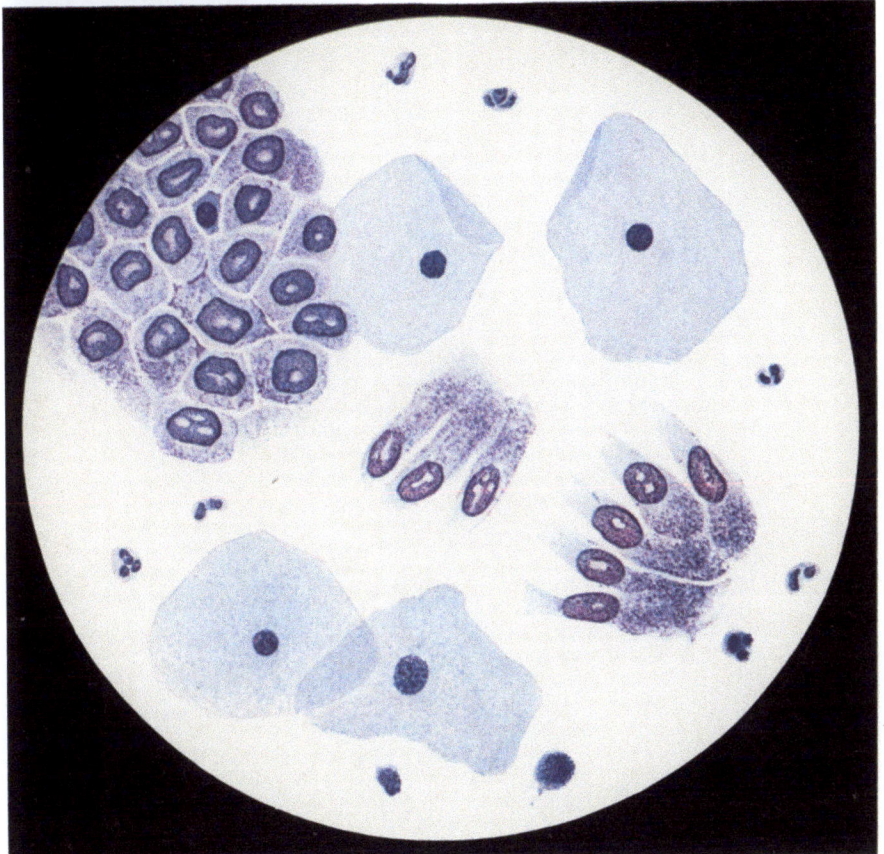

231

Cervixpolyp.
Cervical polyp.
Polype cervical.
Pólipo cervical.
∼500×.

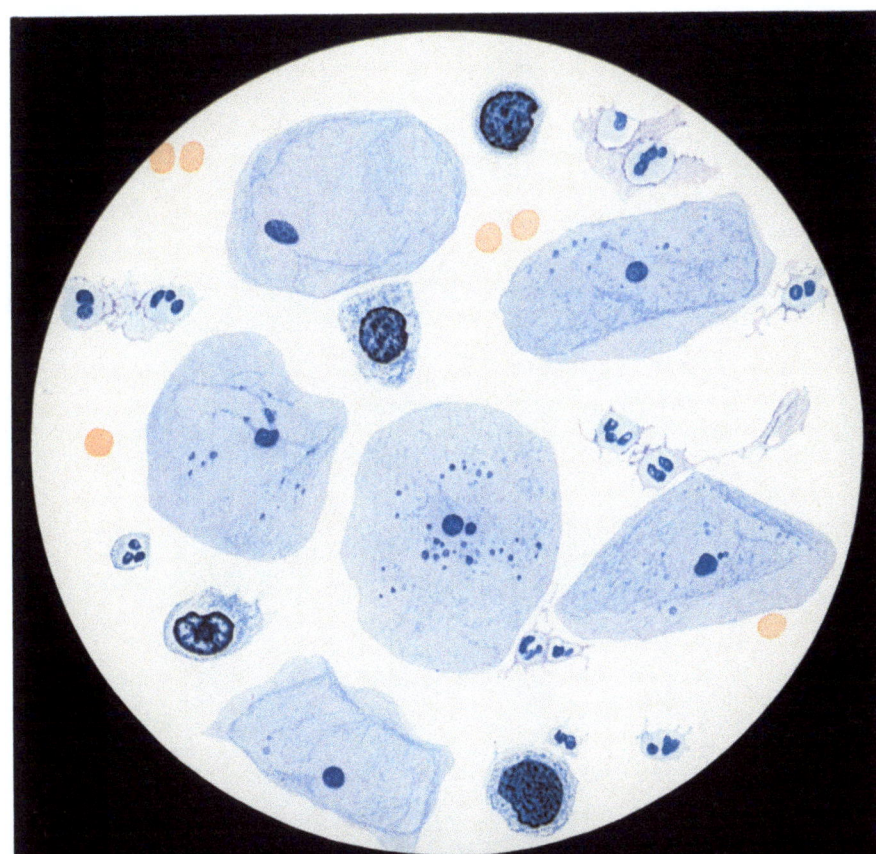

232

Collumcarcinom.
Carcinoma of the cervix.
Cancer du col.
Carcinoma cervical.
∼500×.

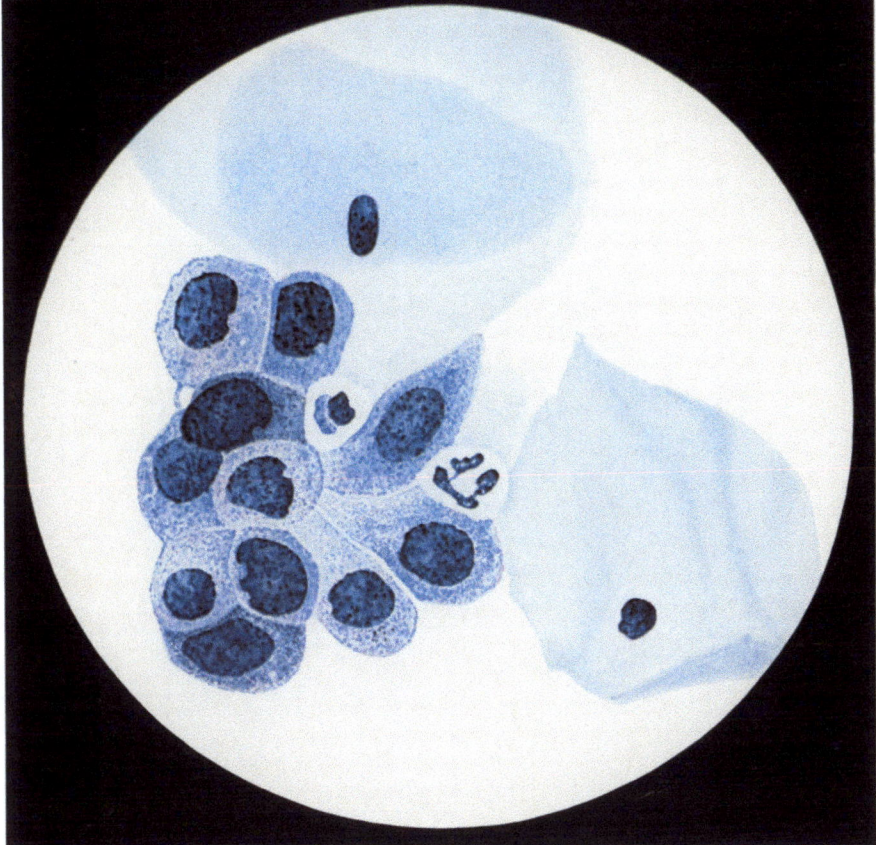

233

Collumcarcinom.
Carcinoma of the cervix.
Cancer du col.
Carcinoma cervical.
∼500×.

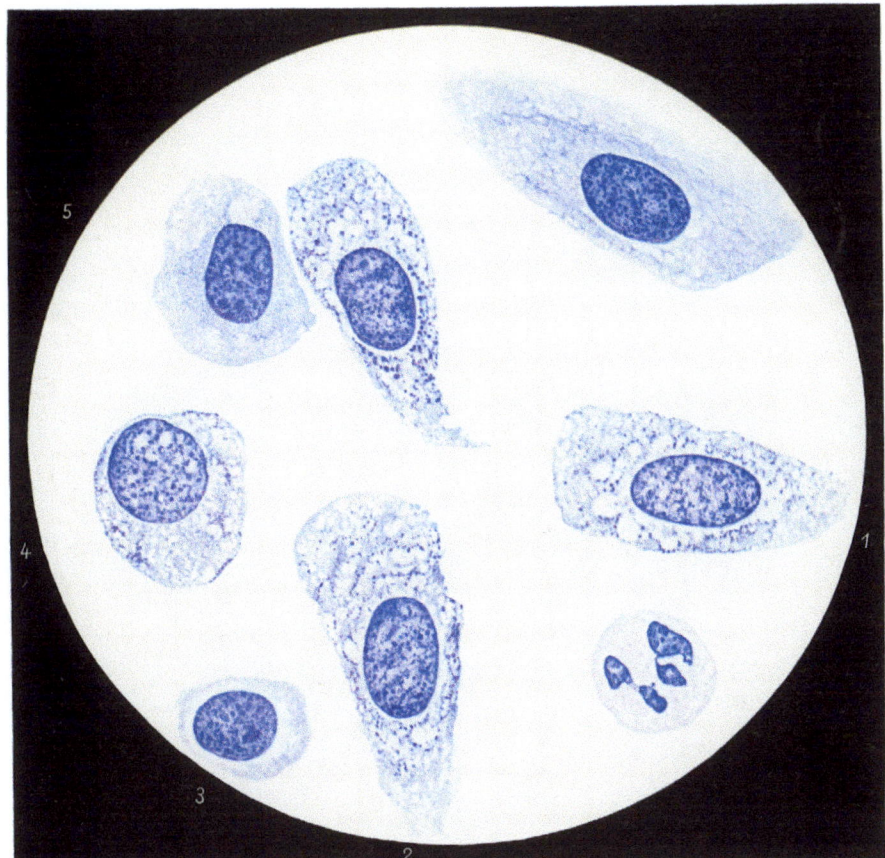

234

Adenocarcinom.
Adeno-carcinoma.
Adéno-carcinome.
Adenocarcinoma.
~1000×.

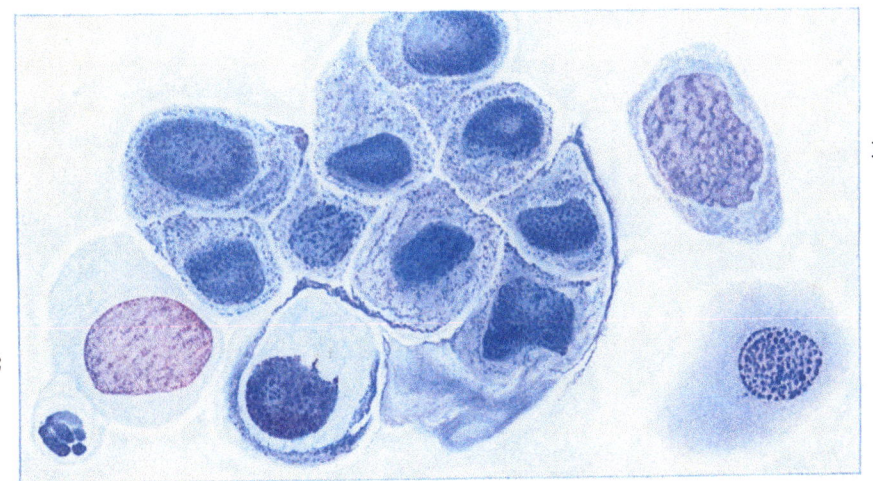

235

1. Plattenepithelcarcinom.
Squamous cell carcinoma.
Epithélioma spino-cellulaire.
Epitelioma espinocelular.
~800×.

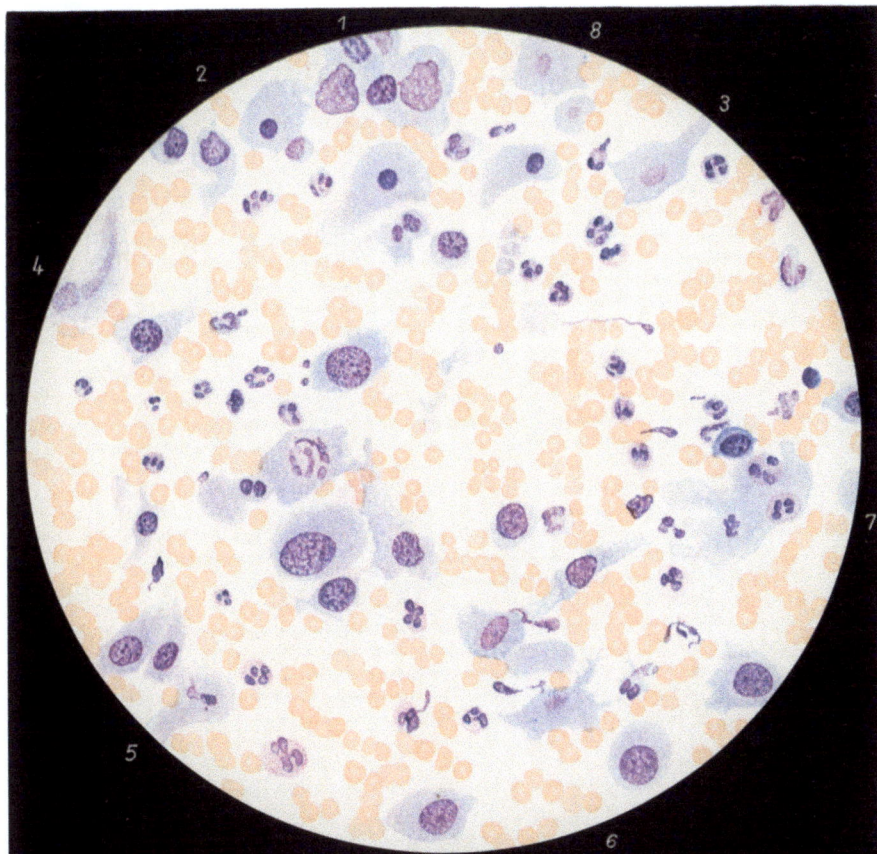

236

Plattenepithelcarcinom.
Squamous cell carcinoma.
Epithélioma spino-cellulaire.
Epitelioma espinocelular.
∼300×.

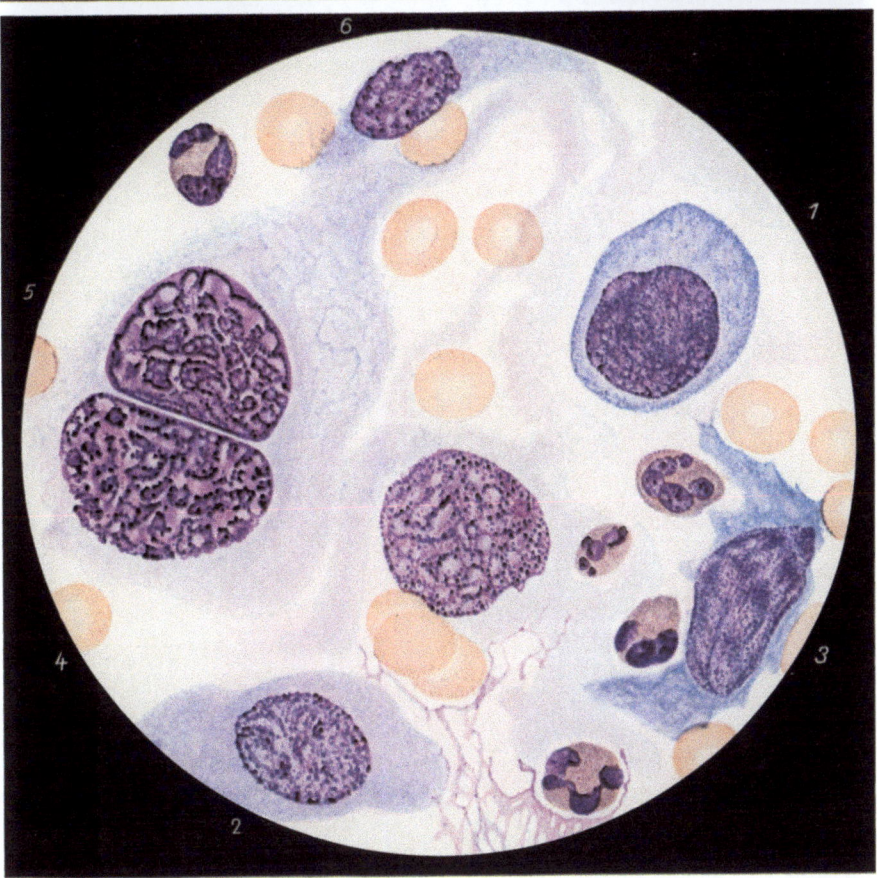

237

Plattenepithelcarcinom.
Squamous cell carcinoma.
Epithélioma spino-cellulaire.
Epitelioma espinocelular.
∼1000×.

VIII.

**Blutparasiten, wichtigste Erreger
von Tropenkrankheiten und Wurmeier.**

**Parasites, the most important agents
causing tropical diseases, worm eggs.**

**Parasites sanguicoles, principaux agents
d'affections tropicales et oeufs de vers intestinaux.**

**Parásitos hemáticos, agentes etiológicos principales
de enfermedades tropicales y huevos de helmintos.**

Malaria tertiana.
Tertian malaria.
Tierce bénigne.
Malaria terciana.
$\sim 1250\times$.

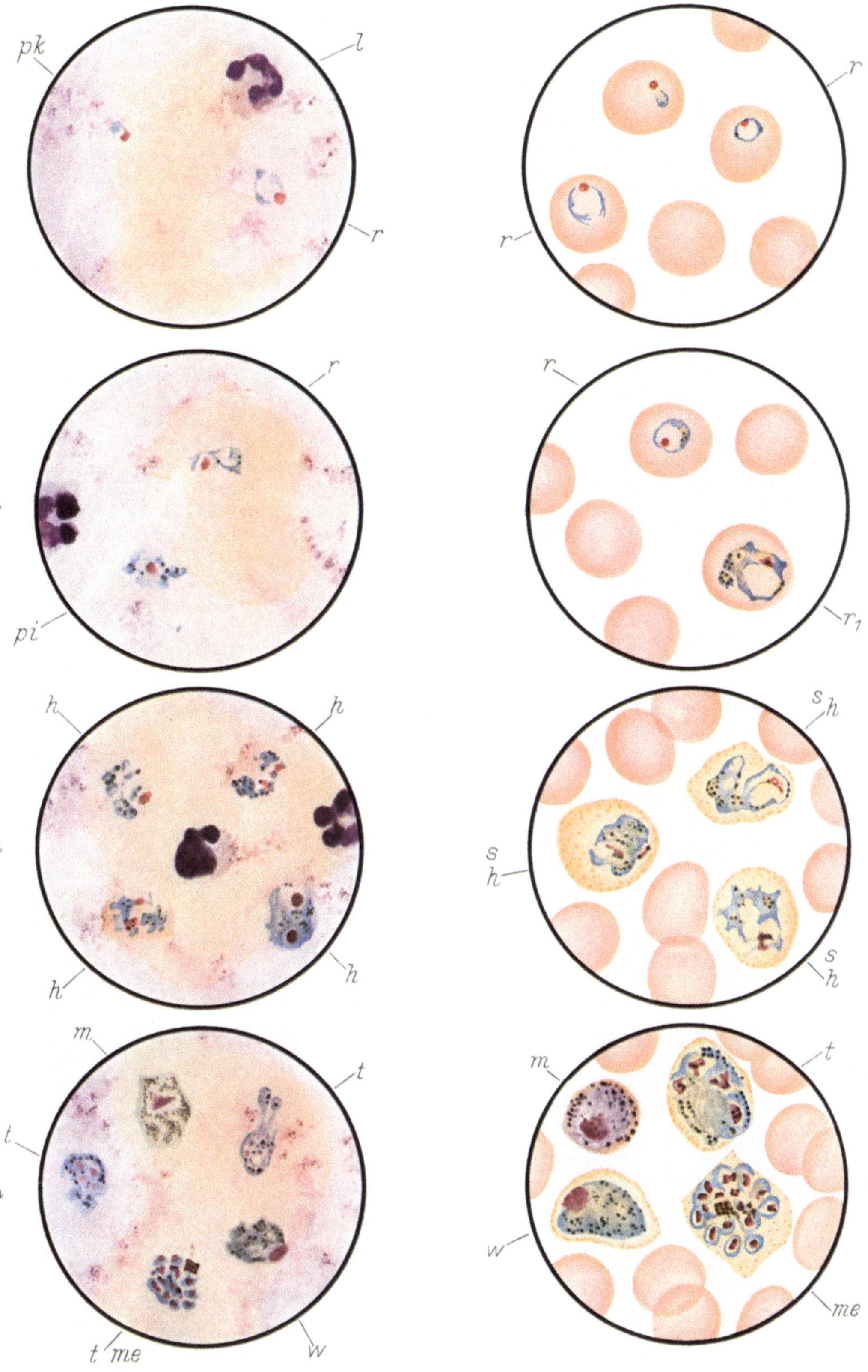

1a 1b 2a 2b 3a 3b 4a 4b

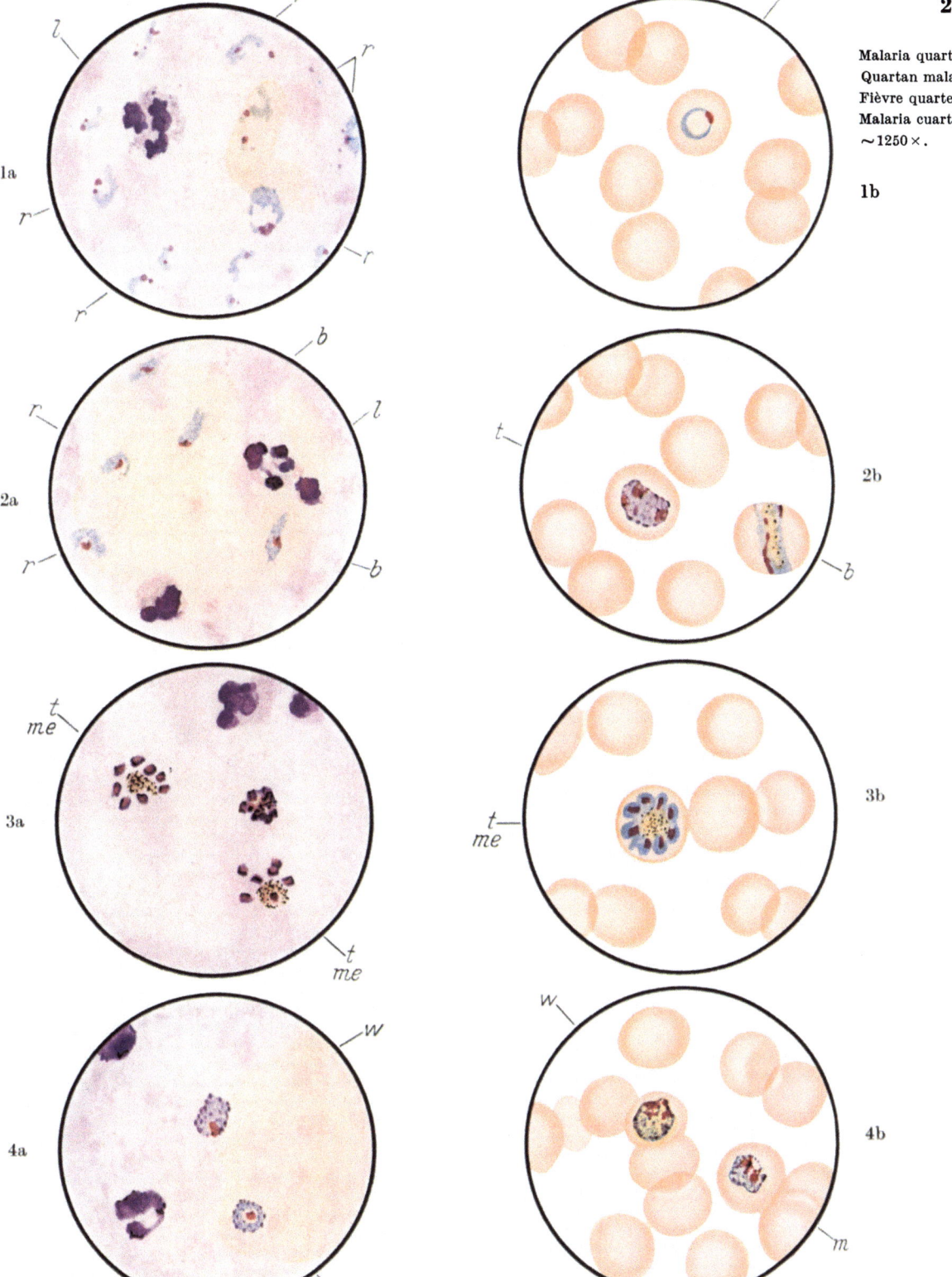

239

Malaria quartana.
Quartan malaria.
Fièvre quarte.
Malaria cuartana.
~1250×.

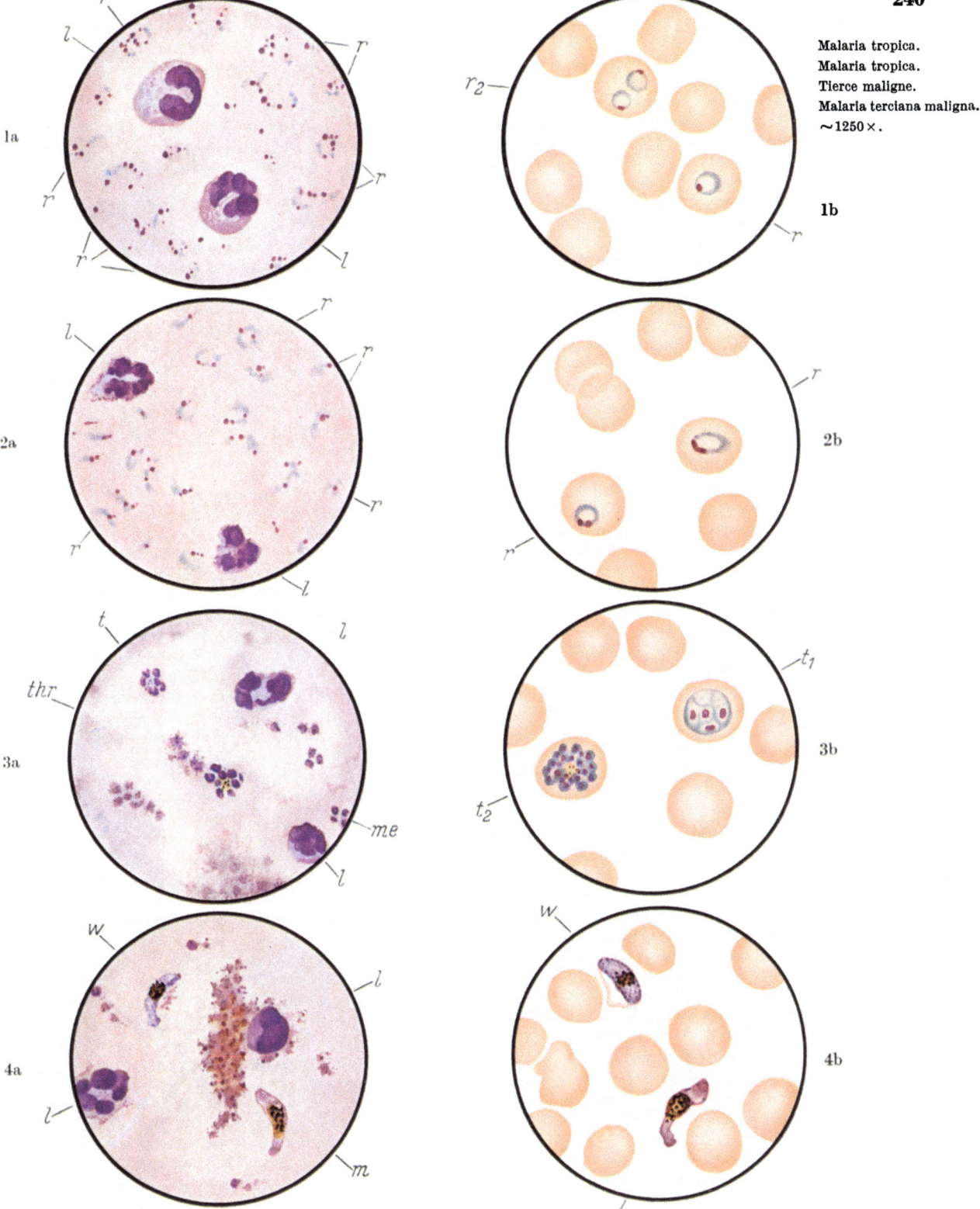

240

Malaria tropica.
Malaria tropica.
Tierce maligne.
Malaria terciana maligna.
~1250×.

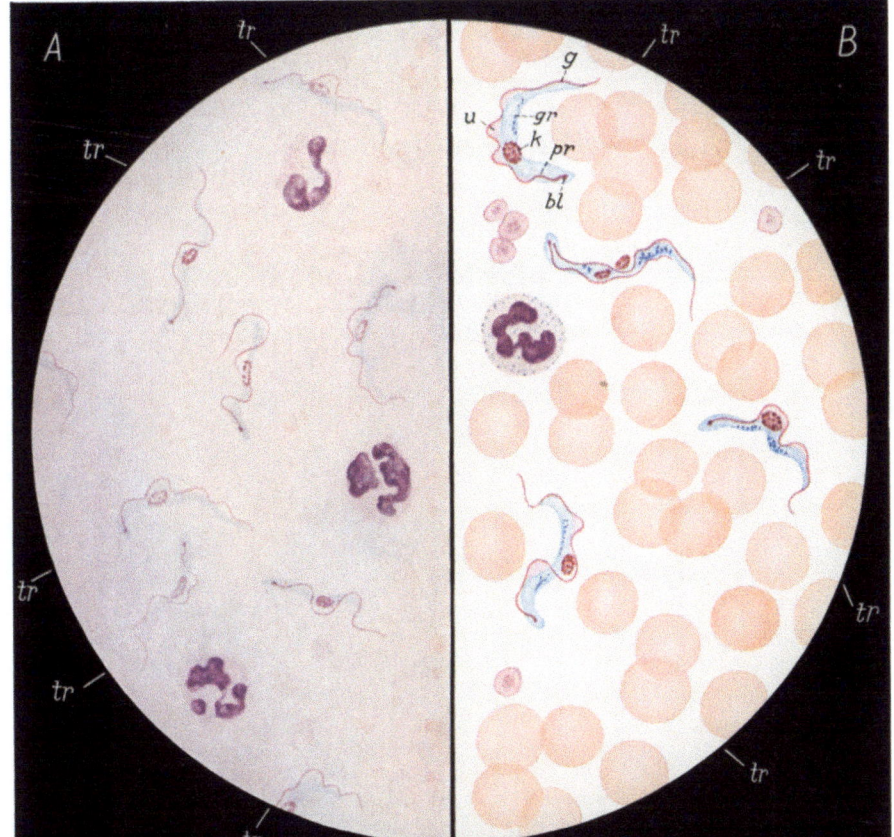

241

Schlafkrankheit.
African trypanosomiasis.
Maladie du sommeil.
Enfermedad del sueño.
~1100×.

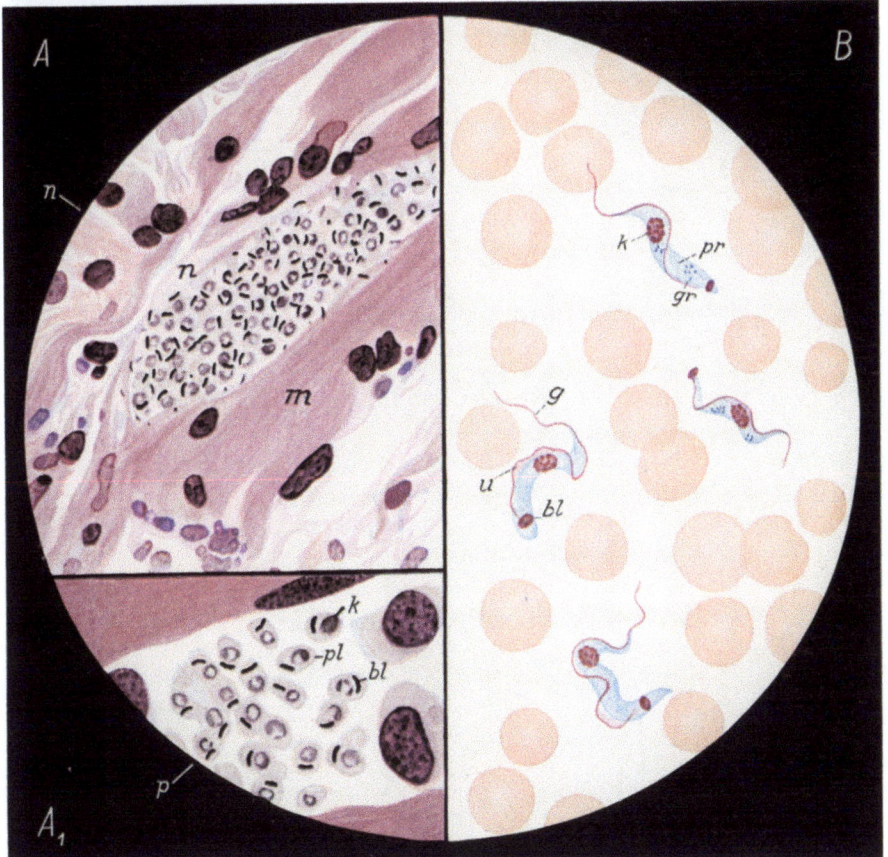

242

Chagaskrankheit.
Chagas' disease.
Maladie de Chagas.
Enfermedad de Chagas.
~600× und 1250×.

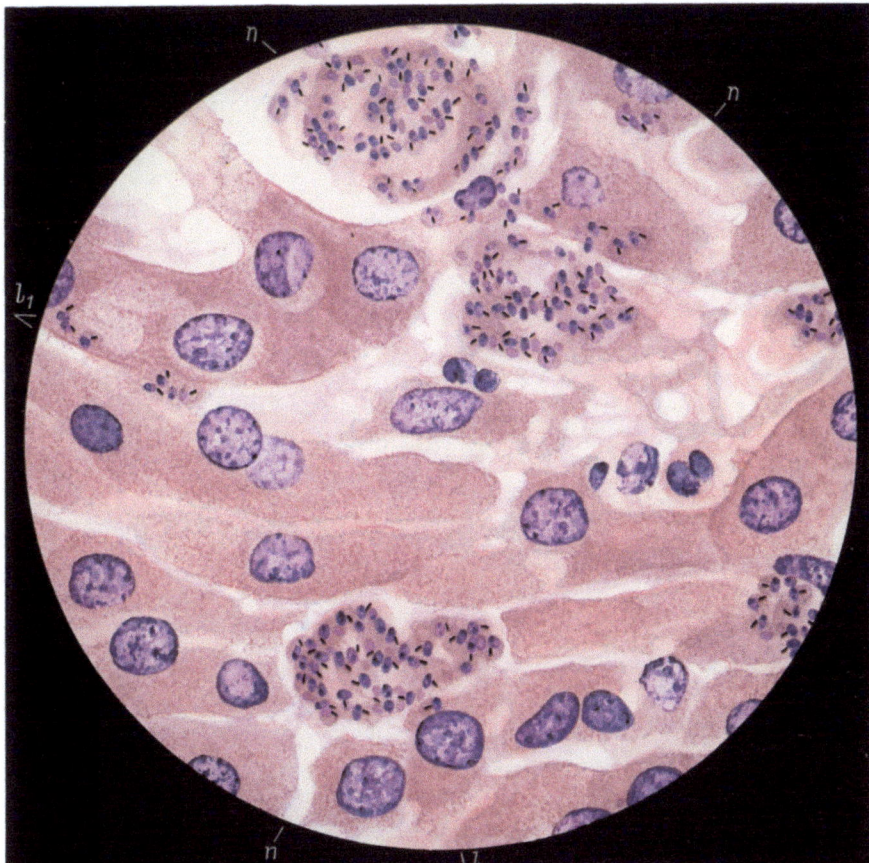

243

Kala-Azar.
Kala-Azar.
Kala-Azar.
Kala-Azar.
~1100×.

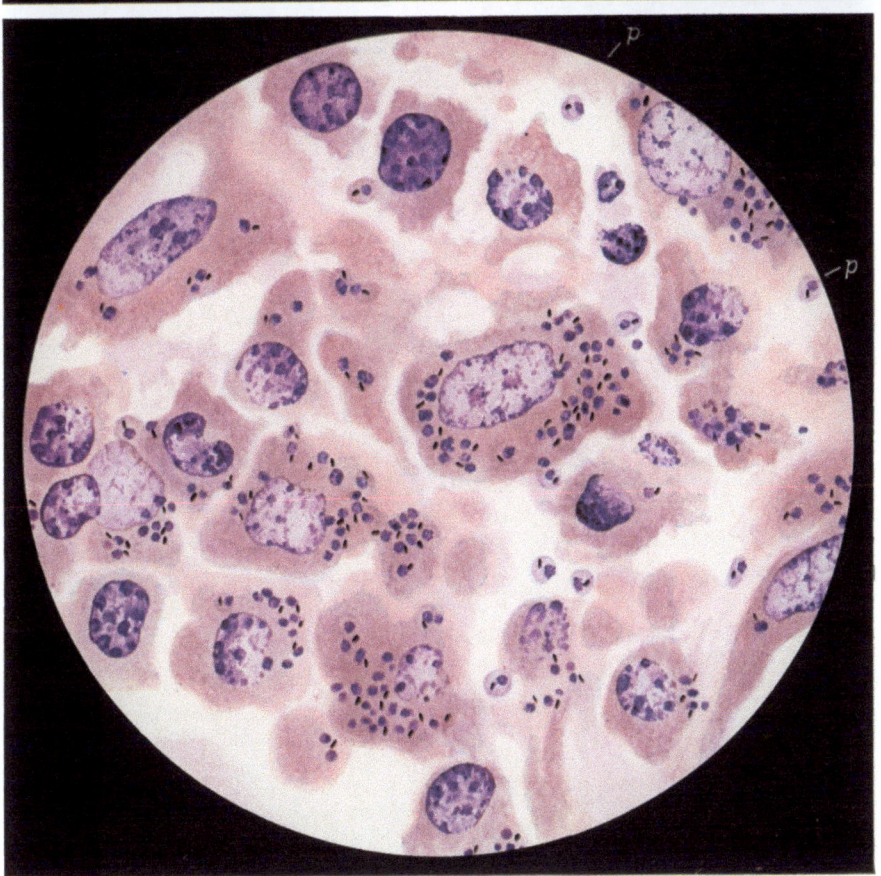

244

Kala-Azar.
Kala-Azar.
Kala-Azar.
Kala-Azar.
~1100×.

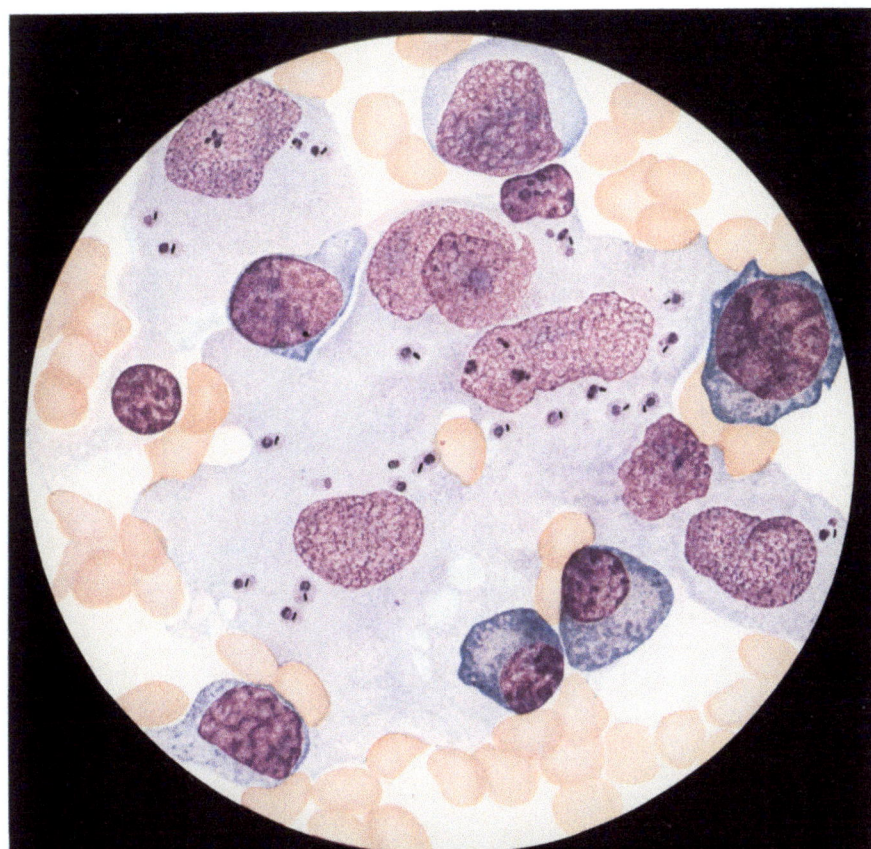

245

Kala-Azar.
Kala-Azar.
Kala-Azar.
Kala-Azar.
∼1100×.

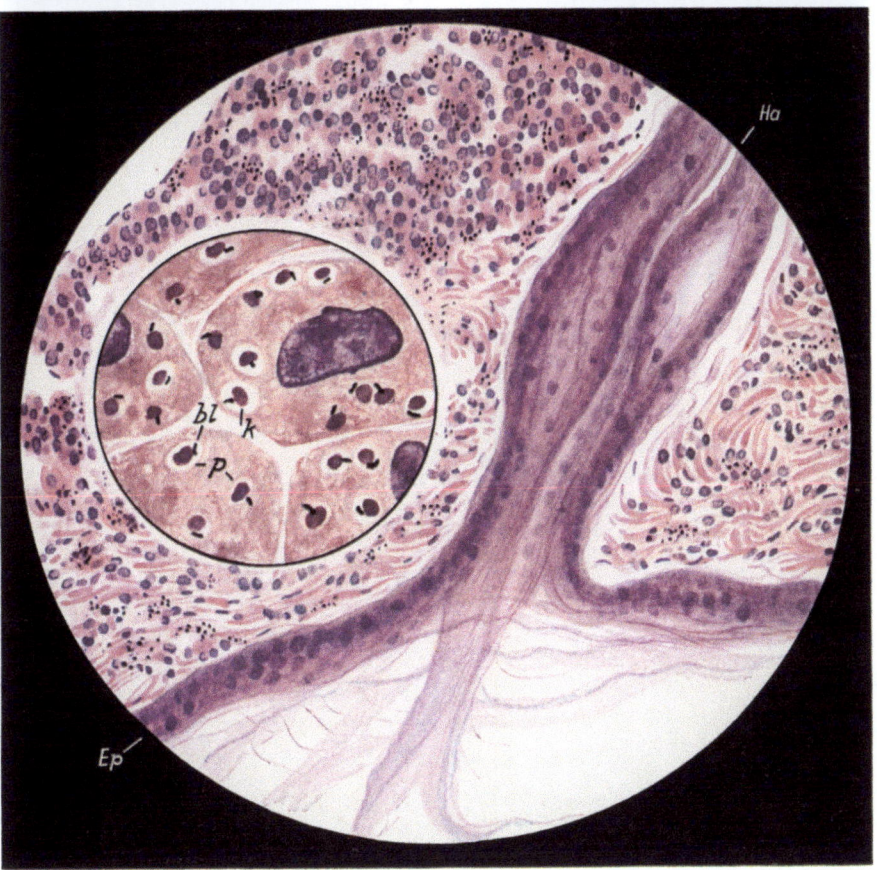

246

Orientbeule.
Aleppo boil.
Bouton d'Orient.
Botón de Oriente.
∼300× und 2700×

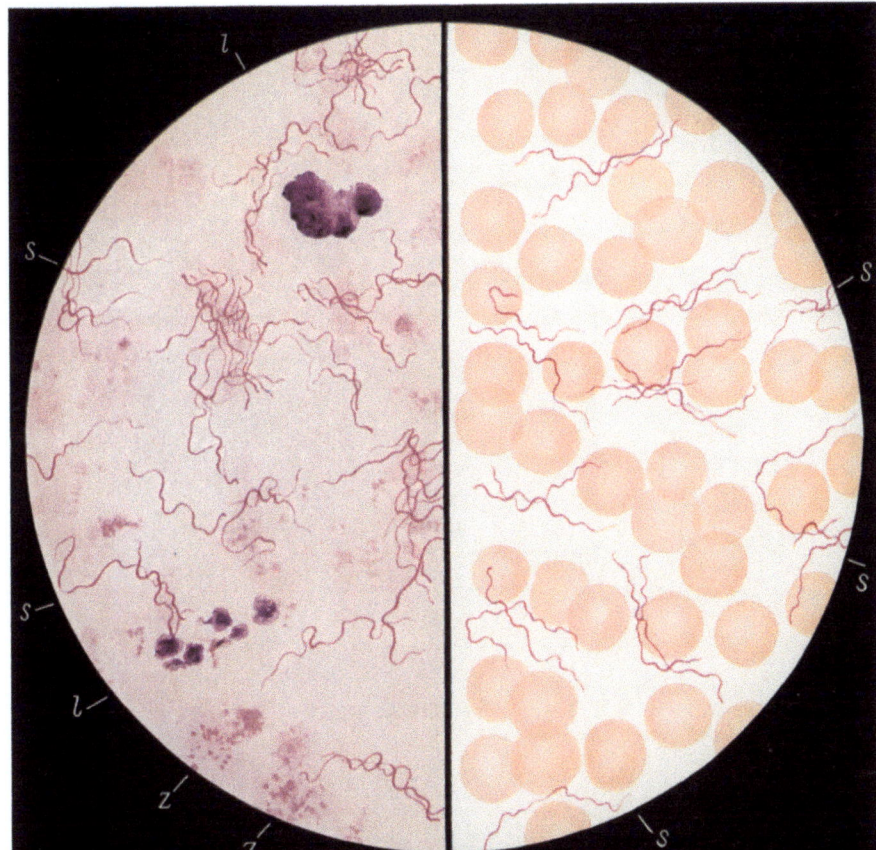

247

Rückfallfieber.
Relapsing fever.
Fièvre récurrente.
Fiebre recurrente.
∼1100×.

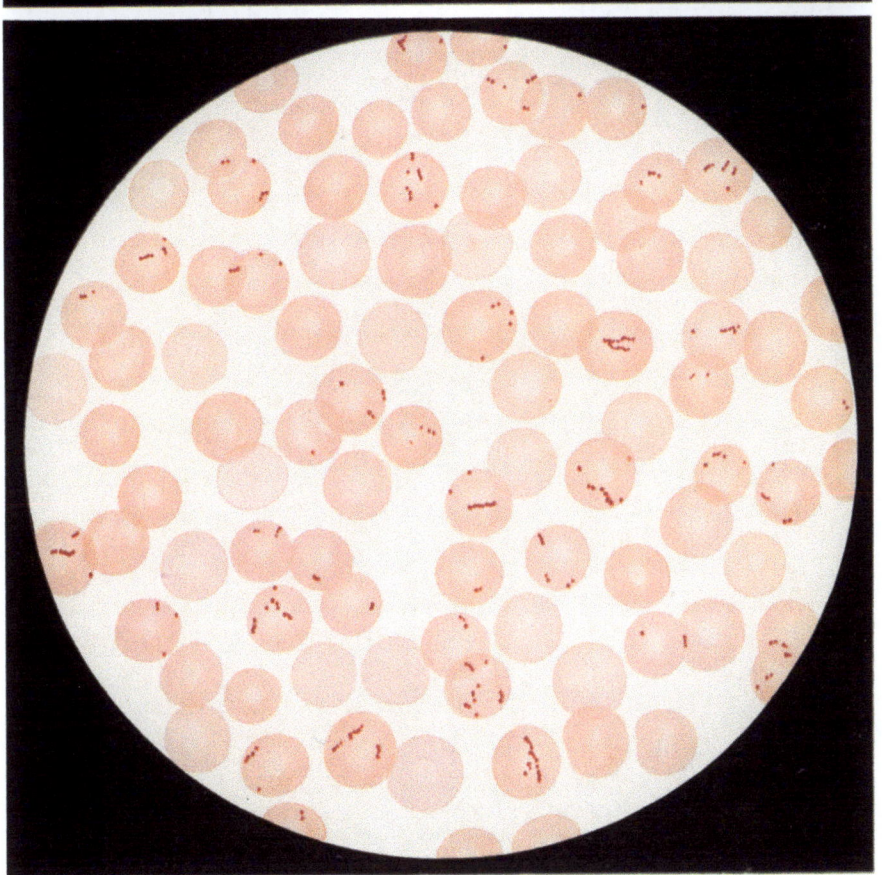

248

Oroyafieber.
CARRION's disease.
Fièvre d'Oroya.
Fiebre de Oroya.
∼1100×.

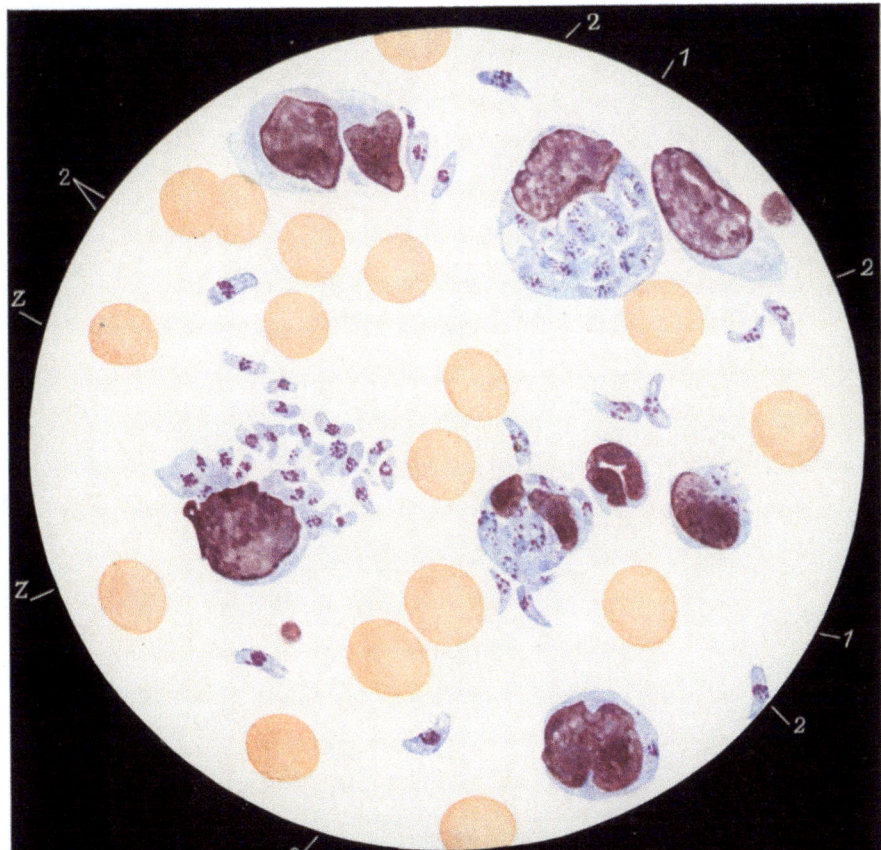

249

Toxoplasmose.
Toxoplasmosis.
Toxoplasmose.
Toxoplasmosis.
~1100×.

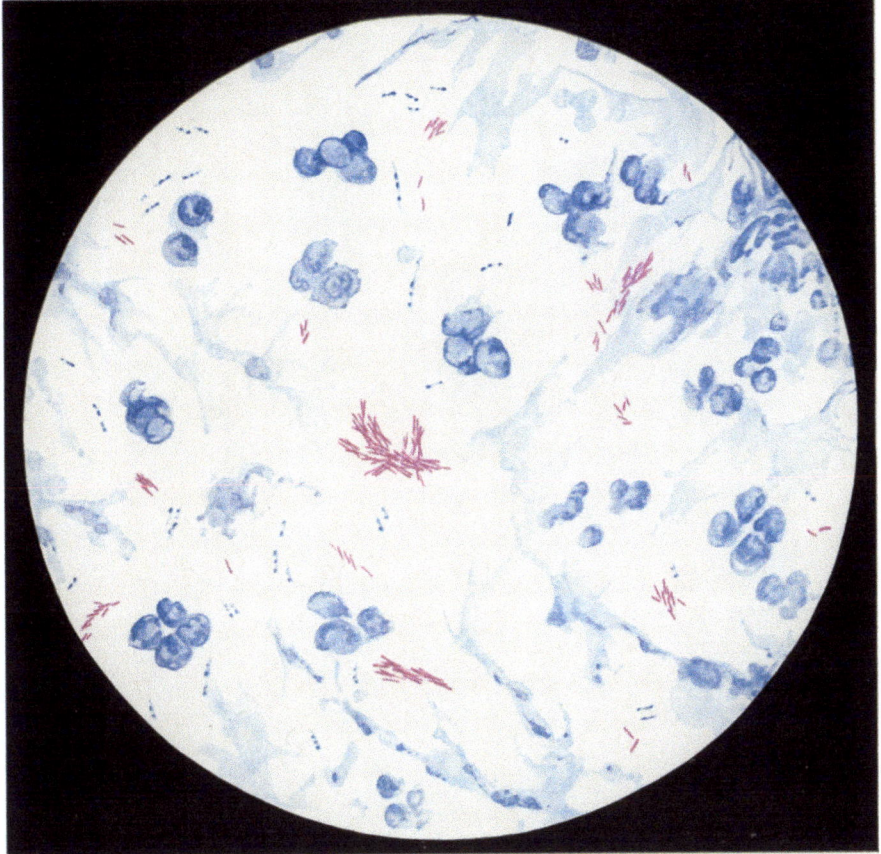

250

Lepra.
Leprosy.
Lèpre.
Lepra.
~1100×.

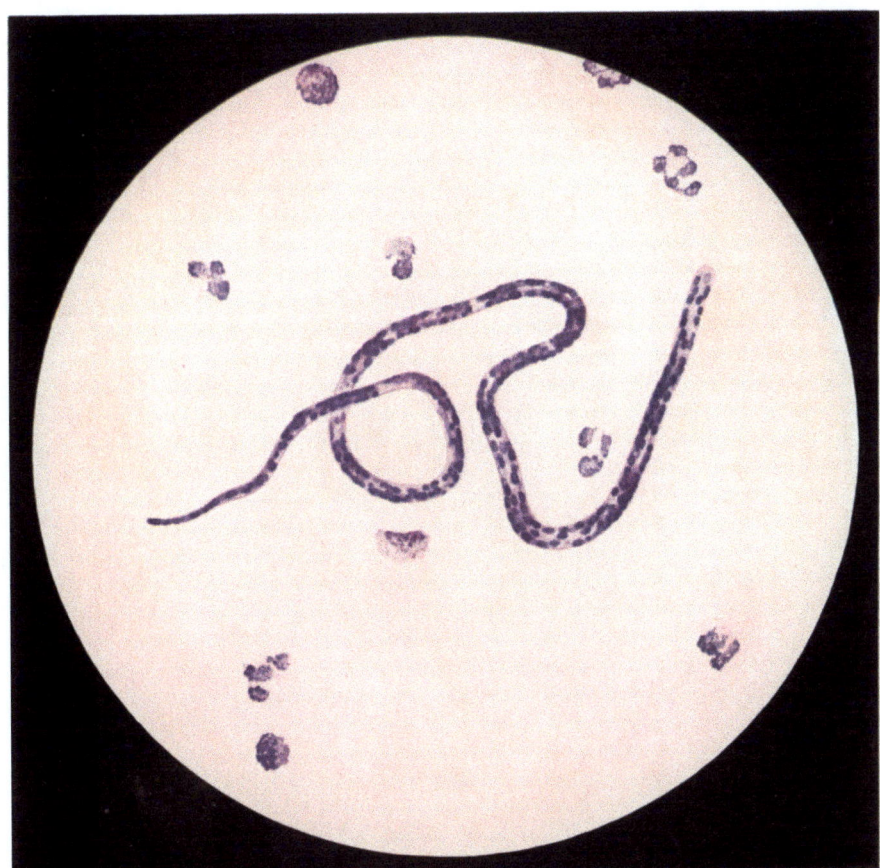

251

Acantocheilonema, perstans.
Acanthocheilonema perstans.
Achantocheilonema perstans.
Acantoqueilonema.
~700×.

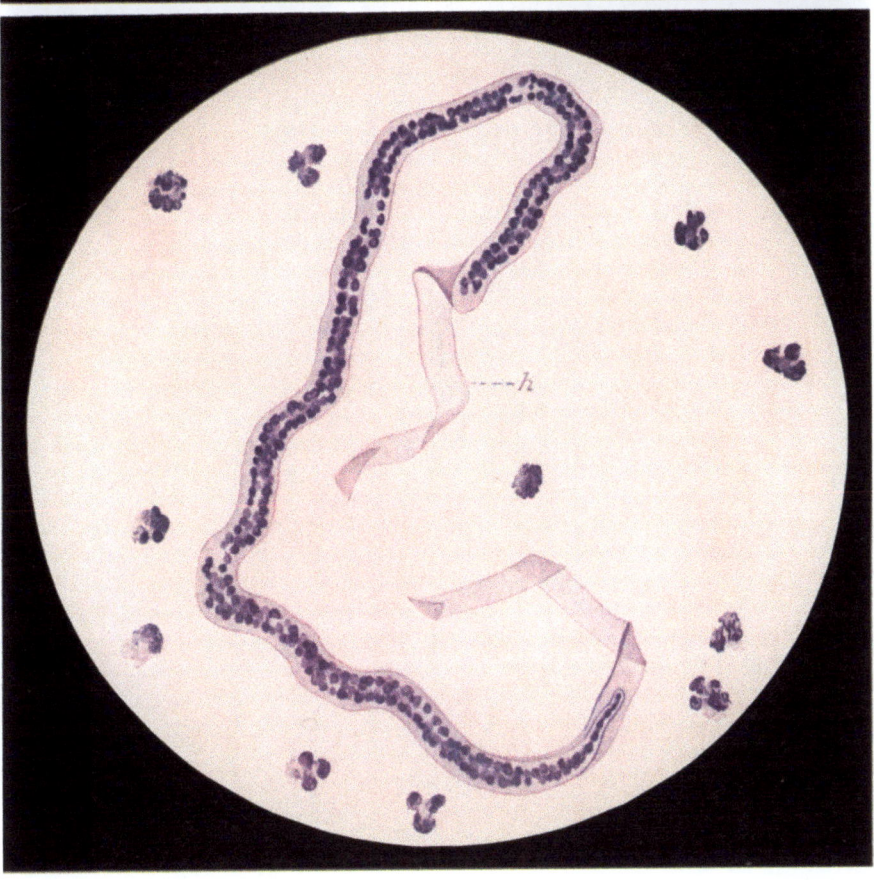

252

Loa loa.
Loa loa.
Loa-Loa.
Loa loa.
~700×.

253

Wuchereria bancrofti.
Wuchereria bancrofti.
Wuchereria Bancrofti.
Wucheria bancrofti.
~700×.

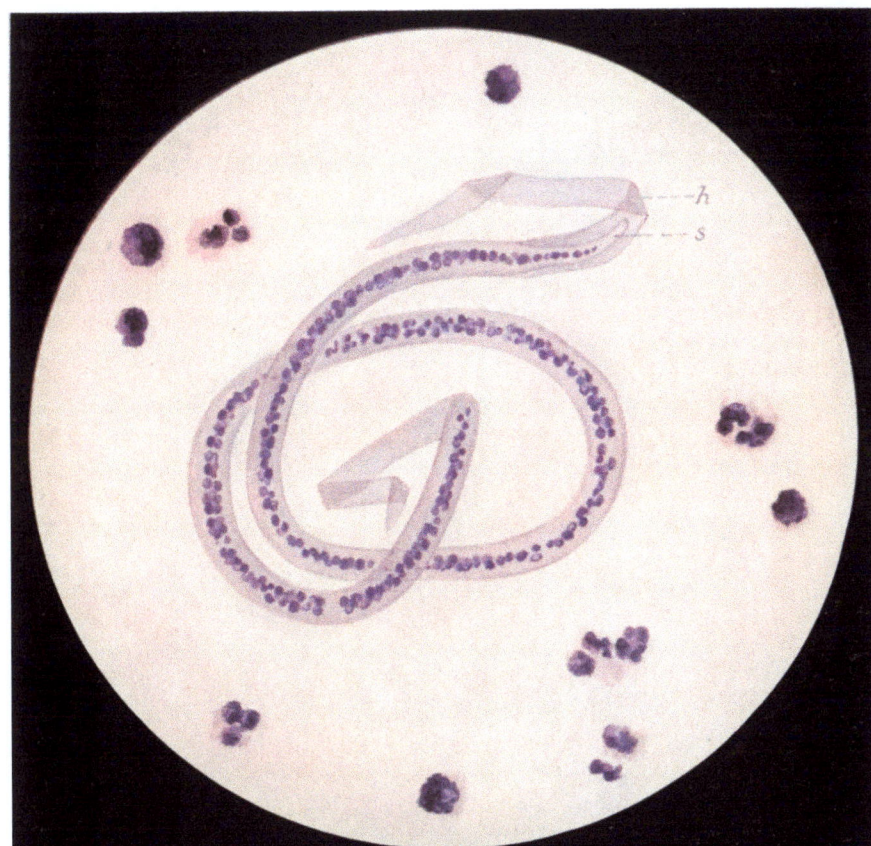

254

Onchocerca volvulus.
Onchocerca volvulus.
Onchocerca volvulus.
Onchocerca volvulus.
~2× und 80×.

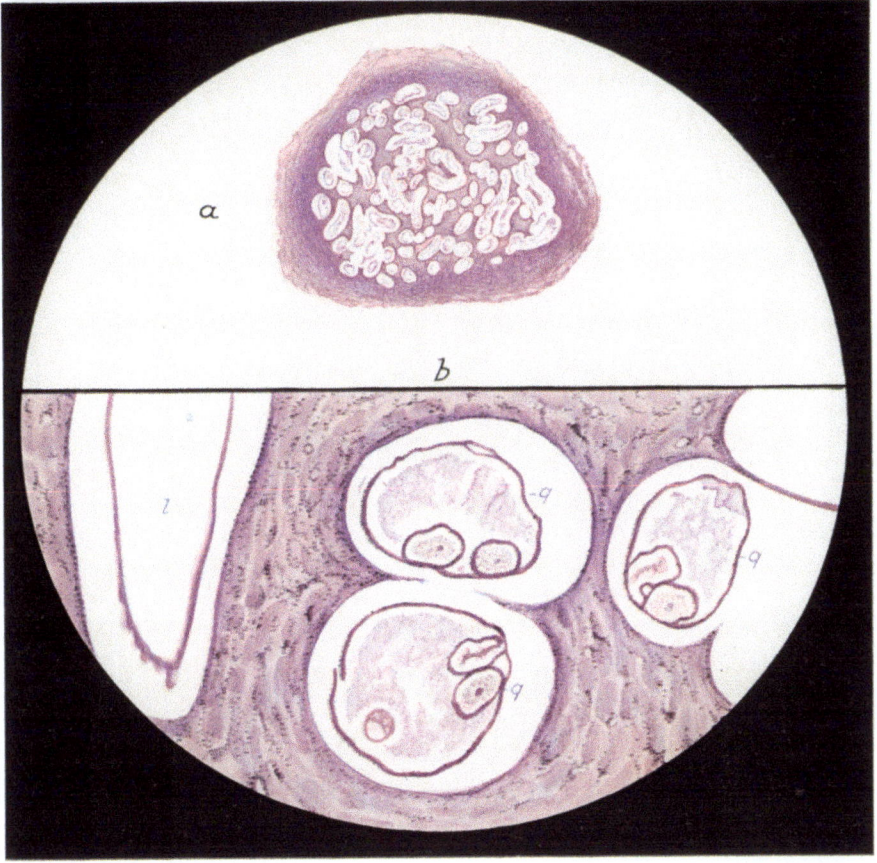

255

Wurmeier.
Worm eggs.
Oeufs de vers intestinaux.
Huevos de helmintos.
~400×.

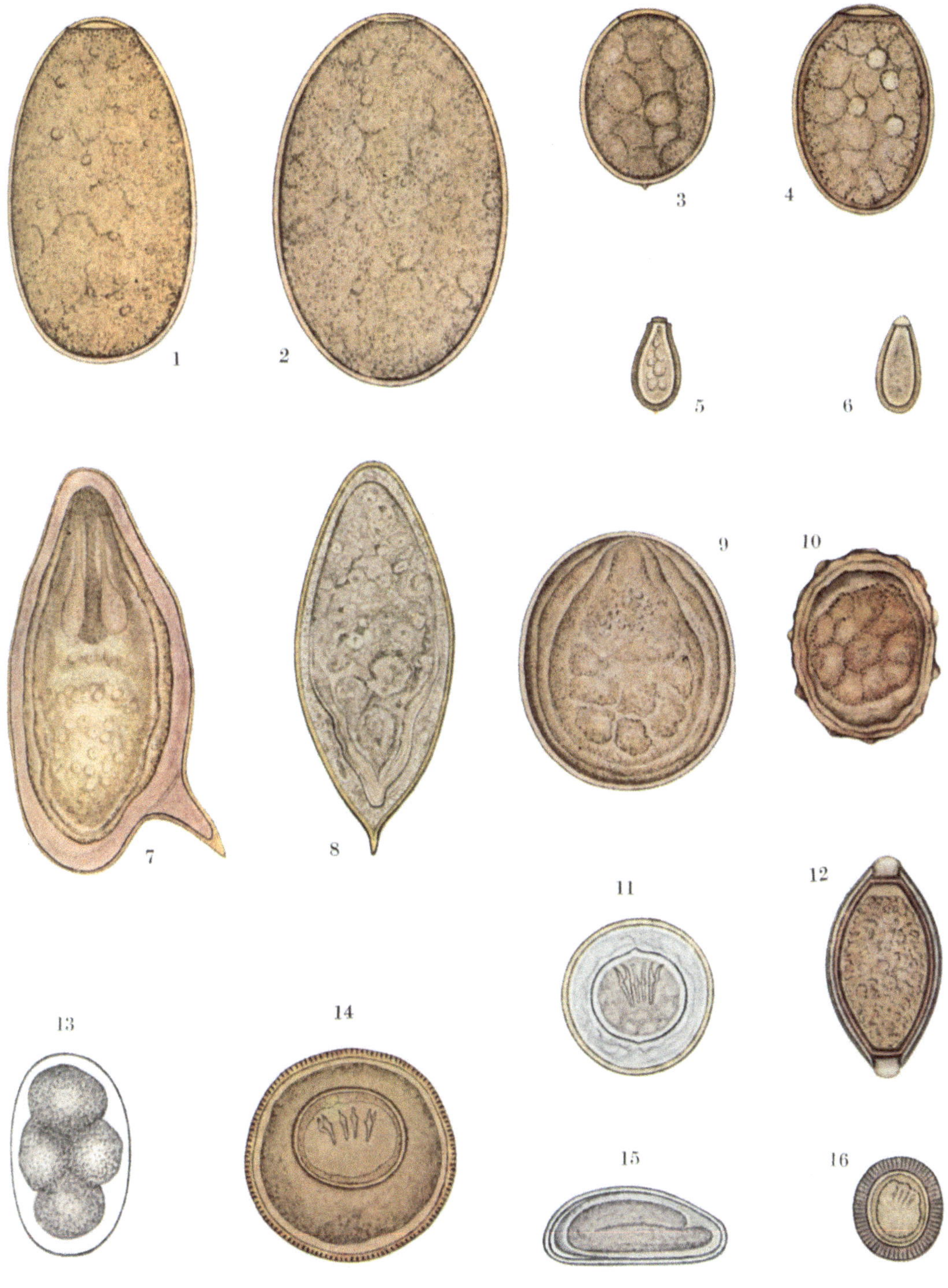

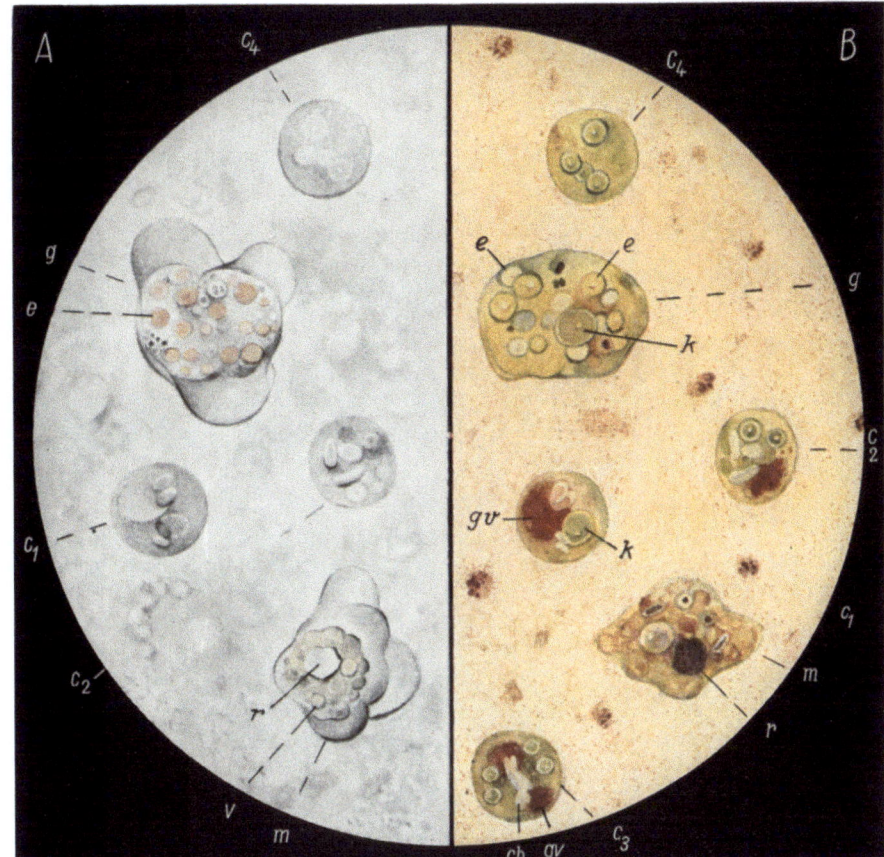

256

Amöbenruhr.
Amebic dysentery.
Dysentérie amibienne.
Disenteria amebiana.
∼2000×.

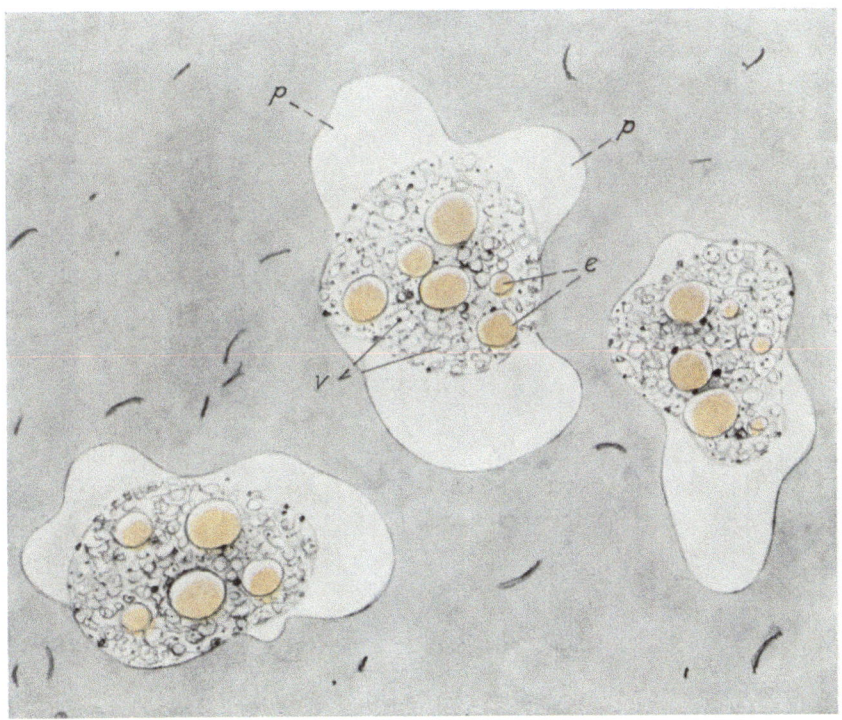

257

Entamoeba histolytica.
Entamoeba histolytica.
Entamoeba histolytica.
Entameba histolítica.
∼5000×.

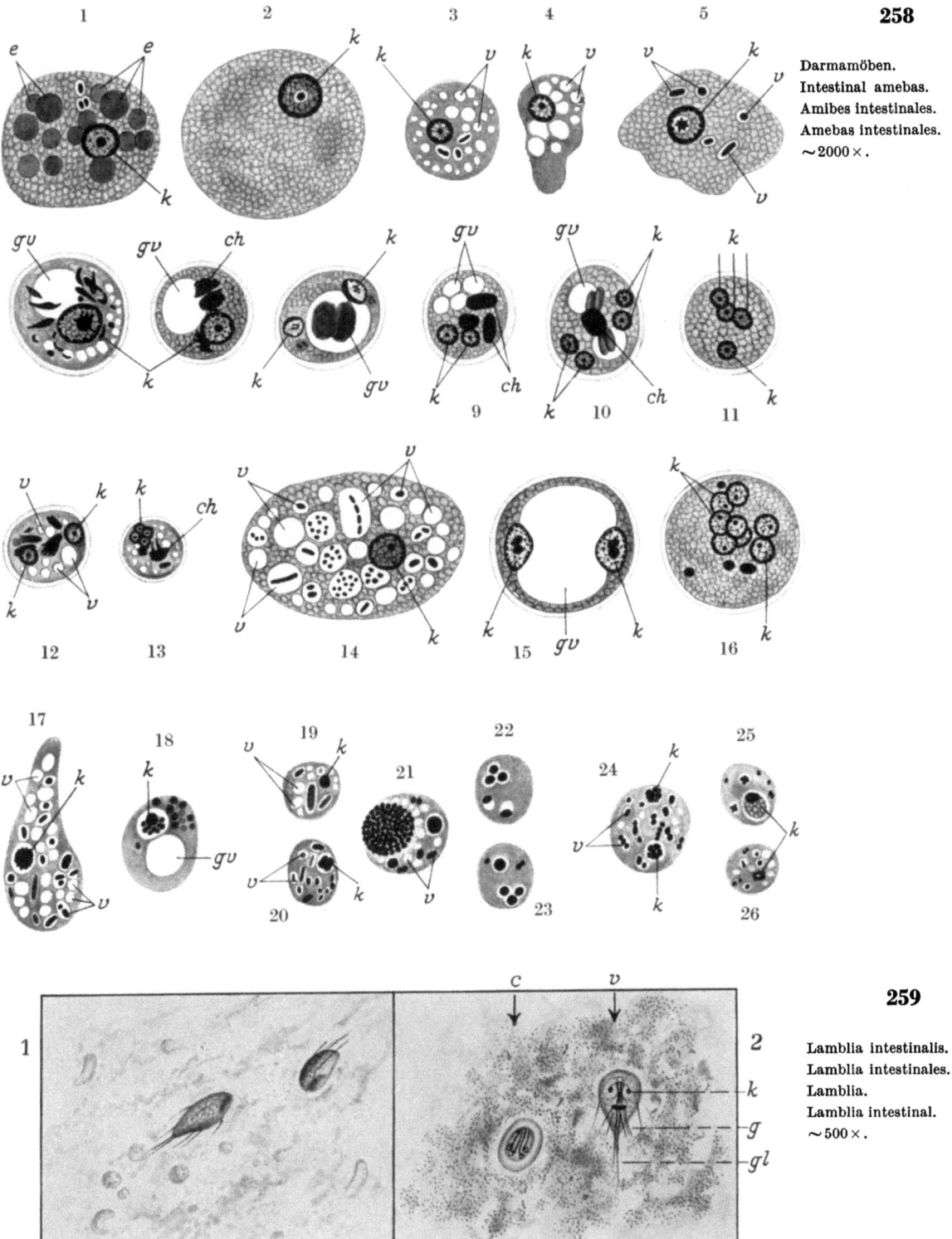

258

Darmamöben.
Intestinal amebas.
Amibes intestinales.
Amebas intestinales.
~2000×.

259

Lamblia intestinalis.
Lamblia intestinales.
Lamblia.
Lamblia intestinal.
~500×.

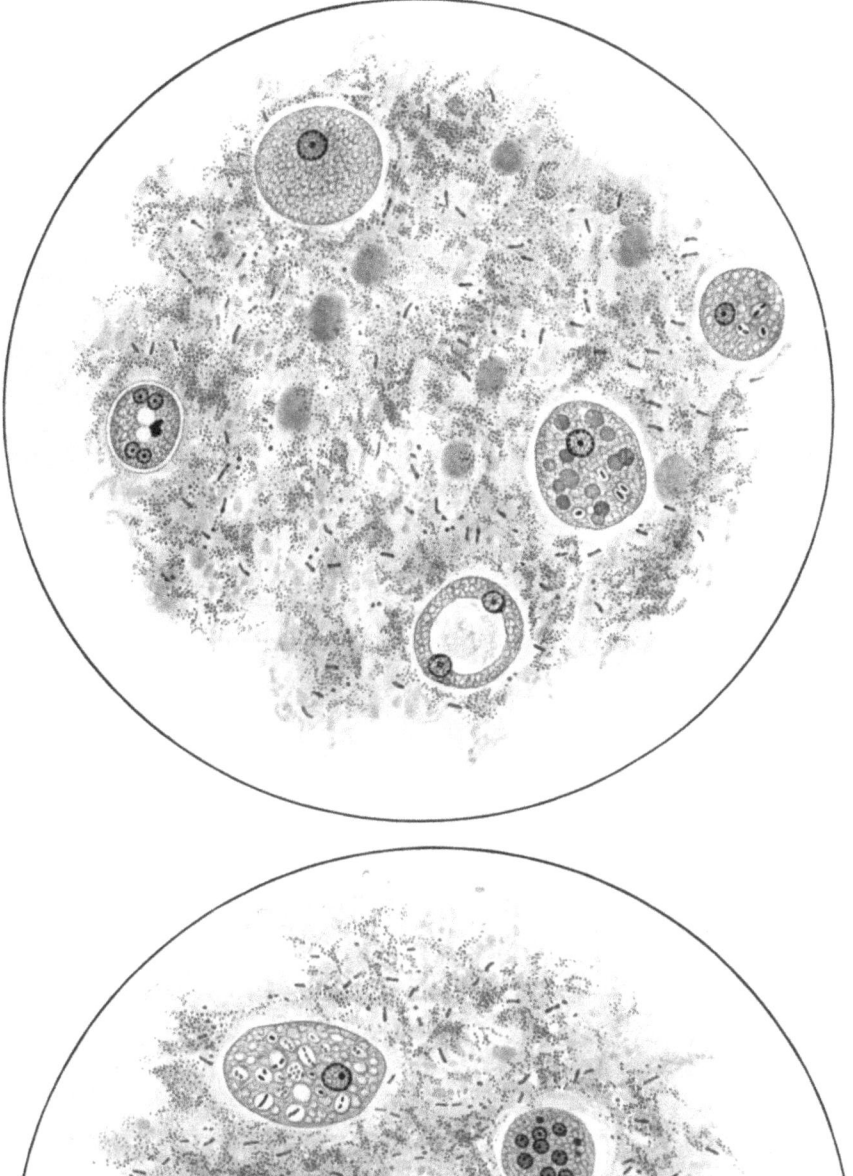

260

Entamoeba histolytica.
Entamoeba histolytica.
Entamoeba histolytica.
Entameba histolítica.
∼ 2000 ×

261

Entamoeba coli.
Entamoeba coli.
Entamoeba coli.
Entameba coli.
∼ 2000 ×

Sachverzeichnis.

Die im Normaldruck gesetzten Zahlen beziehen sich auf die Seiten im Textband,
die *kursiv* gesetzten auf die *Tafelnummern* im Text- und Bildband.

Abbauformen, leukocytäre 16, *14*.
Abortus completus 76.
— incompletus 81, *229*.
Abstrichdiagnostik 72.
Acantocheilonema 88, *251*.
Achromocyten-Färbung 5.
Achromoreticulocyten, Färbung 5.
Achylie, Magencytologie 69, *206*.
Adenocarcinom 82, *234*.
Agranulocytose 43.
—, allergische 44, *113*.
—, Myelogramm bei 22.
Akute Leukämie s. unreifzellige Leukose.
— lymphatische Leukämie 40, 41, *101*, *102*; s. auch unreifzellige Leukosen.
Albuminurie bei Myelom 46.
ALDERsche Granulationsanomalie 17, *16*.
Aleukämische Myelosen 32.
ALTMANN-SCHRIDDEsche Lymphocytengranula, Darstellung 6.
Amöben, Nachweis 9.
Amöbenruhr 90, 91, 92, *256*, *257*, *258*, *259*.
Amyloid bei Myelom 46.
Anämien, megaloblastische 24.
Ankylostoma duodenale 90, *255*.
Antikörper, atypische bei hämolytischer Anämie 23.
Aplasie des Knochenmarks 42.
Aplastische Anämie 42, 43.
Ascaris lumbricoides 90, *255*.
Ascites 67, 71.
— Cytologie 71, *214*, *217*.
Athrombie 43.
AUER-Stäbchen bei unreifzelliger Leukose 38, *87*.
Aufbrauchsperniciosa 25.
Ausschlüpfversuch nach FÜLLEBORN 9.
Ausstrichtechnik 2.
Azurgranulation der Lymphocyten bei lymphatischer Leukämie 34, *71*.
— — bei unreifzelliger Leukose 41, *102*.
— der Monocyten 19, *20*.

Bartonella bacilliformis 87, *248*.
Basalzellen 73, 75.
Basophile Granulocyten, Morphologie 17, *16*.
Basophile Granulocyten, Vermehrung bei chronisch-myeloischer Leukämie 32, *67*.
— —, — bei Polycythämie 28, *49*.
— Proerythroblasten 13, *6*.
Belegzellen 68, *203*—*205*.
BENCE-JONESscher Eiweißkörper bei Myelom 45.
— — bei Reticulose 49.
Berliner-Blau-Reaktion bei Hämochromatose 60, *174*.
—, Technik 6.
Bilharzia haematobium 89, *255*.
— japonicum 89, *255*.
— mansoni 89, *255*.
Blepharoblast 86, 87, *241*, *242*, *246*.
Bluteiweißveränderungen bei Makroglobulinämie 34, *74*.
— bei Myelom 45, 46.
Blutkörperchen, rote s. Erythrocyten.
Blutparasiten 84.
Blutplättchen s. Thrombocyten.
Blutungszeit bei Thromboponien 44.
Blutzellen, Übersicht 11, *12*.
BOECKsche Krankheit, Lymphknotenpunktat bei 55, *149*.
BRILL-SYMMERSsche Krankheit 54, *148*.
Bronchialcarcinom 63, *181*, *182*.
Bronchitis, Sputumcytologie 70, *210*, *211*.

CABOTsche Ringe 9, 14, 87, *248*.
Carcinoma colli 82, *232*, *233*.
Carcinomzellen 62—64, *180*—*184*.
— im Ascites 71, *217*.
— im Knochenmark 63, 64, 180, 184.
— im Pleurapunktat 71, *216*.
— im Vaginalausstrich 76, 77.
Cervixpolyp, Vaginalausstrich 81, *231*.
Chagas-Krankheit 86, *242*.
Chlorom 65, *195*.
Cholangitis, Cytologie 70, *209*.
Chondrosarkom 64, *187*.
Chromidialkörper 91, 92, *256*, *258*.
Chronisch lymphatische Leukämie s. Lymphatische Leukämie.
— myeloische Leukämie s. Myeloische Leukämie.
Clonorchis sinensis 89, *255*.

COOMBS-Test 23.
Cristapunktion 1.
Cyclusanomalien 77.
Cyclusdiagnostik 72, 76, 77.
Cyclusphase, ruhende 77, *219*.
Cystenform der Amöben 90, *256*
— der Lamblien 92, *259*.
Cytogramm der Vagina 73.
Cytolyse bei Lymphogranulomatose 59, *167*.

Darmamöben 91, *258*.
Deciduazellen 76.
Depressorische Krisen 23.
Desoxyribosenucleinsäure, histochemischer Nachweis 19.
Dicker Tropfen 84, 85, *238*—*240*.
Dientamoeba fragilis 91, *258*.
Diphyllobothrium latum 89, *225*.
Dornfortsatzpunktion 1.
Drüsenzellen 81, *231*.
Duodenalsediment, Cytologie 70, *209*.
Dyshormonale Rhythmusstörung 77.

E-Zellen 80, *225*.
Eisenmangelanämie 21, 29.
—, Myelogramm bei 22.
Ektoplasma der Amöben 92.
Elektrophorese-Diagramme bei Myelom 45, 46, 47.
Elliptocyten *8*, *14*.
Endocervicalzellen 76.
Endolimax nana 91, *258*.
Endometriumzellen 79, *225*.
Endoplasma der Amöben 92.
Endothelien, Morphologie *4*, *12*.
Entamoeba coli 91, 92, *258*, *261*.
— Hartmanni 91, *258*.
— histolytica 90, 91, 92, *256*, *257*, *258*, *260*.
— tennis 91, *258*.
Enterobius vermicularis 90, *255*.
Eosinophile Degeneration 60, *173*.
— Granulocyten, Morphologie 16 17.
— —, Peroxydasereaktion 17.
— —, Vermehrung bei chronischmyeloischer Leukämie 32, *67*.
— —, — bei Polycythämie 28, *49*.
— Leukämie 31.
Eosinophiles Körperchen 60, *173*.

Eosinophilia persistens 31.
Eosinophilie 31, *58, 59*.
— bei Lymphogranulomatose 57.
— bei Lymphocytosis infectiosa acuta 33.
— mit Splenomegalie 31.
Epithelien, Morphologie *4*, 12.
Epitheloidzellen bei BOECKscher Krankheit 55, *149*.
Epitheloidzelltuberkulose 55, *149*.
Epithelzellen der Mundhöhle *4*, 12.
Erosionszellen 76.
Erythrämie 29.
—, akute 30, *54, 55*.
Erythroblasten, FEULGEN-Reaktion 19, *21*.
—, polychromatische *7, 13*.
Erythroblastose, chronische 29, *50—53*.
—, fetale 24, *31*.
Erythroblastosen des Erwachsenen 29.
—, reaktive 29.
Erythrocyten, basophil punktierte *8, 14*.
—, hypochrome *8, 14*.
—, Morphologie *8, 9, 14*.
—, normale *8, 14*.
—, polychromatische *9, 14*.
Erythroleukämie 36, 42, *107—110*.
Erythrophagie *4, 12*.
— bei hämolytischer Anämie 23.
Erythropoese *1*, 11.
—, Hyperplasie der, bei Eisenmangel *21, 29*.
—, —, bei hämolytischer Anämie 23.
—, —, bei Polycythämie 28, *49*.
—, Linksverschiebung der, bei Eisenmangel *21, 29*.
—, —, beim Infekt 30, *56*.
EWING-Sarkom 66.
— Knochenmarkpunktion 67, *200*.
Extrinsic factor 25.

Färbeverfahren 4.
Fasciola hepatica 89, *255*.
Fasciolopsis baski 89, *225*.
Fehlgeburt, Diagnose der 76.
FERRATA-Zellen *3*, 12.
Fetale Erythroblastose 24, *31*.
Fettsäuren, histochemischer Nachweis 49, *134*.
Fettspeichernde Zellen *4*, 12.
Fettcirrhose, Leberpunktat bei 60.
FEULGEN-Reaktion bei Lymphogranulomatose 58, *162*.
— bei unreifzelliger Leukose 39, *91*.
—, Morphologie 19, *21*.
—, Technik 5.
Filarien 88, *251—254*.
Filariennachweis 9.

Folsäure 25.
Fornixcarcinom, Pleurametastase 71, *216*.
Fruchtwassercytologie 77.
Funktionalis der Vagina 75.
Funktionsstörung des Genitale 77.

Gallertcarcinom 64, 71, *184, 217*.
Gamet 84, *238*.
Gargoylismus 18.
GAUCHERsche Erkrankung 49, *133*.
— Zellen 49, *133, 134*.
Gelenkveränderungen bei Myelom 46.
Genitalblutungen, Diagnose der 76.
Gerinnungszeit bei Thrombopenien 44.
Gewebsbasophile, diagnostische Bedeutung 15.
— bei Lymphknotenhyperplasie 54, *145*.
— bei Makroglobulinämie 34, *74*.
— Morphologie *11*, 15.
Gewebseosinophilie bei Lymphogranulomatose 57, *157, 159*.
Gewebsmastzelle s. Gewebsbasophile.
Giardia intestinalis 92, *259*.
GLANZMANNsche Thrombasthenie 44, *116*.
Glykogenhaltige Zellen 75.
Granulation, toxische *16*, 17.
Granulationsanomalie, ALDERsche *16*, 17.
Granulationszellen 76.
Granulocyten, basophile *16*, 17.
—, eosinophile *16*, 17.
—, neutrophile *13, 14*, 16.
— bei Perniciosa 18, *18*.
Granulocytopenie 43.
Granulomer 20.
Granulopenie 43.
Granulopoese *1, 2*, 11.
—, Hyperplasie der, bei chronisch-myeloischer Leukämie 32, *64—67*.
—, —, beim Infekt 30.
—, Linksverschiebung beim Infekt 30, *56*.
Gravidität, Cytogramm der 80, *226—228*.
—, Cytologie der 75, *226—230*.
Großfolliculäres Lymphoblastom 54, *148*.
— —, Beziehungen zur hyperergischen Lymphknotenhyperplasie 54, *146*.
GUMPRECHTsche Schollen bei lymphatischer Leukämie 34, *70*.
— — bei unreifzelligen Leukosen 41, *102*.

Hämatoxylin-Eosin-Färbung 8.
Hämochromatose, Leberpunktat bei 60, *174*.
Hämolytische Anämie, Achromocyten bei 27, *44*.
— —, Knochenmark 23, *30*.
— —, Myelogramm bei 22.
— Anämien, Einteilung 23.
Hämolytische Krisen 23.
Hämolytischer Ikterus s. hämolytische Anämien.
Hämorrhagische Diathese bei unreifzelliger Leukose 36.
Hämosiderose 60.
Hakenwurm, Eier 90, *255*.
Halbmondkörper 27.
Halonierende Granula 77.
HANGANATZIU-DEICHERsche Reaktion 31.
Hauptzellen 69, *205*.
HEINZsche Innenkörper 24, *32*.
— —, Darstellung 6.
Hepatitis, akute, Leberpunktat bei 60, *172, 173*.
Herpes simplex 71.
— zoster 71, *218*.
Hiatus leucaemicus *34*, 37.
HODGKIN-Zellen 57, 58, *157—165*.
HODGKINsche Krankheit s. Lymphogranulomatose.
Hormonspiegel, Wirkung auf Vaginalcytogramm 75.
Hyalomer 20.
Hymenolepsis diminuta 90, *255*.
— nana 90, *255*.
Hypereosinophilie 31.
Hypernephrom, Knochenmetastase 65, *194*.
Hyperplasie der Erythropoese bei chronischer Erythroblastose 29, *50—53*.
— — bei Eisenmangel *21, 29*.
— — bei hämolytischer Anämie 23, *30*.
— — bei Polycythämie 28, *49*.
— der Granulopoese bei chronisch myeloischer Leukämie 32, *64—67*.
— — beim Infekt 30.
Hyperproteinämie bei Myelom 45.
Hypochromie der Erythrocyten *8*, 14.
Hypohormonale Rhythmusstörung 77.

Infekt, Knochenmark bei 30, *56, 57*.
—, Myelogramm bei 22.
Infektiöse Mononucleose 31, *60* bis *63*.
— — Lymphknotenpunktat bei 52.
— —, Peroxydasereaktion 32, *63*.
Innenkörperanämie 24, *32*.

Intermediäre Zelltypen der Vagina 77, *219*.
Intermediärzellen 73, 79, *225*.
Intrinsic factor 25.

Jodamoeba büttschlii 91, *258*.
JOLLY-Körper, bei chronischer Erythroblastose 29.
JOLLY-Körperchen *9*, 14.

Kala-Azar 86, *243—245*.
Kalabarschwellung 88.
Karrhyorhexis bei Erythrämie 30, *54*.
Kernanomalie, PELGERsche *16*, 17.
Kernkörperchen s. Nucleolen.
Klimakterium 75.
Knochenmark, Auszählungstechnik 21.
—, leeres 43, *111*.
—, lymphatische Infiltrierung 33.
—, normales *1*, *2*, 11, 28, *47*.
—, —, Morphologie 21, *27*, *28*.
Knochenmarksaplasie 42.
Knochenmarkspunktat, Tumorzellen im 63, *180*, *184*, *194*, *200*.
Knochenmarkspunktion, Technik 1.
Kokardenzellen *9*, 15.
Kräuselzellen 78, *219*.
Kugelzellen 23.
 s. auch Mikrosphärocyten.
KUPFFERsche Sternzelle 60, *173*.

Lamblia intestinalis 92, *259*.
LANGHANSsche Riesenzellen 55, 56, *151—153*, 155.
Leberdystrophie, subakute, Leberpunktat bei 60, *170*.
Leberpunktate 59, *168—174*.
Leberzellen bei chronischer Cholangitis 70, *209*.
—, normale 60, *168*, *171*.
Lebercirrhose, Leberpunktat bei 60.
Leishmania donovani 86, *243—245*.
— tropica 87, *246*.
Lepra 87, *250*.
Leptocyten *9*, 15.
Leukämie, eosinophile 31.
Leukoplakien 77.
Linksverschiebung der Erythropoese beim Infekt 30.
— der Granulopoese bei chronisch myeloischer Leukämie 32, myeloischer Leukämie 32, *64*, *67*.
— — beim Infekt 30.
Lipofuscin im Leberpunktat 60, *168*.
Loa-Loa 88, *252*.
Lupus erythematodes-Zellen 50, *135*.

Lymphadenitis, einschmelzende 56, *154*.
Lymphatische Leukämie 33, *69* bis *73*.
— —, Myelogramm bei 22.
— —, Splenogramm bei 51.
— Plasmazellen 19, *19*.
— Reizformen 19, *19*.
— Reticulumzelle 52, 53, *138* bis *147*.
— Reticulumzellen, gereizte 53, *141*.
Lymphknotenhyperplasie 53, *139* bis *147*.
—, einfache 53, *139—143*.
—, hyperergische 54, *144—147*.
Lymphknotenpunktat bei infektiöser Mononucleose 52.
— bei Lymphogranulomatose 57, 58, *157—167*.
—, normales 52, *138*.
— bei Reticulosarkom 66, 67, *198*, *199*.
— bei Reticulose 66, *197*.
— Tumorzellen im 63—67, *181*, *182*, *185*, *189*, *190*, *196*, *197*, *198*, *199*.
Lymphknotenpunktion 50.
—, Technik 3.
Lymphknotenschwellungen bei unreifzelliger Leukose 36.
Lymphknotentuberkulose 55, 56, *150—156*.
—, verkäsende 56, *155*.
Lymphoblast, Morphologie 18, *19*.
Lymphoblastom, großfollikuläres 54, *148*.
Lymphocyt, großer 18, *19*.
—, kleiner 19, *19*.
—, Peroxydasereaktion *15*, 17.
Lymphocyten, Azurgranulation der 19, *19*.
—, Morphologie 18, *19*.
Lymphocytenbildung *1*, *2*, 11.
Lymphocytosis infectiosa acuta 33.
Lymphogranulomatose 65, *157* bis *167*.
Lymphosarkom 65, *196*.

Magen, Achylie 69, *206*.
—, Carcinom 69, *208*.
—, cytologische Untersuchungen 67—69, *201—208*.
—, normales Tupfensondenpräparat 68, *202*.
Magen-Tupfensonden-Untersuchung 68, 69, *202—208*.
Magensaft 67, *201*.
Magnaform der Amöben 91, *258*.
Makroblasten *7*, 13.
Makrocyten *8*, 14.
Makrogametocyt 84, 85, *238*, *239*, *240*.
Makroglobulinämie 34, *74*.

Makrophage *4*, 12.
Malaria quartana 85, *239*.
— tertiana 84, *238*.
— tropica 85, *240*.
Mammacarcinom 64, *155*.
Mammasarkom 64, *186*.
Megakaryoblasten 20, 22.
Megakaryocyten, junge 20, 22.
—, Morphologie 20, *22—26*.
— im peripheren Blut bei myeloischer Leukämie 33, *68*.
—, Phagocytose der 20.
—, polyploide 20.
—, Thrombocytenbildung der 20, 23.
—, übersegmentierte 21, 26.
Megakaryocytenvermehrung bei Polycythämie 28, *47—49*.
Megaloblasten bei Erythroleukämie 36, 42, *107*, *108*.
—, FEULGEN-Reaktion 19, 21.
—, Mitosen 18, *18*.
—, Morphologie *17*, 18.
Megaloblastenähnliche Zellen bei chronischer Erythroblastose 29, *50*.
— — bei Erythrämie 30, *55*.
— — bei unreifzelliger Leukose 36, *81*, *88*.
Megaloblastenmark 26, *33—39*.
Megaloblastische Anämien 24.
— —, Ätiologie 24.
— —, Mangelanämien 25.
— —, Symptomatik 24.
Megalocyten *9*, 15, 28, *45*, *46*.
Melanosarkom 64, 65, *188—190*.
Menstruation, Cytogramm der 79, *225*.
Merozoiten 84, 85, *238*, *239*, *240*.
Metamyelocyt, Peroxydasereaktion *15*, 17.
Metamyelocyten, neutrophile, Morphologie *13*, 16.
Methylgrün-Pyronin-Färbung 6.
Methylviolettfärbung bei Myelom 47, *120*.
Mexican-hat-cells *9*, 15.
Mikrocyten *8*, 14.
Mikrofilaria diurna 88, *252*.
Mikrofilarien 88, *251—253*, *254*.
Mikrogametocyt 84, 85, *238*, *239*, *240*.
Mikromyeloblasten 37, *84*.
Mikrosphärocyten *8*, 14.
Milzpunktat bei Kala-Azar 86, *245*.
Milzpunktion 50.
—, Kontraindikationen 2.
— bei Lymphogranulomatose 58, *163*, *164*.
— bei myeloischer Leukämie 33.
—, Technik 2.
— bei Tuberkulose 56, *153*.
Milztuberkulose 56, *153*.

Milztumor bei aleukämischer Myelose 32.
— bei Erythroleukämie 36.
— bei unreifzelliger Leukose 36.
Minutaform der Amöben 90, 91, *256, 257.*
Mitoseindex 16.
Mitosen der Erythroblasten *7*, 14.
— der lymphatischen Reticulumzelle 53, *141.*
— der Lymphocyten 19.
— bei Lymphosarkom 65.
— der Megakaryocyten 20, 22.
— der Myeloblasten *10*, 15, 18, *18.*
— der Myelocyten *13*, 16.
— der Plasmazellen *5*, 13.
— der Proerythroblasten *6*, 13.
— der Promyelocyten *12*, 16.
Mittelblutung 76.
Mittelmeeranämien, Schießscheibenzellen bei *9*, 15.
Monoblasten 11, 32.
Monocyt, Peroxydasereaktion *15*, 17.
Monocyten, Entstehung 11.
—, Morphologie 19, 20.
Monocytenangina s. infektiöse Mononucleose.
Monocytenleukämie 41, *103.*
Monocytoide Paramyeloblasten 37, *86.*
Monophasischer Cyclus 77.
Morbus BOECK 55, *149.*
— — HODGKIN s. Lymphogranulomatose.
Morulaform 84, *238.*
Mycobacterium leprae 87, *250.*
Myeloblast, Peroxydasereaktion *15*, 17.
Myeloblasten, atypische s. Paramyeloblastenleukämie.
—, Morphologie *10*, 15.
Myeloblastische Myelome 48, *127, 128.*
Myelocyt, Peroxydasereaktion *15*, 17.
Myelocyten, neutrophile, Morphologie *13*, 16.
Myelogramm, normales 21, 22.
— bei verschiedenen Krankheiten 22.
Myeloische Leukämie 32, *64—68.*
— —, aleukämische 32.
— —, Myeloblastenschub bei 34, *75.*
— —, Myelogramm bei 22.
— —, Splenogramm bei 51.
Myelom 45, *117—130.*
Myelom-Typen 45—47.
Myelome, myeloblastische 48, *127, 128.*
Myelosen s. Myeloische Leukämie.

Navikularisierung 80, *226.*
Navikularzellen 73, 75, 80, 81, *227, 228, 229, 230.*
Nebenzellen 68, *203, 204.*
Nephrose bei Myelom 46.
Neutrophile Granulocyten *13, 14*, 16.
Nierenzellen 61, *177, 178.*
Nilblausulfatfärbung, Technik 6.
Normales Knochenmark, Morphologie 21, *27, 28.*
Normoblasten, orthochromatische *7*, 13.
Normoblasteninsel bei Erythroblastose 29, *52.*
Nucleolen bei HODGKIN- und STERNBERG-Zellen 57, *157* bis *165.*
— bei Myelom 45.
— bei Paramyeloblasten 39, *91.*
— bei Tumorzellen 62, 63.

Oberflächenepithel des Magens 69, *206, 207.*
Onchocerca volvulus 88, *254.*
Opisthorchis felineus 89, *255.*
Orientbeule 87, *246.*
Oroya-Fieber 87, *248.*
Orthochromatische Normoblasten *7*, 13.
Osteoblasten, Morphologie 20, *25.*
Osteomyelosklerotische Anämie 33.
Ovulation 78.
Oxydasereaktion, Technik 6.

Panmyelopathie 42, 43, *111, 112.*
Panoptische Färbung 4.
PAPANICOLAOU-Färbung 67, 74, 79, *223.*
—, Magensaft 68, *201.*
—, Technik 7.
PAPPENHEIM-Färbung 4.
Paraerythroblasten 42, *107.*
Paragonimus westermani 89, *255.*
Paramyeloblasten 37, *81—100.*
— bei unreifzelliger Leukose 41, *105, 106.*
Paramyeloblastenleukämie s. auch unreifzellige Leukose.
Paramyloid bei Myelom 46, 48, *120.*
Paraproteinämie bei Myelom 45.
Paraproteinurie bei Myelom 45.
Parasiten 84 ff.
PAUL-BUNNEL-Reaktion 31.
PELGERsche Kernanomalie *16*, 17.
Perniciöse Anämie s. Perniciosa.
Perniciosa, Achromoreticulocyten bei 27, *43.*
—, Blutbild bei 28, *45, 46.*
—, Granulocyten bei 18, *18.*
—, Knochenmark 26, *33—38.*
—, — nach Behandlung 27, *41, 42.*
—, Magencytologie bei 69, *207.*

Perniciosa, Myelogramm bei 22.
—, Pathogenese 25.
—, PRICE-JONES-Kurve bei 28.
—, Riesenstabkernige bei 18, *18.*
—, Übersegmentierte bei 18, *18.*
—, — Megakaryocyten bei 21, *26.*
Peroxydasereaktion bei finalem Myeloblastenschub 35, *76, 78.*
— bei infektiöser Mononucleose 32, *63.*
—, Morphologie *15*, 17.
— der Paramyeloblasten 37, 38, 39, *90, 91, 93.*
—, Technik 6.
PFEIFFERsches Drüsenfieber s. infektiöse Mononucleose.
Phasenkontrastmikroskop, Amöben im 91, *257.*
Pigmentcirrhose, Leberpunktat bei 60, *174.*
Placentarretentionen 76.
Plasmazellen, lymphatische 19, *19.*
— im Lymphknotenpunktat 52, *138.*
—, reticuläre *5*, 13.
Plasmazellvermehrung beim Infekt 30, *57.*
— im Knochenmark nach ACTH-Behandlung 40, *100.*
— bei Myelom 45, *117—130.*
Plasmoblast 19, 53, *140.*
Plasmocytom s. Myelom.
Plasmodium falciparum 85, *240.*
— immaculatum 85, *240.*
— malariae 85, *239.*
— vivax 84, *238.*
Plattenepithelcarcinom, Vaginalabstrich 83, *237.*
Pleurapunktat, Cytologie 70, *213, 215, 216.*
Poikilocyten *8*, 14.
Polychromatische Erythroblasten *7*, 13.
— Erythrocyten *9*, 14.
Polycythämie 28.
—, klinisches Bild 28.
— Knochenmark 28, *48, 49.*
Polyglobulie 28.
Polykaryocyt 21, *25.*
Polymorphkernige, übersegmentierte 28, *46.*
Polyp, Vaginalausstrich 81, *231.*
Polyploidie der Megakaryocyten 20.
Polyposis 77.
Post partum-Zellen 75, 76, 81, *229.*
Präcancerosen 77.
Pränatale Geschlechtsdiagnose 77.
PRICE-JONES-Kurve bei hämolytischer Anämie 23.
PRICE-JONES-Kurven 28.
Proerythroblasten *6*, 13.
Proliferationsphase 75, 78, *220, 221.*

Promyelocyten, Morphologie *12*, 15.
—, Peroxydasereaktion *15*, 17.
—, Unterteilung 15.
Promyelocytenvermehrung bei Agranulocytose 44, *113*.
— bei Panmyelophthise 43, *112*.
Promyelocytoide Paramyeloblasten 38, *90*.
Prostatacarcinom, Knochenmarkspunktion bei 63, *180*.
Prostatazellen 62, *179*.
Prothrombin-Consumptionstest 44.
Pseudopelger 17.
Pseudopelgerzellen bei unreifzelliger Leukose 39, *96*.
Pseudoregeneratives Blutbild 17.
Pulpazellen im Milzpunktat 52, *137*.
Punktionstechnik 1.

Refractory megaloblastic anemia 25.
Reifungsdissoziationen der Erythropoese bei Eisenmangel 23, *29*.
— — bei Erythrämie 30, *55*.
Reizformen, lymphatische 19, *19*.
Reticulinfaserfärbung *3*, 7.
Reticulinfasern bei Myelom 49.
Reticulocyten, Morphologie *9*, 15.
Reticulocytenzählung 5.
Reticulosarkom 59, 66, *166*, *198*, *199*.
Reticulose 41, 66, *103—106*.
—, Lymphknotenpunktat bei 66, *197*.
—, paraproteinämische 49, *131*, *132*.
Reticulumzellen, Einteilung 12.
—, lymphoide *3*, 12.
—, Morphologie *3*, 12.
—, speichernde *4*, 12.
Rhizoblast 86, *243*.
Riederformen der Lymphocyten 19, *19*.
Riesenschollen 78, *221*.
Riesenstabkernige 18, *18*.
Riesenthrombocyten 44, *115*.
Riesenzellen bei Herpes zoster 71, *218*.
— des Knochenmark s. Megakaryocyten und Osteoclasten.
—, LANGHANSsche 55, 56, *151* bis *153*, *155*.
—, STERNBERGsche 57, 58, *157*, *161—165*.
— im Vaginalsekret 81, *229*.
Rote Blutkörperchen s. Erythrocyten.
Rückfallfieber 87, *247*.
RUSSELsche Körperchen bei Myelom 47.

Safranin-MAY-GRÜNWALD-Färbung 4.
Sarkomzellen 62—67, *186—200*.
Schießscheibenzellen *9*, 15.
Schilddrüse 61, *176*.
Schilddrüsencarcinom 64, *183*.
Schistosoma haematobium 89, *255*.
— japonicum 89, *255*.
— mansoni 89, *255*.
Schistosomennachweis 9.
Schizonten 84, *238*.
Schizotrypanum cruzi 86, *242*.
Schlafkrankheit 86, *241*.
Schollenzellen 78, *220*, *221*, *225*.
SCHÜFFNERsche Tüpfelung 84, *238*.
Segmentkernige, Definition 16.
—, neutrophile, Morphologie *14*, 16.
—, Peroxydosereaktion *15*, 17.
Sekretionsphase 75, 78, *222—224*.
Seminom, Lymphknotenmetastase 65, *193*.
Serosazellen in Milzpunktaten 52 *136*.
—, Morphologie *4*, 12.
Sichelzellen *9*, 14.
Siderocyten, Darstellung 6.
—, Morphologie *9*, 15.
Silberimprägnation, Technik 7.
Sinuskatarrh 53, *139*.
SJÖGRENscher Symptomenkomplex 25.
Skeletveränderungen bei Myelom 45, 46.
Speicheldrüse, Punktat der 61, *175*.
Sphaerita-Infektion 91, *258*.
Spinapunktion 1.
Spirochaeta Obermeieri 87, *247*.
— recurrentis 87, *247*.
Splenogramm, normales 51.
Sprue 25.
Sputum 67, 70, *210—212*.
Stabkernige, Neutrophile, Morphologie *14*, 16.
Stabkerniger, Peroxydasereaktion *15*, 17.
Stammzellenleukämie 40, *97*.
— s. unreifzellige Leukose.
Stauungserguß, Cytologie 70, *213*.
Sternalpunktion, Technik der 1.
STERNBERGsche Riesenzellen 57, 58, *157*, *161—165*.
Stilbamidinbehandlung bei Myelomen 48, *130*.
Substantia granulofilamentosa 13.
Superacidität, Magencytologie 68, *203*, *205*.
Superficialzellen 73, 75, 78, 79, *220*.

T-Zellen 16.
Taenia saginata 90, *255*.
TAKATA-Reaktion bei Myelom 45.
Target cells *9*, 15.
Thrombasthenie 44, *116*.
Thrombocyten, Morphologie 20, 23.
—, Zähltechnik 4.
Thrombocytenbildung 20.
Thrombocytenentstehung 11.
Thrombocytenpolymorphie bei myeloischer Leukämie 33.
Thrombocytenveränderungen, qualitative bei Thrombasthenie 44, *116*.
— — bei Thrombopenie 44, *115*.
Thrombopathie 44, *116*.
Thrombopenie 43, 44, *114*, *115*.
— bei unreifzelliger Leukose 36.
Thyroidogramm 61.
Toxische Granulation *16*, 17.
Toxoplasma gondii 87, *249*.
Toxoplasmose 87, *249*.
Trematodeneier, Nachweis 9.
Trichocephalus dispar 90, *255*.
Trichomonaden 78, *220*.
Trichuris trichiura 90, *255*.
Tropenanämie, megalocytäre 25.
Tropenkrankheiten, Erreger der 84.
Trophoblastenzellen 76, 81, *229*.
Trübe Schwellung 60, *172*.
Trypanosoma cruzi 86, *242*.
— gambiense 86, *241*.
Tuberkulinreaktion bei M. BOECK 55, *149*.
Tuberkulose, Lymphknotenpunktat bei 55, 56, *150—156*.
Tumorpunktion, Technik 3.
Tumorzellen im Ascites 71, *217*.
— im Knochenmark 63, *180*, *184*, *194*, *200*.
— des Magens 69, *208*.
— im Magensaft 67.
—, Morphologische Kennzeichen 62, 63.
—, Pleurapunktat 71, *216*.
— im Sputum 67, 70, *212*.
— im Vaginalausstrich 76, 82, 83, *232—237*.

Übersegmentierte Granulocyten 18, *18*.
Unreifzellige Leukosen 35.
— —, ACTH-Behandlung 40, *100*.
Urogenitalfisteln 77.

Vaginalausstriche, Technik 74,
Vaginalcytogramm 73.
Vaginalcytologie 72.

Vaginalepithelien 74.
Vaginalsediment 76.
Varicellen 71.
Vegetative Lamblienform 92, *259*.
Vitamin B_{12} 25.
Vulvaepithelien 77.

W-Zellen 16.
WELTMANN-Band bei Myelom 45.

WILLS-Faktor 25.
Wöchnerin, Vaginalcytogramm 81, *230*.
WRIGHTsche Färbung 4.
— Theorie 11.
Wuchereria bancrofti 88, *253*.
Wurmeier 89.
—, Anreicherung nach FÜLLEBORN 9.
—, — nach TELEMANN 8.

Wurmeier, Untersuchung im Nativpräparat 8.

Ziegenmilchanämie 25.
—, Blutbild 27, *40*.
—, Knochenmark 26, *39*.
ZIEHL-NEELSEN-Färbung 8.
— der Lepra 87, *250*.
Zylinderepithel 70, 76, *210*.
Zylinderzellen 73.

Subject Index.

Numbers in normal print refer to the English text, those in *italics* refer to the respective plate.

Abortion, complete 155.
—, incomplete 158, *229*.
Acanthocheilonema 164, *251*.
Accessory cells in gastric smears 149, *203, 204, 205*.
Achromocytes, stain for 98.
Achylia, gastric cytology in 149, *206*.
Acute leukemia 125, 126, 127, 128, 129, 130.
Adeno-carcinoma, endometrial 159, *234*.
Agranulocytosis 130.
—, allergic 131, *113*.
—, quantitative changes in 111.
Albuminuria in myeloma 132.
ALDER's anomaly of granulocytes 107, *16*.
Aleukemic leukemia, see aleukemic reticulosis.
— reticulosis 129, 135, 147, *103, 104, 105, 106, 131, 132*.
ALTMANN-SCHRIDDER's stain 99.
Amebas, stain for 101.
Amebic dysentery 166, *256, 257, 258, 259*.
Amniotic fluid, cytology of 155.
Amyloidosis in myeloma 134.
Ancylostoma duodenale 166, *255*.
Anemia, aplastic 130.
—, goat's milk 113, 115, *39, 40*.
—, hemolytic 110, 111, 112, *30*.
—, in acute leukemia 125.
—, iron deficient 110, *29*.
—, megaloblastic 112, 113, 114, 115, 116.
—, pernicious 112, 113, 114, 115, 116, *33, 34, 35, 36, 37, 38*.
Anisocytosis 104, *8*.
Antibodies, atypical in hemolytic anemia 110.
Anulocytes 104, *8*.
Aplasia of bone marrow 130.
Archoplasma, of osteoblasts 109, *25*.
ARNETH, classification of myelocytes 106.
Ascariasis 165, *255*.
Ascites 148.
—, cytology of 151, *214, 217*.
—, sediment from 151, *214, 217*.
Athrombia 130.
Azurophilic granula in lymphatic leukemia 123, 128, *71, 102*.

Bartonella bacilliformis 163, *248*.
Basal cells 153.
Basophilic cells of tissues 105, *11*.
— — —, in macroglobulinemia 74, 124.
— granulocytes, in myeloid leukemia 123, *67*.
— —, in polycytemia 117, *49*.
— —, morphology of 107, *16*.
— proerythroblasts 103, *6*.
Basophiloblasts 105, *10*.
BENCE-JONES' protein in myeloma 132.
— — in reticulosis 135.
Bilharzia haematobium 165, *255*.
— *japonicum* 165, *255*.
— *mansoni* 165, *255*.
Bleeding time in thrombopenias 131.
Blepharoblast 162, 163, *241, 242, 246*.
Blood cells, survey 102, *1, 2*.
— parasites 161.
BOECK's disease 140, *149*.
Bone marrow, quantitative changes in disease 111.
— — smear, lymphatic infiltration 123.
— — —, morphology 110, 111, *27, 28*.
— — —, normal 103, 104, 110, 111, *1, 2, 4, 7, 27, 28*.
— — —, technique 95.
— — —, tumour cells in 145, 146, 147, 148, *180, 184, 194, 200*.
BRILL-SYMMER's disease 140, *148*.
Bronchial carcinoma 146, *181, 182*.
Bronchitis, cytology of sputum 150, *210, 211*.

CABOT's rings 105, *9, 248*.
Calabar-swelling 163.
Carcinoma, bronchial 146, *181, 182*.
—, cells of 146, *180, 181, 182, 183, 184*.
—, cervical 159, 160, *232, 233, 235*.
—, endometrial 159, *234*.
—, gastric 150, *208*.
—, in ascites 151, *217*.
—, in pleural fluid 151, *216*.
—, metastatic in bone marrow 146, *180, 184*.
—, vaginal 160, *236, 237*.

Cervical polyp, vaginal smear in 159, *231*.
Chagas' disease 162, *242*.
Chief cells 149, *205*.
Chloroma 147, *195*.
Cholangitis, sediment of duodenal fluid 150, *209*.
Chondrosarcoma 146, *187*.
Chromidial body 166, 167, *256, 258*.
Chronic lymphatic leukemia, see lymphatic leukemia.
— myeloid leukemia, see myeloid leukemia.
Clonorchis sinensis 165, *255*.
COOMBS' test 110.
Covering cells in gastric smear 148, 149, *203, 204, 205*.
Cysts, amebic 166, *256*.
—, of lamblias 167, *259*.
Cytogram, vaginal smear 153.
Cytolysis in HODGKIN's disease 143, *167*.

Decidual cells in vaginal smear 154.
Desoxyribonucleic acid in erythroblasts 108, *21*.
— — in megaloblasts 108, *21*.
— —, stain for 98.
Dientamoeba fragilis 167, *258*.
Diphyllobothrium latum 165, *255*.
Duodenal sediment, cytology of 150, *209*.
Dyshormonal disturbances of menstruation 155.

E-cells 153, *225*.
Ectoplasm, amebic 168, *260, 261*.
EILER's method for counting achromocytes 98.
Electrophoresis in myeloma 133.
Elliptocytes 104, *8*.
Encephalogram, changes in neutrophils after 106.
Endocervical cells in vaginal smear 154.
Endolimax nana 167, *258*.
Endometrial cells 157, *225*.
Endoplasm, amebic 168, *260, 261*.
Endothelial cells 103, *4*.
Entamoeba coli 167, 168, *258, 261*.
— *hartmanni* 167, *258*.
— *histolytica* 166, 167, 168, *256, 257, 258, 260*.
— *tenuis* 167, *258*.

Enterobius vermicularis 166, *255*.
Eosinophilia 119, *58*, *59*.
— and splenomegaly 119.
— in Hodgkin's disease 141, 142, *157*, *159*.
— in infectious lymphocytosis 120.
— persistens of Griffin 119, *59*.
Eosinophilic degeneration of liver cells 144, *173*.
Eosinophiloblasts 105, *10*.
Eosinophils, increase in myeloid leukemia 123, *67*.
—, in hyperergic lymphnodes 139, *144*, *145*.
—, in polycythemia 117, *49*.
—, morphology 107, *16*.
—, peroxydase reaction 106.
Epithelial cells 103, *4*.
— — of the mouth 103, *4*.
Epithelioid cells in Boeck's sarcoidosis 140, *149*.
Epithelioid cells in tuberculosis 140, *149*.
Erosion elements in vaginal smear 154.
Erythremia, acute 118, *54*, *55*.
—, chronic 117, 118, *50*, *51*, *52*, *53*.
Erythroblast, Feulgen reaction of 108, *21*.
—, polychromatic 104, *7*.
Erythroblastosis fetalis 112, *31*.
Erythrocytes, basophilic 104, *8*.
—, hypochromic 104, *8*.
—, morphology of 104, 105, *8*, *9*.
—, normal 104, *8*.
—, polychromatic 105, *9*.
Erythro-leukemia 129, 130, *107*, *108*, *109*, *110*.
Erythropoiesis 102, *1*.
—, hyperplasia of 110, *29*.
—, in hemolytic anemia 110, 111, 112.
—, in polycythemia 117, *49*.
—, left-shift during infection 119, *56*.
—, — in iron deficiency 110, *29*.
Ewing's sarcoma 148, *200*.
Extrinsic factor 112, 113.

Fasciola hepatica 165, *255*.
Fasciolopsis buski 165, *255*.
Fatty acids, stain for 136, *134*.
— degeneration of liver 143.
Ferrata-cells 103, *3*.
Feulgen reaction, in acute leukemia 127, *91*.
— —, in Hodgkin's disease 142, *162*.
— —, of erythropoietic cells 108, *21*.
— —, technique 98.
Filaria 164, *251*, *252*, *253*, *254*.
—, isolation of 101.
—, staining technique of 101.
Folic acid 112, 113.

Fonio's, method for counting thrombocytes 97.
Functional disturbances, genital 155.
— epithelium, vaginal 153.

Gallert carcinoma 146, 151, *184*, *217*.
Gamet, plasmodial 161, *238*.
Gastric juice, sediment of 149, *201*.
— smear cytology 149, 150, *201*, *202*, *203*, *204*, *205*, *206*, *207*, *208*.
— — in achylia 149, *206*.
— — in carcinoma 150, *208*.
— — in hyperacidity 149, *203*, *204*, *205*.
— — in pernicious anemia 150, *207*.
— —, normal 149, *202*.
Gaucher's disease 135, 136, *133*, *134*.
Genital hemmorrhages 155.
Giant band-forms 108, *18*.
— cells in herpes zoster 151, *218*.
— Langhans' cells 140, 141, *151*, *152*, *153*, *155*.
— megakaryocytes 109, *26*.
— Sternberg cells 141, 142, *157*, *161*, *162*, *163*, *164*, *165*.
— thrombocytes 132, *115*.
Giardia intestinalis 167, *259*.
Glandular cells, cervical 159, *231*.
— —, gastric 149, *203*, *204*, *205*.
Glanzmann's thrombasthenia 132, *116*.
Glycogen, in cells from vaginal smear 154.
Goat's milk anemia, bone marrow in 115, *39*.
— — —, peripheral blood in 115, *40*.
Gömöri's silver impregnation technique 99.
Granula, anomalies of 107, *16*.
—, toxic 107, *16*.
Granulation elements in vaginal smear 154.
Granulocytes, basophilic 107, *16*.
—, eosinophilic 107, *16*.
—, in pernicious anemia 107, *18*.
—, neutrophilic 106, *13*.
Granulomerea 109, *23*.
Granulopoiesis 102, *1*, *2*.
—, during infection 119, *56*.
—, hyperplasia in chronic myeloid leukemia 121, 122, 123, *64*, *65*, *66*, *67*.

Half-moon bodies 116, *43*.
Halonating granular elements in amniotic fluid 155.
Hanganatziu-Deicher's test in infectious mononucleosis 120.
Hatching-test, technique 101.

Heilmeyer, classification of reticulocytes 105.
Heinz-Ehrlich bodies 112, *32*.
— —, nile-blue sulfate stain for 99.
Hematoxylin-eosin staining technique 100.
Hemochromatosis, liver sample 144, *174*.
Hemolytic anemia 110.
— —, achromoreticulocytes in 116, *44*.
— —, bone marrow 112, *30*.
— —, quantitative marrow changes in 111.
— crisis 112.
— disease of the new-born 112, *31*.
Hemmorrhagic manifestations in acute leukemia 125.
Hemosiderosis, see hemochromatosis.
Hepatitis, liver sample 144, *172*, *173*.
Herpes simplex 151.
— zoster 151, *218*.
Hodgkin cells 141, 142, *157*, *158*, *159*, *160*, *161*, *162*, *163*, *164*, *165*.
Hodgkin's disease 141, 142.
Hook worm 166, *255*.
Hormones, sexual and vaginal cytology 153.
Howell-Jolly bodies, in erythremia 117.
— —, morphology of 105, *9*.
Hyalomerea 109, *23*.
Hymenolepis diminuta 166, *255*.
— *nana* 166, *255*.
Hyperacidity, gastric cytology in 149, *203*, *205*.
Hyperchromic erythrocytes 104, *8*.
Hypereosinophilia 119, *58*, *59*.
Hypernephroma, see nephroma.
Hyperplasia of erythropoiesis in erythremia 117, 118, *50*, *51*, *52*, *53*.
— —, in hemolytic anemia 112, *30*.
— —, in iron deficient anemia 110, *29*.
— —, in polycythemia 117, *49*.
— of granulopoiesis, during infection 119, *56*.
— —, in myeloid leukemia 121, 122, 123, *64*, *65*, *66*, *67*.
Hyperproteinemia in myeloma 132.
Hypersegmentation of granulocytes 107, *18*.
Hypohormonal disturbances of menstruation 155.

Iodamoeba bütschlii 167, *258*.
Inclusions, cytoplasmic in acute leukemia 126, *87*.

Incubation of schistosomas 101.
Infection, bone marrow during 119, *56, 57*.
—, quantitative bone marrow changes in 111.
Infectious mononucleosis 120, *60, 61, 62, 63*.
— —, lymphnodes in 138.
— —, peroxydase reaction in 120, *63*.
Intermediary layer-cells of vagina 156, *219*.
Intrinsic factor 112, 113.
Iron deficient anemias 110, *29*.
— — —, quantitative marrow changes in 111.

JOLLY bodies (HOWELL-JOLLY bodies) in chronic erythremia 117.
— — — —, morphology of 105, *9*.
Juvenile forms (neutrophilic metamyelocytes) 106, *14*.
— —, also see metamyelocytes 106, *14*.

Kala-Azar (visceral leishmaniasis) 162, 163, *243, 244, 245*.
Kidney, cytology of 145, *177, 178*.
KUPFFER cells 144, *173*.

Lamblia intestinalis 167, *259*.
LANGHANS cells 140, 141, *151, 152, 153, 155*.
Left-shift in erythropoiesis during infection 119.
— in granulopoiesis during infection 119.
— — — in leukemia 121, 122, 123, *64, 67*.
Leishmania donovani 162, 163, *243, 244, 245*.
— *tropica* 163, *246*.
Leprosy, cytology of 164, *250*.
Leptocytes 105, *9*.
Leukemias, acute 125, 126, 128, *81—102*.
—, chronic lymphatic (also see lymphatic leukemia) 123, *69, 70, 71, 72, 73*.
—, acute myeloid (also see myeloid leukemias) 121, 122, 123, 121, *64—68, 75—80*.
—, eosinophilic 119.
Leukocytes, also see granulocytes, lymphocytes, eosinophils, basophils, neutrophils 105, 106, 107, 108, *10, 12, 13, 14, 15, 16, 19, 20*.
—, degeneration products 106, *14*.
Lipids, in cells 103, *4*.
Lipofuscin in liver puncture sample 143, *168*.
Liver atrophy, subacute 143, *170*.
— cells in duodenal fluid 150, *209*.

Liver, cirrhosis of 143.
— cells, normal 143, *168, 171*.
— puncture samples 143, 144, *168, 169, 170, 171, 172, 173, 174*.
Loa-loa 164, *252*.
Lupus erythematodes, cytology of 136, *135*.
Lymphadenitis, tuberculous 141, *154*.
Lymphatic leukemia 123, 125, 128, *69, 70, 71, 72, 73, 101, 102*.
— —, also see leukemia.
— —, quantitative changes in 111
— —, spleen puncture in 137.
Lymphnode puncture, technique of 96.
Lymphnodes, hyperergic 139, *144, 145, 146, 147*.
—, hyperplasia of 138, 139, *139—147*.
—, in benign reticulosis 148, *197*.
—, in HODGKIN's disease 141, 142, 143, *157—167*.
—, in mononucleosis 138.
—, in reticulosarcoma 148, *198, 199*.
—, in tuberculosis 140, 141, *150, 151, 152, 155, 156*.
—, normal cytology of 138, *138*.
—, tumor cells in 146, 147, 148, *181, 182, 185, 189, 190, 196, 197, 198, 199*.
Lymphoblast, morphology of 108, *19*.
Lymphoblastoma, and hyperergic reaction of lymphnodes 139, *146*.
— (BRILL-SYMMER's) 140, *148*.
Lymphocytes, azurophilic granula of 108, *19*.
—, development of 102, 108, *1, 2, 19*.
—, large 108, *19*.
—, morphology 108, *19*.
—, peroxydase reaction 106, *15*.
—, small 108, *19*.
Lymphocytosis, infectious 120.
Lymphogranulomatosis, see HODGKIN's disease.
Lymphoid plasma cells 108, *19*.
— reticulum cells 138, 139, *138—147*.
— — —, changes in hyperplasia 139, *141*.
Lymphosarcoma 147, *196*.

Macroblasts 104, *7*.
Macrocytes 104, *8*.
Macrogametocyte 161, 162, *238, 239, 240*.
Macroglobulinemia (WALDENSTRÖM's disease) 124, *74*.
Macrophages 103, *4*.
Malaria, also see plasmodia.
— quartana 161, *239*.

Malaria, staining technique for plasmodia 100.
— tertiana 161, *238*.
— tropica or sultertian 162, *240*.
Mammary carcinoma 146, *185*.
— sarcoma 146, *186*.
Mast cells, see basophilic cells of tissue.
MAY-GRÜNWALD solution 97.
Mediterranean anemia, leptocytes in 105, *9*.
Megakaryoblast 108, *22*.
Megakaryocytes, and thrombocytes 109, *23*.
—, hypersegmented forms 109, *26*.
—, increase in polycythemia 117, *47, 48, 49*.
—, in peripheral blood 123, *68*.
—, morphology of 108, 109, *22, 23, 24, 25, 26*.
—, young forms 108, *22*.
Megaloblastic anemias, discussion of 112.
Megaloblasts, FEULGEN reaction of 108, *21*.
—, in acute leukemia 125, 126, *81, 88*.
—, in erythremia 118, *50, 55*.
—, in erythro-leukemia 129, *107, 108*.
—, in goat's milk anemia 115, *39, 40*.
—, in pernicious anemia 113, 114, 115, 116, *33, 34, 35, 36, 37, 38, 41, 42, 43, 45, 46*.
—, mitosis of 107, *18*.
—, morphology of 107, *17*.
Megalocytes 105, 116, *9, 45, 46*.
Melanosarcoma 146, 147, *188, 190*.
Menopause 156.
Menstrual cycle, anomalies of 155.
— —, resting 156, *219*.
— —, stage of 152.
Merozoite 161, 162, *238, 239, 240*.
Metamyelocyte, neutrophilic 106, *13, 14*.
—, peroxydase reaction of 106, *15*.
Methylgreen-pyronine staining technique 99.
Methylviolet, stain of myeloma marrow 134, *120*.
Mexican-hat cells 105, *9*.
Microcytes 104, *8*.
Microfilaria 164, *251, 252, 253, 254*.
Microfilaria diurna 164, *252*.
Microgametocyte 161, 162, *238, 239, 240*.
Micromyeloblast, see paramyeloblasts.
Minute-form or small form of amebas 166, 167, *256, 257*.
Mitosis, index of 105.
—, in lymphosarcoma 147.
— of erythroblast 104, *7*.
— of lymphocytes 108.

Mitosis of lymphoid reticulum cells 139, *141*.
— of megakaryocytes 108, *22*.
— of myeloblasts 105, 107, *10*, *18*.
— of myelocytes 106, *13*.
— of plasma cells 103, *5*.
— of proerythroblast 103, *6*.
— of promyelocyte 106, *12*.
Monocytes, morphology of 108, *20*.
—, origin of 102.
—, peroxydase reaction of 106, *15*.
Monocytic angina, see infectious mononucleosis.
— leukemia, see aleukemic reticulosis 129.
Monophasic menstrual cycle 155.
Monocytic paramyeloblasts 126, *86*.
Morbus BOECK 140, *149*.
— DI GUGLIELMO, see erythremia.
— HEILMEYER-SCHÖNER, see erythremia.
— HODGKIN, see HODGKIN's disease.
— WALDENSTRÖM 124, *74*.
Morula-shaped macrogametocytes 161, *238*.
Mycobacterium leprae 164, *250*.
Myeloblastoid myeloma cells 135, *127*, *128*.
Myeloblasts, atypical, see paramyeloblasts.
—, morphology of 105, *10*.
—, peroxydase reaction of 106, *15*.
Myelocytes, morphology of 106, *13*.
—, peroxydase reaction of 106, *15*.
Myeloid leukemias 121, 122, 123, *64*, *65*, *66*, *67*, *68*.
— —, aleukemic forms see aleukemic reticulosis.
— —, myeloblastic forms 124, *75*, *76*, *77*, *78*, *79*, *80*.
— —, quantitative marrow changes 111.
— —, — spleen changes 137.
Myeloma 132, 134, 135, *117—130*.
—, discussion of 132.
—, myeloblastoid 135, *127*, *128*.

Navicular cells 157, 158, *226*, *227*, *228*, *229*, *230*.
Nephroma, bone marrow metastasis 147, *194*.
Nephrosis in myeloma 133.
Nuclear anomalies, PELGER's familial 107, *16*.
Neutrophilic granulocytes 106, *13*.
Neutrophiloblasts 105.
Nile-blue staining technique 99.
Normal bone marrow 110, *27*, *28*.
Normoblasts 104, *7*.
— in chronic erythremia 118, *52*.
Nucleoli in HODGKIN and STERNBERG cells 141, 142, *157*, *158*, *159*, *160*, *161*, *162*, *163*, *164*, *165*.

Nucleoli in myeloma 132.
— in neoplastic elements 145.
— in paramyeloblasts 127, *91*.

Onchocerca volvulus 164, *254*.
Opisthorchis felineus 165, *255*.
Oriental sore 163, *246*.
Oroya fever 163, *248*.
Orthochromatic normoblasts 104, *7*.
Osteoblasts, morphology of 109, *25*.
Osteosclerotic anemia 121.
Ostitis fibrosa, osteoclasts in 109.
Ovulation 155.
— bleeding 155.
Oxydase reaction, technique 98.

Panmyelopthisis 130, *111*, *112*.
Panoptic staining technique 97.
PAPANICOLAOU's staining technique 99.
— stain of gastric juice sediment 149, *201*.
— — of vaginal smear 157, *223*.
PAPPENHEIM's staining technique 97.
Paraerythroblasts 129, *107*.
Paragonismus westermani 166, *255*.
Paramyeloblasts 125, 126, 127, 128, *81—100*.
— in acute leukemia 129, *105*, *106*.
para-amyloid in myeloma 134, *120*.
Paraproteins in myeloma 134.
Parasites 161.
PAUL-BUNNEL reaction 120.
PELGER's nuclear anomaly 107, *16*.
Periarticular amyloid, in myeloma 133.
Pernicious anemia, also see anemia, pernicious.
— —, achromoreticulocytes in 116, *43*.
— —, bone marrow in 113, 114, 115, *33*, *34*, *35*, *36*, *37*, *38*.
— —, — — after therapy 115, 116, *41*, *42*.
— —, gastric cytology in 150, *207*.
— —, giant band-forms in 107, *18*.
— —, granulocytes in 107, *18*.
— —, hypersegmentation in 107, *18*.
— —, in pregnancy 113.
— —, megakaryocytes in 109, *26*.
— —, pathogenesis of 112.
— —, peripheral blood in 116, *45*, *46*.
— —, PRICE-JONES curve in 116.
— —, quantitative marrow changes in 111.
Peroxydase reaction in infectious mononucleosis 120, *62*.
— — in myeloblastic leukemia 124, *76*, *78*.

Peroxydase reaction, morphology of cells in 106, *15*.
— — of paramyeloblasts 127, *90*, *91*, *93*.
— —, technique of 98.
PFEIFFER's disease, see infectious mononucleosis.
Phagocytes 103, *4*.
Pigmented cirrhosis of liver, see hemochromatosis.
Placental retention 155.
Plasma cells, increase during infection 119, *57*.
— —, in lymphnode puncture 138, *138*.
— —, in marrow after ACTH 130, *100*.
— —, in myeloma 134, 135, *117—130*.
— —, lymphoid 108, *19*.
— —, reticular 103, *5*.
Plasmoblast 138, *140*.
Plasmocytoma, see myeloma.
Plasmodia, staining technique for 100.
Plasmodium falciparum 162, *240*.
— *immaculatum* 162, *240*.
— *malariae* 161, *239*.
— *ovale* 162,
— *vivax* 161, *238*.
Pleural exsudate sediment 151, *215*.
— fluid cytology 150, 151, *213*, *215*, *216*.
— — sediment in metastatic carcinoma 151, *216*.
Poicilocytes 104, *8*.
Polychromatic erythroblasts 104, *7*.
— erythrocytes 105, *9*.
Polycythemia, bone marrow in 117, *48*, *49*.
—, discussion of types 116.
Polykaryocytes 109, *25*.
Polymorphonucleated neutrophils, hypersegmentation of 116, *46*.
— —, morphology of 106, *14*.
Polyp, cervical, vaginal smear in 231.
Polyploid megakaryocytes 108, *22*.
Post partum, vaginal cytology 158, *230*.
— — cells in vaginal smear 158, *229*.
Precancerosis (leukoplakia, metaplasia) 155.
Pregnancy, cytogram in 157, 158, *226*, *228*.
—, cytology of 157, 158, *226*, *227*, *228*, *229*, *230*.
Prenatal determination of fetal sex 155.
PRICE-JONES curve 110, 116.
Proerythroblasts 103, *6*.
Proliferating phase, vaginal smear in 156, *220*, *221*.

Subject Index.

Promyelocytes, increase in agranulocytosis 131, *113.*
—, morphology of 106, *12.*
—, panmyelopthisis 130, *112.*
—, peroxydase reaction of 106, *15.*
—, subdivision of 106.
Promyelocytoid paramyeloblasts 127, *90.*
Prostate carcinoma, bone marrow in 146, *180.*
— gland, cytology of 145, *179.*
Prothrombin-consumption test 131.
Prussian blue stain in hemochromatosis 144, *174.*
— — —, technique of 99.
Pseudopelger, see PELGER's anomaly 107.
— cells in acute leukemia 128, *96*
Pulpa cells of spleen 138, *137.*
Puncture of crest of ilium 95.
— of liver 143.
— of lymphnode 96.
— of spinous process 95.
— of spleen 96.
— of sternum 95.
— technique, see bone marrow-, spleen puncture etc. 95.
— of thyroid gland 96.
— of tumours 96.

Red blood cells, see erythrocytes.
Refractory megaloblastic anemia 113.
Relapsing fever (recurrent fever) 163, *247.*
Reticulin structures, stain for 99, 102, *3.*
Reticulocytes, method for counting 98.
—, morphology of 105, *9.*
—, stain for 98, 116.
Reticulosarcoma 198, 199.
Reticulosis 129, 135, *103, 104, 105, 106, 131, 132.*
—, benign 148, *197.*
Reticulum cells 102, *3.*
— — in myeloma 135, *131, 132.*
Rhizoblast 162, *243.*
RUSSEL bodies in myeloma 134.

SAFRANIN-MAY-GRÜNWALD staining technique 97.
Salivary gland, cytology of 144, *175.*
Sarcoma 146, 147, 148, *186—200.*
SATO's peroxydase reaction, technique 98.
Schistosoma haematobium 165, *255.*
— *japonicum* 165, *255.*
— *mansoni* 165, *255.*
Schistosoma, technique for 101.
Schizocytes 104, *8.*
Schizonts 161, *238.*
Schizotrypanum cruzi 162, *242.*
Secreting phase, vaginal smear in 156, 157, *222, 223, 224.*
Seminoma 147, *193.*

Serous cells, in splenic sample 138, *136.*
— — —, morphology of 103, *4.*
Serum proteins, in macroglobulinemia 124.
— —, in myeloma 132.
Sickle-cells 105, *9.*
Siderocytes 105, *9.*
Silver impregnation technique 99.
SJÖGREN's symptom 113.
Sleeping sickness, African 162, *241.*
Smears, preparation of 95.
Sphaerita infection 167, *258.*
Spinous process puncture, technique of 95.
Spirochaeta obermeieri 163, *247.*
— *recurrentis* 163, *247.*
Spleen puncture, indication against 96.
— —, in HODGKIN's disease 142, *163, 164.*
— —, in myeloid leukemia 137.
— —, in tuberculosis 140, *153.*
— —, technique 96.
Splenogram 137.   [*125.*
Splenomegaly in acute leukemia
— in aleukemic reticulosis 129.
— in erythro-leukemia 125.
Sprue 113.
Sputum, smear from 150, *210, 211.*
—, tumor cells in 150, *212.*
Squamous cell carcinoma, vaginal smear in 160, *237.*
Staining techniques 97.
Sternal puncture, technique of 95.
STERNBERG cells 141, 142, *157, 161, 162, 163, 164, 165.*
Stilbamidine in myeloma 135, *130.*
Stomach, see gastric smear.
Substantia granula filamentosa 104, 105.
Superficial cells, vaginal 156, *220.*

T-cells of ARNETH 106, *14.*
Taenia saginata 166, *255.*
TAKATA reaction in myeloma 132.
Target cells 105, *9.*
Thick drop in malaria 161, 162, *238, 239, 240.*
Thrombasthenia 132, *116.*
Thrombocytes, genesis of 102.
—, in leukemia 125.
—, in thrombasthenia 132, *116.*
—, in thrombopenia 115.
—, morphology of 109, *23.*
—, staining and counting technique 97.
Thyroid carcinoma 146, *183.*
— gland, cytology of 144, *176.*
— puncture, technique of 96.
Toxic granula 107, *16.*
— hemolytic anemia, HEINZ-EHRLICH bodies in 112, *32.*
— lymphocytes 108, *19.*
Toxoplasma gondii 163, *249.*

Trichocephalus dispar 166, *255.*
Trichomonas 156, *220.*
Trichuris trichiura 166, *255.*
Throphoblastic elements in vaginal smear 154.
Tropical anemia, see megaloblastic anemias.
Trypanosoma cruzi 162, *242.*
— *gambiense* 162, *241.*
Tuberculin reaction, in BOECK's disease 140.
Tuberculosis, lymphnodes in 140, 141, *150, 151, 152, 153, 154, 155, 156.*
Tumor cells, in ascites 151, *217.*
— —, in bone marrow 146, 147, 148, *180, 184, 194, 200.*
— —, in gastric juice 148.
— —, in gastric smear 150, *208.*
— —, in pleural fluid 151, *216.*
— —, in sputum 150, *212.*
— —, in vaginal smears 159, 160, *232, 233, 234, 235, 236, 237.*
— —, morphology of 145.
— puncture technique of 96.

Undernourishment, changes in neutrophils 106.
UNDRITZ, classification of myeloblasts 105.
Uro-genital fistula, vaginal smear in 155.

Vaginal cytogram 153.
— epithelia 153.
— smear, after abortion 158, *229.*
— — cytology 151.
— —, during menstrual bleeding 157, *225.*
— —, — proliferating phase 156, *220, 221.*
— —, — pregnancy 157, 158, *226, 227, 228.*
— —, — resting phase 156, *219.*
— —, — secreting phase 156, 157, *222, 223, 224.*
— —, in adeno-carcinoma 159, *234.*
— —, in cervical carcinoma 159, *232, 233.*
— —, in cervcial polyp 159, *231.*
— —, in squamous carcinoma 160, *235, 236, 237.*
— —, post partum 158, *230.*
— —, technique 152.
Varicella pustules 151, *218.*
Vitamin B$_{12}$ 112.

W-cells of ARNETH 106, *13.*
WELTMANN reaction in myeloma
WILLS-factor 113.   [*132.*
Worm eggs, technique for microscopy 100.
WRIGHT's staining technique 97.
Wuchereria bancrofti 164, *253.*

ZIEHL-NEELSEN staining technique 100.

Table des Matières.

Les chiffres en caractères ordinaires renvoient aux pages du texte, ceux qui sont imprimés en *italique* renvoient aux N^{os} *des planches* dans le texte et dans la partie illustrée.

Ac. folique 194.
Achantocheilonema 257, *251*.
Achromocytes (coloration des) 174.
Achromoréticulocytes (coloration des) 174.
Achylie (cytologie gastrique dans) 240, *206*.
Acide désoxyribose nucléinique (mise en évidence) 188.
Acides gras (mise en évidence) 221, *134*.
Adénite Tuberculeuse 227, 228, *150—156*.
— caséifiée 228, *155*.
ADLER (granulations de) 186, *16*.
Adénocarcinome 253 *239*.
Adénogramme dans la Mononucléose infectieuse 224.
— dans la Lymphogranulomatose 229, 230, *157—167*.
— normal 224, *138*.
— dans le Réticulosarcome 237, 238, *198*, *199*.
— dans la Reticulose 237, *197*.
— avec cellules tumorales 234, 238. *181*, *182*, *185*, *189*, *190*, *196*, *197*, *198*, *199*.
Adénogramme (technique de la ponction) 173.
Adénopathie dans la leucose aigue 207.
— hyperplasique 225.
— hyperplasique 225, *139—147*.
— simple 225, *139—143*.
— allergique 226, *144—147*.
— (ramolissement de la) 227, *154*.
Agranulocytose 214.
— allergique 215, *113*.
— (Myélogramme dans) 190.
Albuminurie (dans le Myélome) 218.
Albumines plasmatiques (modifications dans la macroglobulinémie 206, *74*.
— — (modifications dans le Myélome) 217, 218.
ALTMANN-SCHRIDDE (granulations lymphocytaires de), Mise en évidence 176.
Amibes 261, *258*.
— (mise en évidence) 178.
Amniotique (cytologie du liquide) 247.

Anémie aplastique 214.
— à corps endoglobulaires 193, *32*.
— hémolytique, Myélogramme 192, *30*.
— (Classification) 192.
— ferriprive 191, *29*.
— (Myélogramme) 192.
— du lait de chèvre 194.
— Image sanguine 197, *40*.
— Moelle osseuse 195, *39*.
— méditerranéenne (cellules-cibles dans la) 184, *9*.
— pernicieuse (suite).
— Granulocytes non segmentés géants 187, *18*.
— granulocytes hypersegmentés 187, *18*.
— (Mégacaryocytes dans) 191, *26*.
— (les achromoréticulocytes) 197, *43*.
— (Image sanguine dans) 198, *45*, *46*.
— (granulocytes dans) 187, *18*.
— (Moelle osseuse dans) 195, *33—38*.
— — après traitement 197, *41*, *42*.
— (Cytologie gastrique dans) 240, *207*.
— Myélogramme 192.
— pathogénie 194.
— Courbe de PRICE-JONES 198.
— tropicale mégalocytaire 194.
Anémies mégaloblastiques 193.
— — étiologie 193.
— — de carence 194.
— — symptomatologie 193.
Angine à Monocytes cfr. mononucléose infectieuse.
Anneaux de CABOT 183, 257, *9*, *248*
Ankylostoma duodenale 260, *255*.
Ankylostome (œufs) 260, *255*.
Aplasie médullaire 214.
Argentique (Imprégnation) de GÖMÖRI 176.
Arthropathies dans le Myelome 218.
Ascaris lumbricoides 260, *255*.
Ascite 238, 242.
— (cytologie) 242, *214*, 217.
Athrombie 214.
Atrophie subaigue du foie (ponction du foie) 230, *168—174*.

Avortement «Abortus completus» 247.
— «Abortus incompletus», Avortement avec rétention 251, *229*.
— (cytodiagnostic du) 247.

Bacille de HANSEN 257, *250*.
Bartonella bacilliformis 257, *248*.
Batonnets D'AUER (leucose aigue) 210, *87*.
Basophiles tissulaires (Signification diag.) 184.
— dans l'adénopathie simple 226, *145*.
— dans la macroglobulinémie 206, *74*.
— (Morphologie) 184, *11*.
BENCE-JONES (Albumine de), dans le Myélome 217.
— dans la Réticulose 221.
BESNIER-BOECK-SCHAUMANN (maladie de), Ponction ganglionnaire 227, *149*.
Bilharzia haematobium 259, *255*.
— japonicum 259, *255*.
— mansoni 259, *255*.
Blepharoblaste 256, 257, *241*, *242*, *246*.
Bouton d'Orient 257, *246*.
BRILL-SYMMER (Maladie de) 226, *148*.
Bronchite (cytologie des crachats) 241, *210*, *211*.

Cancer des Bronches 234, *181*, *182*.
— du col 252, *232*, *233*.
— de la Prostate (ponction de moelle osseuse) 234, *180*.
Caryorrhexie dans l'Erythrémie 200, *54*.
Cellules basales 244, 246.
— hépatiques normales 231, *168*, *171*.
— cibles 184, *9*.
— déciduales 246.
— délomorphes 239, *203—205*.
— épithélioïdes (dans la Mal. de BESNIER-BOECK) 227, *149*.
— épithéliales de la cavité buccale 181, *4*.
— — de Ferrata 181, *3*.

Cellules géantes de Langhans 227, 228, *151—153*, 155.
— de Sternberg 229, 230, *157, 161, 165*.
— dans les frottis vaginaux 251, *229*.
— géantes en cas d'herpes zoster 242, *218*.
— géantes de Langhans 227, 228, *151—155*.
— intermédiaires 244, 249, *225*.
— intermédiaires (du vagin) 247, *219*.
— de Kupffer 231, *173*.
— néoplasiques 233—235, *180, 184*.
— naviculaires 244, 246, 250, 251, *227, 228, 229, 230*.
— néoplasiques dans le liq. d'Ascite 242, *217*.
— dans la moelle osseuse 234, 235, *180, 184*.
— — 'e liq. pleural 242, *216*.
— — le frottis vaginal 247, *77*.
— principales 240, *205*.
— pseudo-mégaloblastiques dans l'Erythroblastose chronique 199, *50*.
— dans l'Erythrémie 200, *55*.
— dans la leucose aigue 207, *81, 88*.
— Réticulaires (classification) 181.
— lymphoïdes 181, *3*.
— morphologie 181, *3*.
— macrophages 181, *4*.
— rénales 232, *177, 178*.
— souches (Leucoses à) 212, *97*. (voir aussi Leucoses aigues).
— superficielles 244, 246, 249, *220*.
Chagas (maladie de) 256, *242*.
Chlorome 236, *194*.
Chondrosarcome 235, *187*.
Cholangeïte chronique (cellules hépatiques dans) 241, *209*.
Cirrhose du foie (ponction hépatique) 231.
— á surcharge graisseuse (ponction du foie) 231.
— pigmentaire (ponction hépatique dans) 232, *174*.
Clonorchis sinensis 259, *255*.
Coloration au Bleu de Nil, Technique 176.
— des fibrilles de Réticuline 177.
— panoptique 174.
— de Papanicolaou 177, 238, 245, 249, *223*.
Colorations (technique des) 174.
Corpuscules chromidiaux 261, 262, *256, 258*.
— de Jolly 183, *9*.
— semi-lunaires 197.
Corps endoglobulaires 193, *32*.
— mise en évidence 176.
— de Jolly dans l'érythroblastose chronique 199.

Crachats 238, 241, *210—212*.
Cycle génital (anomalies du) 247.
— — (diagnostic du) 243, 247.
— monophasique 247.
Cylindrique (cellules) 244.
— (epithelium) 241, 247, *210*.
Cytodiagnostic vaginal 243.
Cytogramme Vaginal 244.
Cytolyse (dans la M. de Hodgkin) 230, *167*.
Cytologie vaginale 243.

Diathése hemorragique dans la Leucose à formes jeunes 207.
Dientamoeba fragilis 261; *258*.
Diphyllobotrium latum 259, *225*.
Dissociation dans la maturation des érythrocytes en cas de carence martiale 192, *29*.
— dans l'Erythrémie 200, *55*.
Dysenterie amibienne 260, 261, 262, *256, 257, 258, 259*.

Ectoplasme (des Amibes) 262.
Eclosion (Epreuve d'éclosion de Fullerborn) 178.
Electrophorèse (en cas de Myelome) 217, 218, 219.
Elliptocytes 178.
Endolimax nana 261, *258*.
Endomètre (cellules de l'...) 249, *225*.
Endoplasme (des Amibes) 262.
Endothéliums (morphologie) 181, *4*.
Entamoeba coli 261, 262, *258, 261*.
— Hartmanni 261, *258*.
— histolytica 260, 261, 262, *256, 257, 258, 260*.
Enterobius vermicularis 260, *255*.
Eosinophilie 201, *58, 59*.
— dans la lymphogranulomatose 229.
— dans la lymphocytose infectieuse aigue 204.
— avec splénomégalie 229.
— tissulaire dans la lymphogranulomatose 229, *157, 159*.
Epithéliums, Morphologie 181, *4*.
— du Vagin 245.
Erythrémie 199.
— aigue 200, *54, 55*.
Erythrocytes à ponctuations basophiles 183, *8*.
— hypochromes 183, *8*.
— Morphologie 183, *8, 9*.
— normaux 183, *8*.
— polychromatophiles 183, *9*.
Erythroblastes (Réact. de Feulgen) 188, *71*.
— polychromatophiles 182, *7*.
Erythroblastose chronique 199, *50—53*.
— foetale 193, *31*.

Erythroblastoses de l'adulte 199.
— réactionnelle 199.
Erythroleucémie 207, 214, *107—110*.
Erythrophagie 181, *4*.
— dans l'A. hémolytique 192.
Erythropoïèse 180, *1*.
— (hyperplasie) dans l'A. ferriprive) 191, *29*.
— — dans l'A. hémolytique 192.
— — dans la polycythémie 198, *49*.
— en cas d'infection 200, *56*.
Estomac cancer 240, *208*.
— achylie 240, *206*.
— cytologie du tubage gastrique 238—240, *201—208*.
Etalements (technique des) 172.
Etats précancéreux (cytologie vaginale) 247.
Extrinsic factor 194.

Falciformes (hématies) 183, *9*.
Fasciola hepatica 259, *255*.
Fasciolopsis buski 259, *225*.
Fibrilles de Réticuline dans le Myélome 221.
Fièvre d'Oroya 257, *248*.
— récurrente 257, *247*.
Filaires 258, *251—254*.
— (recherche des) 178.
Frottis vaginaux, Technique 245.

Gamète 254, *238*.
Gaucher (Mal. de) 221, *133*.
— (cellules de) 221, *133, 134*.
Ghiardia intestinalis 262, *259*.
Glandes salivaires (ponction des) 232, *175*.
Glanzmann (Thrombasthénie de) 216, *116*.
Glycogène (cellules à) 246.
Goutte épaisse 254, 255, *238—240*.
Grawitz (tumeur de) Métastase osseuse 236, *194*.
Granulocytes hypersegmentés 187, *18*.
— non segmentés géants 187, *18*.
— segmentés, définition 185.
— — neutrophiles, morphologie 185, *14*.
— — Réaction de Sato 186, *15*.
— non segmentés neutrophiles, morphologie 185,
— Réaction de Sato 186, *15*.
Granulocytopénie 214.
Granulopoïèse 180, *1, 2*.
— hyperplasie, dans la leucémie myéloïde chronique 202, *64—67*.
— dans l'infection 200.
Granulations azur des lymphocytes dans, les leucémies lymphoïdes 206, *71*.

Granulations azur des lymphocytes dans les leucoses aigues 213, *102*.
— azur des monocytes 188, *20*.
— Toxiques 186, *16*.
Granulocytes basophiles 186, *16*.
— — éosinophiles 186, *16*.
— — neutrophiles 185, *13, 14*.
— — dans l'A. pernicieuse 187, *18*.
— — Morphologie 180, *16*.
— — (augmentation des) 198, 202, *49, 67*.
— eosinophiles (dans la Polycythémie) 198, *49*.
— — (augment. dans la leucém. myél. chron.) 202, *67*.
— — (morphologie) 186, *16*.
— — (réact. de peroxydase) 186.
— neutrophiles 185, *13, 14*.
Grossesse (cytogramme vaginal) 250, *226—228*.
GUMBRECHT (débris cellulaires de) dans la leucémie lymphoïde 206, *70*.
— dans les leucoses aigues 213, *102*.

HANGANATZIU-DEICHER (Réaction de) 201.
Hématoxyline Eosine (coloration à l'H.) 178.
Hémochromatose (ponction hepatique) 231, *174*.
Hémosiderose 231.
Hépatite aigue (ponction du foie) 231, *172, 173*.
Herpes simplex 242.
— zoster 242.
Hiatus leucaemicus 209, *34*.
HODGKIN (cellules de) 229, 230, *157—165*.
— (Mal. de) voir lymphogranulomatose maligne) 228.
Hyalomère 189.
Hymenolepis diminuta 260, *255*.
— nana 260, *255*.
Hyperacidité gastrique (cytologie en cas de) 239, *203, 205*.
Hyperplasie de l'érythropoièse (érythroblastose) 199, *50—53*.
— dans l'A. ferriprive 191, *29*.
— dans l'A. hémolytique 192, *30*.
— dans la Mal. de Vaquez 198, *49*.
— de la granulopoièse dans la leucémie myéloïde chronique 202, *64—67*.
— dans l'Infection 200.
Hyperprotéinémie dans le Myélome 217.

Ictère hémolytique cfr. A. hémolytique.
Infection (médullogramme) 200, *56, 57*.

Iodamoeba Butschlii 261, *258*.
Indice mitotique 185.
Intrinsic factor 194.

Kala-Azar 256, *243—245*.
Kystes amibiens 260, *256*.

Lamblia intestinalis 262, *259*.
Leishmania donovani 256, *243—245*.
— tropica 257, *246*.
Leucémie à Eosinophiles 201.
— aleucémique 202.
— lymphatique aigue 212, *101, 102*.
— lymphatique 205, *69—73*.
— — myélogramme 192.
— — splénogramme 223.
— Plasmazellen 188, *19*.
— Formes d'irritation 188, *19*.
— Cellules reticulaires 224, 225, *138—147*.
— — — irritées 225, *142*.
— myéloïde 202, *64—68*.
— poussée myéloblastique 206, *75*.
— — myélogramme 192.
— — splénogramme 223.
Leucoplasies 247.
Leucose aigue 207.
Leucoses aigues 206.
— après traitement par l'ACTH 212, *101*.
Lèpre 257, *250*.
Leptocytes 184, *9*.
Loa-Loa 258, *252*.
Lupus érythémateux (cellules) 222, *135*.
Lutéïnique (phase) 246, 248, *222, 224*.
Lymphocyte grand 187, *19*.
— petit 188, *19*.
— Réaction de SATO 186, *15*.
— Granulations azur 188, *19*.
— Morphologie 187, *19*.
Lymphocytes (formation des) 180, *1, 2*.
— de type «RIEDER» 188, *19*.
Lymphoblaste, Morphologie 187, *19*.
Lymphoblastome macrofolliculaire 226, *148*.
— (Relations avec l'adénopathie allergique) 226, *146*.
Lymphogranulomatose 236, *157* à *167*.
— maligne 228.
Lymphosarcome 236, *196*.

Macrogamétocytes 254, 255, *238, 239, 240*.
Macroglobulinémie 206, *74*.
Macrophages 181, *4*.
Maladie de BESNIER-BOECK-SCHAUMANN 227, *149*.

Meladie de HODGKIN cfr. lymphogranulomatose 228.
— du Sommeil 256, *241*.
Médullogramme (cellules tumorales) 234, *180, 184, 194, 200*.
— (Technique de la ponction) 171.
Megacaryocytes, jeunes 189, *22*.
— Morphologie 189, *22—26*.
— dans le sang périphérique au cours de la leucémie myéloïde chronique 203, *68*.
— phagocytose des 189.
— thrombocytogenèse 189, *23*.
— hypersegmentés 21, *26*.
Mégacaryoblastes 189, *22*.
Mégaloblastes au cours de l'Erythroleucémie 208, 214, *107, 108*.
— Réaction de FEULGEN 188, *21*.
— Mitoses 187, *18*.
— Morphologie 187, *17*.
Mégalocytes 184, 198, *9, 45, 46*.
Mélanosarcome 235, 236, *188—190*.
Meno-metrorragies (diagnostic) 247.
Menstruation (cytogramme de la) 249, *225*.
Mérozoïtes 254, 255, *238, 239, 240*.
Métamyélocytes neutrophiles, Morphologie 185, *13*.
—, réaction de SATO 186, *15*.
Microfilaria diurna 258, *252*.
Microfilaires 258, *251—253, 254*.
Microgamétocyte 254, 255, *238, 239, 240*.
Microsphérocytes 192.
Mitoses des Erythroblastes 183, *7*.
— de la cellule réticulaire lymphatique 225, *141*.
— des lymphocytes 188.
— dans le lymphosarcome 236.
— des mégacaryocytes 189, *22*.
— des myéloblastes 184, 187, *10, 18*.
— des myélocytes 185, *13*.
— des plasmazellen 182, *5*.
— des proérythroblastes 182, *6*.
— des promyélocytes 185, *12*.
Moelle osseuse (numération des éléments figurés) 191.
— désertique 214, *111*.
— infiltration lymphatique 205.
— normale 180, 198, *1, 2, 47*.
— — morphologie 191, *27, 28*.
Monocytes (réaction de peroxydase de SATO) 186, *15*.
— (leur origine) 180.
— morphologie 188, *20*.
Monoblastes 180, *32*.
Mononucléose infectieuse 201, *60—63*.
— ponction ganglionnaire 224.
— Réaction de SATO 202, *63*.
Myélocyte, Réaction de peroxydase 186, *15*.

Myélocyte neutrophile, morphologie 185, *13*.
Myéloblastes, Réaction de Sato 186, *15*.
— atypiques, cfr. Leucémie à paramyéloblastes.
— atypique, morphologie 184, *10*.
Myélogramme normal 191, 192.
— dans différ. affections 192.
Myélome 217, *117—130*.
— (différentes formes anatomocliniques) 217—219.
— myéloblastique 220, *127*, *128*.
Myéloses aleucémiques 202.

Néphrose en cas de Myélome 218.
Normoblastes orthochromatiques 182, *7*.
Nucléoles dans le Hodgkin et les cellules de Sternberg 229, *157—165*.
— dans le Myélome 217.
— dans les paramyéloblastes 211, *91*.
— dans les cellules tumorales 233, 234.

Oedème de Calabar 258.
Onchocerca volvulus 258, *254*.
Opistorchis felineus 259, *225*.
Ostéoblastes, Morphologie 189, *25*.
Ovulation 248.

Paludisme fièvre quarte 255, *239*.
— — tierce 254, *238*.
— Tropica 255, *240*.
Panmyélophtisie 214, *111*, *112*.
Paraérythroblastes 214, *107*.
Paragonismus Westermani 259, *255*.
Paramyéloblastes 209, *81—100*.
— dans la leucose aigue 213, *105—106*.
— monocytoïdes 209, *86*.
— promyélocytoides 210, *90*.
Paraprotéinurie dans le Myélome 217.
Parasites sanguicoles 254.
Paul-Bunnel (Réaction de) 201.
Pelger (anomalie nucléaire de) 186, *16*.
Phase de prolifération 246, 248, 220, 221.
Plasmoblaste 188, 225, *140*.
Plasmocystome cfr. Myélome.
Plasmodium falciparum 255, *240*.
— immaculatum 255, *240*.
— malariae 255, *239*.
— vivax 254, *238*.
Plasmazellen lymphatiques 188, *19*.
— dans l'adénogramme 224, *138*.
— (multiplication dans l'infection) 200, *57*.
— réticularis 182, *5*.

Plasmazellen dans la moelle après ACTH 212, *100*.
— dans le Myélome 217, *117—130*.
Plèvre (Ponction de la) cytologie 241, *213*, *215*, *216*.
Poïkilocytes 183, *8*.
Polycaryocyte 191, *25*.
Polychromatophiles (érythroblastes) 182, *7*.
— (Erythrocytes) 184, *9*.
Polycythémie 198.
— Tableau clinique 198.
— (Moelle osseuse dans la) 198, *48*, *49*.
Polyglobulie 198.
Polype cervical (cytologie vaginale) 251, *231*.
— — frottis vaginal dans le 251, *231*.
Polyploïdie 189.
Ponction des apophyses épineuses 171.
— de la crête iliaque 171.
— du foie 230, *168—174*.
— ganglionnaire (technique) 173.
— médullaire cfr. médullogramme.
— sternale, Technique 171.
— splénique, Technique 172.
— contre-indications 172.
Post-partum (cellules du) 246, 247, 251, *229*.
Proérythroblastes 182, *6*.
— basophiles 182, *5*.
Price-Jones (courbe de) dans l'Anémie hémolytique 192.
— (courbe de) 198.
Promyélocytes, Morphologie 181, 184.
— réaction de Sato 186, *15*.
— (subdivision des) 184.
— (leur augmentation dans l'Agranulocytose) 216, *113*.
— dans la panmyélophtisie 214, *112*.
Prostate (cellules de la) 233, *179*.
Pulpe splénique (cellules de la) 224, *137*.

Réaction de Feulgen (dans la Mal. de Hodgkin) 230, *162*.
— dans la leucose aigue 211, *91*.
— Morphologie 188, *21*.
— Technique 175.
— de Peroxydase dans la poussée myéloblastique terminale des leucémies 206, *76*, *78*.
— dans la mononucléose infectieuse 202, *63*.
— Morphologie 186, *15*.
— Des paramyéloblastes 209, 210, 211, *90*, *91*, *93*.
— Technique 175.
Réticulocytes, morphologie 184, *9*.
—, numération 175.

Réticulosarcome 230, 237, *166*, *198*, *199*.
Réticulose 213, 237, *103—106*.
— adénogramme 237, *197*.
— paraprotéinémique 221, *131*, *132*.
Rétentions placentaires 247.
Rhizoblaste 256, *243*.
Russel (corps de R.) dans le Myélome 219.

Safranine-May-Grunwald (coloration à la) 174.
Sarcomateuses (cellules) 233—238, *186—200*.
Sarcome d'Ewing 237.
— ponction médullaire 238, *200*.
Schizotrypanum Cruzi 256, *242*.
Schistosoma haematobium 259, *255*.
— japonicum 259, *255*.
— mansoni 259, *255*.
Schistosomes (recherche des) 178.
Schüffner (Granulations de) 254, *238*.
Schizontes 254, *238*.
Sein (cancer) 235, *155*.
— (sarcome) 235, *186*.
Séminome, Métastase ganglionnaire 236, *193*.
Sidérocytes, Mise en évidence 176.
—, Morphologie 184, *9*.
Sjögren (syndrome de) 194.
Sphérocytes 192.
Spirochaeta Obermeyeri 257, *247*.
— recurrentis 257, *247*.
Splénogramme normal 223.
Splénogramme 222.
— dans le Kala-Azar 256, *245*.
— dans la M. de Hodgkin 230, *153*, *154*.
— dans la leucémie myéloïde 203.
— dans la Tuberculose 228, *153*.
Splénomégalie en cas de myélose aleucémique 202.
— dans l'Erythroleucémie 207.
— dans la leucose aigue 207.
Sprue 194.
Squelette (modifications du) dans le Myélome 217, 218.
Sternberg (cellules géantes de) 229, 230, *157*, *161*, *165*.
Substance amyloïde dans le Myélome 218.
Substantia granulofilamentosa 182.

Taenia saginata 260, *255*.
Takata (Réaction de) dans le Myélome 217.
Target-cells 184, *9*.
Test de Coombs 192.
Temps de coagulation dans la Thrombopénie 216.
— de saignement (en cas de Thrombopénie) 216.
Thrombasthénie 214, 216, *116*.

Thrombocytes géants 216. *115*.
— (formation des) 189.
— (polymorphisme des) dans la leucémie myéloïde 204.
— (modifications des) dans la thrombasthénie 216, *116*.
— (modifications des) dans la thrombopénie 216, *115*.
— morphologie 189, *23*.
— numération 174.
Thrombopathie 216, *116*.
Thrombopénie 214, 216, *114*, *115*.
— dans la leucose aigue 208.
Thyroïdogramme 232.
Thyroïde 232, *176*.
— (cancer de la) 235, *183*.
Toxique (granulation) 186, *16*.
Toxoplasma gondii 257, *249*.
Toxoplasmose 257, *249*.
Traitement du Myélome par la Stilbamidine 220, *130*.
Transsudats (cytologie des) 241, *213*.
Trématodes (œufs de) rechercherche 178.

Trichocephalus dispar 260, *255*.
Trichomonas 248, *220*.
Trichuris Trichiura 260, *255*.
Troubles fonctionnels du cycle génital 247.
Trophoblastiques (cellules) 247, 251, *229*.
Trypanosoma cruzi 256, *242*.
— gambiense 255, *241*.
Tubage duodénal (sédiment) 241, *209*.
Tuberculose (adénogramme dans la) 227, 228, *150*, *156*.
— (Réaction à la) dans la Mal. de Besnier-Boeck 227, *149*.
Tuméfaction trouble 231, *172*.
Tumeurs (ponction des) 173.
Tumorales (cellules) dans le liq. d'aseite 242, *217*.
— dans la moelle 234, *180*, *184*, *194*, *200*.
— dans le tuboge gastrique 240, *208*.
— caracteristiques morphologiques 233, 234.

Tumorales dans le liq. pleural 242, *216*.
— dans le crachats 238, 241, *212*.
— dans les frottis vaginal 247, 252, 253, *232—237*.

Varicelle 242.
Vers intestinaux (œufs de) 259.
— Enrichissement selon Fullerborn 178.
— — selon Telemann 178.
— Recherche à l'état frais 178.
Vitamine B_{12} 194.

„W" (cellules „W" de Anreth) 185.
Weltmann (bande de W.) dans le Myélome 217.
Wills (Facteur de) 194.
Wright (Coloration de) 174.
— (théorie de) 180.
Wuchereria Bancrofti 258, *253*.

Ziehl-Neelsen (Coloration de) 178.
— — dans la lèpre 257, *250*.

Indice alfabético.

Los números impresos en tipos normales indican las páginas del tomo correspondiente al texto, y los impresos en letra *cursiva* se refieren a la numeración de las láminas, tanto en el tomo de texto como en el volumen de ilustración.

Aborto completo 348.
— incompleto *229*.
Acantocheilonema *251*.
Acido fólico en anemia perniciosa 291.
Acromoreticulocitos 269.
— en anemia perniciosa *43*.
— en ictericia hemolítica *44*.
— tinción 269.
Acromocitos 269.
— en anemia perniciosa *43*.
— en ictericia hemolítica *44*.
— gigantes *43*.
— tinción 269.
Agranulocitosis (granulopenia) 312, 313, *113*.
— alérgica *113*.
— mielograma 289.
Albuminuria en mieloma múltiple 317.
Alder, anomalía de la granulación de los leucocitos 283, *16*.
Altmann-Schridde, gránulos de linfocitos 271.
Amebas, cuadro de conjunto *258*.
— demostración 275.
— histolíticas *256, 257*.
Amibiasis *256—259*.
Amiloidosis en mieloma múltiple 317, *119*.
Anemias aplásticas (eritroblastoptisis) 312.
— con cuerpos internos de Heinz-Ehrlich *32*.
— ferropénicas 288.
— — médula ósea *29*.
— — mielograma 289.
— hemolíticas 288.
— — acromocitos *44*.
— — clasificación 288.
— — etiología 288.
— — médula ósea *30*.
— — mielograma 289.
— megaloblásticas 291.
— — patogénesis 291.
— — sintomatología 291.
— megalocítica trópica 291.
— perniciosa 291.
— — acromocitos *43, 44*.
— — acromoreticulocitos *43, 44*.
— — baciliformes gigantes *18*.
— — citología gástrica *207*.
— — curva de Price-Jones 295.

Anemia perniciosa, frotis de sangre periférica *44, 45, 46*.
— — frotis medular *33—38, 43*.
— — frotis medular durante el tratamiento *41, 42*.
— — granulocitos *18*.
— — hipersegmentados *18*.
— — megacariocitos *26*.
— — mielograma 289.
— — patogénesis 291.
— por leche de cabra 294.
— — frotis de sangre periférica *40*.
— — frotis medular *39*.
Anillos de Calot *9*.
— en eritremia crónica 297.
— en fiebre de Oroya *248*.
Anquilostoma 360.
— demostración de los huevos 274.
Aplasias medulares (panmieloptisis) 312.
— esquema de Bock 313.
— etiología 312, 313.
— frotis medular *111, 112*.
Aquilia, en anemia perniciosa 291.
— citología gástrica *206*.
Arcoplasma 287, *25*.
Ascaris 360, *255*.
— demostración de huevos 274.
Ascitis 342.
— frotis de sedimento *214*.
— frotis de sedimento en carcinoma gelatinoso *217*.
Auer, bastoncillos de, en leucemia paramieloblástica *87*.

Banti, enfermedad de 320, 321.
Baciliformes gigantes *18*, 284.
— morfología *14*, 282.
— reacción de peroxidasa 283.
Bartonella baciliformis 248.
Basófilos, incremento en leucemia mieloide crónica 67.
— incremento en policitemia *49*.
— morfología 283, *16*.
Bazo, punción de 320, 266.
— — contraindicaciones 266.
— frotis esplénico en enfermedad de Hodgkin *163, 164*.
— — en Kala-Azar *245*.
— — en leucemia mieloide 300.
— — en tuberculosis *153*.
— esplenograma 322.

Bazo, en tumores malignos 321
Bence-Jones, ver proteínas.
Bilharzia haematobium *255*.
— japonicum *255*.
— mansoni *255*.
Blefaroplasto *241, 242, 246*.
Botón de oriente *246*.
Brill-Symmers, enfermedad de (linfoblastoma) *148*.
— frotis ganglionar *148*.
— en hiperplasia ganglionar hiperérgica *146*.
— sintomatología 325, *148*.
Bronquitis, citología de la *210, 211*.

Carcinoma:
— adenocarcinoma *239*.
— bronquial: metástasis ganglionar de *181, 182*.
— de la glándula tiroides *183*.
— de la mama: metástasis ganglionar de *185*.
— gelatinoso: metástasis medular de *184*.
— genital *232—237*.
— prostático: metástasis medular de *180*.
Células almacenadoras de grasa *4*.
— cebadas tisulares:
— — en hiperplasia ganglionar *145*.
— — en macroglobulinemia *74*.
— — morfología *11*.
— — significado diagnóstico 281, *11*.
— deciduales 347.
— de Ferrata 278, *3*.
— de Gaucher 319, 320, *133, 134*.
— de Hodgkin 327, *157—165*.
— del centro germinativo en el ganglio linf. hiperplásico *141*.
— de lupus eritematoso 320, *135*.
— de serosa:
— — en frotis esplénico *136*.
— — morfología *4*.
— endoteliales:
— — morfología 278, *4*.
— — polinucleados en ascitis *214*.
— epiteliales:
— — de la cavidad bucal *210, 211*.
— — morfología 278, *4*.
— fagocitantes 278, *4*.
— gástricas:

Células gástricas:
— — accesorias 203, 204.
— — adelomorfas 205.
— — cilíndricas 201, 202.
— — delomorfas 201, 203, 204, 205.
— — de revestimiento 201, 203, 206, 207.
— gigantes:
— — baciliformes 18.
— — de la médula ósea: ver megacariocitos y osteoclastos.
— — de Langhans 150—156.
— — de Sternberg 157, 161—165.
— — en frotis vaginal 229.
— — en herpes zóster 218.
— — en policitemia vera 296.
— — trombocitos 115.
— naviculares 227—230.
— plasmáticas:
— — incremento reaccional durante la infección 298, 299, 57.
— — en el mieloma 117—130.
— — en frotis ganglionar 138.
— — en médula ósea después del tratamiento con ACTH 100.
— — linfocitarias 285. 19.
— — reticulares 5.
Chagas, enfermedad de 242.
Clonorchis sinensis 255.
Cloroma primario 195.
Colangitis, citología de la 209.
Condrosarcoma primario 187.
Cuerpos cromidiales 256, 258.
Cuerpos semilunares 295.

Degeneración eosinófila 173.
— cuerpos eosinófilos en 173.
— en leucemia mieloide crónica 67.
— en policitemia 49.
— morfología de los granulocitos en 16, 17.
— reacción de peroxidasa en 283.
Desoxiribosenucléico, ácido, demostración química 285, 21.
Diátesis hemorrágica en leucemia paramieloblástica 305, 306.
Diphyllobotrium latum 225.
Drepanocitos 280, 9.

Electroforesis en mieloma 315, 316.
Eliptocitos 280, 8.
Enfermedad del sueño 241.
Enfermedades tropicales 357—359.
Endolimax nana 258.
Enterobius vermicularis 255.
Eosinofilia 58, 59.
— con esplenomegalia 299.
— en enfermedad de Hodgkin 157.
— en helmintiasis intestinal 299.
— en linfocitosis infecciosa 303.
— persistens 299.
Eritroblastos policromáticos 7.
— reacción de Feulgen 21.

Eritroblastosis fetal 290.
— del adulto (ver eritremias) 297.
— frotis hemático 31.
Eritrocitos, morfología de los 280, 8, 9.
— con punteado basófilo 8.
— hipocromos 8.
— normales 280, 8.
— policromáticos 280, 9.
Eritroleucemias 297, 306.
— agudas 107, 109, 110.
— diagnóstico 306.
— sangre periférica en 108.
— sintomatología 311, 107.
Eritremias 297, 50—55.
Eritrofagia 4.
— en anemia hemolítica 288, 290.
Eritropoyesis 1.
— en anemia hemolítica 288, 290.
— en ferropenia 29.
— en infecciones 56.
— en policitemia 49.
Esferocitos 8.
— en anemias hemolíticas 288.
Espiroqueta Obermeieri 247.
— recurrentis 247.
Esplenomegalia en eritroleucemia 305.
— en leucemia paramieloblástica 305.
— en mielosis aleucemica 300, 301.
Esputo 210, 211, 212.
— células tumorales en 337, 338, 212.
— método de Henning 338.
Esquistosomas 255.
— método de incubación 274.
Esquizontes 238.
Esternon, punción de 265.
Estómago (ver también jugo gástrico):
— aquília 206.
— carcinoma 208.
— citología 201—208.
— en anemia perniciosa 207.
— frotis de mucosa 207.
— frotis de mucosa sana 202.
— hiperacidéz 203, 204, 205.
— método de Henning 337, 338
Ewing, sarcoma de 336.
— frotis medular 200.

Factor intrínseco 291, 292.
Fasciola hepática 255.
Fasciolopsis buski 255.
Feulgen, reacción de:
— de eritroblastos 21.
— de megaloblastos 21.
— en la enfermedad de Hodgkin 162.
— en leucemia paramieloblástica 92.
— técnica de la 269.
Fibroadenosis esplénica 320, 321.

Fiebre de Oroya 248.
Fiebre recurrente 247.
Filarias 251—254.
— búsqueda 274.
Forma „minuta" de las amebas 256, 257.

Gametocitos 238.
Ganglios linfáticos:
— frotis de células tumorales en 181—199.
— — en Hodgkin 157—167.
— — en mononucleosis infecciosa 138.
— — en reticulosarcoma 198 199.
— — en reticulosis 197.
— — normal 138.
— punción 267, 321.
— tuberculosis 150—156.
Gargoilismo 284.
Gaucher, mal de 319, 133, 134.
Giardia intestinalis 259.
Glándula tiroides:
— carcinoma de 183.
— frotis normal 176.
— punción 331.
— tipos celulares 331, 332.
— tiroideograma 331.
Glándula salival, diagnóstico diferencial con frotis ganglionar 175.
— frotis normal 175.
Glanzmann, trombastenia congénita 116.
Glositis de Hunter 291.
Gömöri, impregnación argéntica de 271.
Gota gruesa 238—240.
Granulaciones azurófilas, en leucemia linfática 71.
— — en leucemia paramieloblástica 102.
— — de los monocitos 20.
— tóxicas de leucocitos 16.
Granulocitopenia 312, 313.
Granulocitos basófilos 16.
— en anemia perniciosa 18.
— eosinófilos 16.
— neutrófilos 13.
Granulomer 286.
Granulopenia 312, 313.
Granulopoyesis 277, 1, 2.
— en anemia perniciosa 284, 18.
— en las infecciones 56.
— en leucemia crónica mieloide 64—67.
Gravidez, citograma 226—228.
— citología 226—230.
— ruptura inaparente de membranas ovulares 345.
Gumprecht, fragmentos de:
— en leucemia linfática 70.
— en leucemia paramieloblástica 102.

Hanganatziu-Deicher, reacción de 299, 300.
Heinz-Ehrlich, cuerpos internos de 32.
— — tinción 271.
Hemocromatosis, punción hepática 174.
Hemosiderosis 331.
Hialomer 286.
Hiatus leucaemicus 34.
Hígado, células normales 168, 169, 171.
— colangitis crónica 209.
— cortes histológicos 169, 173.
— distrofia subaguda 170.
— frotis 168, 170, 171, 172, 174.
— hemocromatosis 174.
— hepatitis aguda 172, 173.
— punción 330.
Herpes zoster 218.
Hipereosinofília 299.
— en leucemia linfática crónica 303.
— frotis de sangre periférica 59.
— — medular 58.
Hipernefroma, metástasis ósea 194.
Hiperplasia ganglionar 139—147.
— hiperérgica 144—147.
— simple 139—143.
Hodgkin, enfermedad de 327.
— diagnóstico 327.
— forma de transición con el linfosarcoma 166.
— frotis esplénio en 163, 164.
— — ganglionar en 157.
— hipereosinofília en 299.
— lísis celular en 167.
— punción esplénico en 320.
— — ganglionar en 321.
— sintomatología 327, 328.
Huevos de helmintos 255.
— métodos de búsqueda 274, 275.
Hymenolepis diminuta 255.
— nana 255.

Ictericia hemolítica (ver anemias hemolíticas) 288.
— acromocitos y acromoreticulocitos en 44.
Infección, frotis medular 56, 57.
— mielograma 289.
Irritación, formas linfáticas de 285, 19.

Jolly, cuerpos de 9.
— en eritremia crónica 297.
Jugo duodenal en colangitis crónica; sedimento 209.
Jugo gástrico, células tumorales 337, 338.
— sedimento 201.

Kala-Azár 243—245.
Küpfer, células de 173.

Lamblia intestinalis 259.
Langhans, células gigantes de 151—156.
Leishmania donovani 243—245.
— tropica 246.
Lepra 250.
Leptocitos 280, 9.
Leucemias linfáticas:
— agudas 305, 306.
— — diagnóstico 310, 101.
— — frotis medular 101.
— — sangre periférica 102.
— crónicas 69—73.
— — diagnóstico 303.
— — esplenograma 322.
— — fragmentos de Gumprecht 70.
— — frotis medular 69, 71—73.
— — mielograma 289.
— — reacción de peroxidasa 72.
— — sangre periférica 70, 77, 78, 80.
Leucemias mieloides:
— agudas (paramieloblásticas) 305.
— — bastoncillos de Auer en 87, 93.
— — después del tratamiento con ACTH 100.
— — frotis medular 81, 83, 85, 87, 88, 89, 90, 91, 92, 93, 95, 97, 99, 100.
— — „Hiatus leucaemicus" 84.
— — micromieloblastos 84, 99.
— — reacción de Feulgen 92.
— — — de peroxidasa 90, 91, 93.
— — sangre periférica en 82, 84, 86, 94, 96, 98, 102.
— — sintomatología 305.
— crónicas 300.
— — aleucémicas 300, 301.
— — brote incipiente de mieloblastos 75, 77.
— — brote mieloblástico final 79, 80.
— — diagnóstico 300.
— — esplenograma 322.
— — frotis medular 64, 66, 67, 75, 76, 79.
— — mielograma 289.
— — reacción de peroxidasa 76, 77.
— — sangre periférica en 65, 68, 80.
Leucemia monocítica 103.
Leucoplasias 348.
Linfadenitis 139—147.
— caseosa 154.
— hiperérgica 144—147.
— simple 139—143.
Linfoblastoma (ver Brill-Symmers).
Linfoblastos, morfología 285, 19.
Linfocitos, formación de 277, 1, 2.
— grandes 19.
— granulación azurófila de 19.
— morfología 19.
— pequeños 9.
— reacción de peroxidasa 17.

Linfogranulomatosis maligna (ver enfermedad de Hodgkin).
Linfosarcoma 196.
Líquido amniótico, citología 348.
Líquido pleural:
— en metástasis pleural de carcinoma 216.
— exudado 215.
— tipos celulares de 213.
— trasudado 213.
Loa-loa 252.
Lupus eritematoso 320, 135.

Macroblastos 279, 7.
Macrocitos 280, 8.
Macrófagos 4.
Macrogametocitos 238—240.
Macroglobulinemia 304, 74.
Malaria quartana 239.
— tertiana 238.
— tropica 240.
Médula ósea:
— aplasia 312.
— células tumorales en el frotis 180, 184, 194, 200.
— infiltración linfática 303.
— mielograma 289.
— normal 27, 28.
— recuento 287.
— técnica de la punción 265.
— vacía 11.
Megacarioblastos 286, 22.
Megacariocitos, diploides 286, 22.
— en leucemia mieloide crónica 68.
— en policitemia 47—49.
— formación de los 286, 23, 24.
— función de los 277, 286, 1, 2, 23.
— hipersegmentados 287, 26.
— inmaduros 286, 22.
— maduros 286, 22.
— morfología 286, 22—26.
— poliploides 286, 22.
Megaloblastos 284.
— en anemia perniciosa 33, 34, 35, 36, 37, 38, 41.
— en anemia por leche de cabra 39, 40.
— en eritroleucemia 107, 108.
— mitosis 18.
— morfología 17.
— reacción de Feulgen 21.
Megalocitos 9, 45, 46.
Melanosarcoma, metástasis ganglionar de 189, 190.
— primario, frotis de 188.
Merozoitos 238—240.
Metamielocitos, morfología 13.
— reacción de peroxidasa 15.
Microfilarias 251—254.
Microgametocitos 238—240.
Microscopio de fases contrastadas 257.
Mieloblastos, atípicos 10.
— en mielomas 127, 128.
— reacción de peroxidasa 15.

Mielocitos *13*.
— reacción de peroxidasa *15*.
Mieloma múltiple (plasmocitoma) *117—132*.
— de tipo mieloblástico *127, 128*.
— distribución 315, 316.
— sintomatología 316, 317.
— tipos de 315.
Mitosis:
— cél. plasmáticas *5*.
— cél. reticulares linfáticas *141*.
— en linfosarcoma *196*.
— eritroblastos *7*.
— índice 282.
— linfocitos 285.
— megacariocitos 22.
— mieloblastos *10, 18*.
— mielocitos *13*.
— paramielocitos *12*.
— proeritroblastos *6*.
Monoblastos 277, 300.
Monocitos, génesis 277, *1, 2*.
— morfología 285, *20*.
— reacción de peroxidasa *15*.
Mononucleosis infecciosa 299.
— frotis hemático en *60, 61, 62, 63*.
— punción ganglionar en 321.
— reacción de peroxidasa *63*.
— sintomatología 299.
Mycobacterium leprae 250.

Neutrófilos *13, 14*.
Normoblastos 279, *7*.
— islotes en eritroblastosis *52*.
Nucleos:
— en cél. tumorales 333.
— en Hodgkins *157—165*.
— en mieloma 315.
— en paramieloblastos *91*.

Onchocerca volvulus 254.
Opistorchis felineus 255.
Osteoblastos, morfología 287, *25*.
Osteoclastos 287, *25*.
Osteomielosclerosis 300, 301.
Oxidasa, reacción de 270.

Papanicolaou, tinción de 268, 272.
— de células tumorales 337, 338.
— de jugo gástrico *201*.
Pappenheim, tinción panóptica de 268.
Paraamiloidea, substancia *120*.
Paraeritroblastos *107*.
Paragonimus westermani 255.
Paramieloblastos *81—100*.
— promielocitoides *90*.
Paul-Bunnel, reacción de 299, 300.
Pelger, anomalía nuclear de 283, *16*.
Peroxidasa, reacción de:
— de los glóbulos blancos *15*, 283.
— de paramieloblastos *90—93*.
— en brote mieloblástico *76, 78*.
— en leucemia linfática crónica *72*.
— en mononucleosis infecciosa *63*.

Peroxidasa técnica 270.
Pfeiffer, fiebre de *60—63*.
Plasmocitoma (ver mieloma múltiple).
Plasmodium falciparum 240.
— immaculatum 240.
— malariae 239.
— vivax *238*.
Poliglubulinemia 296.
Próstata, carcinoma de *180*.
— frotis normal *179*.
Proteinas de Bence-Jones:
— en mieloma múltiple 317.
— en reticulosis 319, *131, 132*.
Paraproteinemia en macroglobulinemia 304.
— en mieloma 317.
Paraproteinuria en mieloma 317.
Parásitos hemáticos 354.
Poiquilocitos 280, *8*.
Policariocitos 287, *25*.
Policitemias 296.
Policromasia *7, 9*.
Price-Jones, curvas de:
— en anemia hemolítica 288.
— en anemia perniciosa 295.
Principio antianémico hepático en anemia perniciosa 291.
Proeritroblastos 279, *6*.
Promielocitos *1, 2, 12*.
— clasificación 281, 282.
— en agranulocitosis *113*.
— en panmieloptisis *112*.
— reacción de peroxidasa *15*.
Prusia, reacción de azul de 271, *174*.

Reticulocitos 277, 280, *1, 2, 9*.
— recuento de los 269.
Reticulosis:
— aleucémica 311, *103—106*.
— características 336, 337.
— frotis ganglionar en *197*.
— paraproteinémica 319, *131, 132*.
Rieder, formas de los linfocitos 285, *19*.
Riñón 332.
— frotis renal *177, 178*.
— nefrosis en mieloma 317.
Rizoblasto 243.
Russel, corpúsculos de, en mieloma *119*.

Sarcoidosis de Boeck 325.
— frotis ganglionar *149*.
Sarcoma, de Ewing 336.
— — frotis medular *200*.
— primario de la mama *186*.
— primario *191, 192*.
— reticular *198, 199*.
Schilling, cuerpos semilunares de *43, 44*.
Schizotrypanum cruzi 242.
Schüffner, punteado de *238*.
Segmentados 282, *14*.
— reacción de peroxidasa *15*.

Seminoma *193*.
Siderocitos *9*.
— tinción 271.
„Sphaerita", infección *258*.
Spirochaeta Obermeieri *247*.
— recurrentis *247*.
Sprue 291.

Target cells *9*.
Tenias 255.
— demostración de los huevos 274.
Tiempo de sangría 314.
Tinción, métodos de 268.
Toxoplasma gondii *249*.
Tremátodos, demostración de los huevos 274.
Trichuris trichiura 255.
Tricocéfalos 255.
— demostración de los huevos 274.
Tricomoniasis 220.
Triquinosis, hipereosinofilia en 299.
Trofoblastos 229.
Trombastenia de Glanzmann 315, *116*.
Trombocitos 23.
— en leucemia mieloide *64—67*.
— en trombastenia *116*.
— en trombopenia *114, 115*.
— formación *1, 2, 22*.
— recuento 269.
Trombocitosis en policitemia vera 296.
Trombopatía *116*.
Trombopenia *114, 115*.
Trypanosoma cruzi 242.
— gambiense *241*.
Tuberculosis 326.
— de células epiteloides prop. tal *150*.
— del bazo *153*.
— punción ganglionar en *150—156*.

Vagina, cél. epiteliales 345.
— citograma de la 344.
— citología de la 342.
— diagnóstico del ciclo en la 342, 343.
— efecto del nivel hormonal sobre la 345.
— en el puerperio 230.
— pólipo cervical de la 231.
— sedimento de secreción 347.
— técnica de los frotis de la 343.
Varicela *218*.
Vejiga urinaria, frotis 347.
Vitamina B_{12} en anemia perniciosa 291.

Weltmann, espectro de, en mieloma 317.
Wright, tinción de 268, 277.
Wuchereria bancrofti 253.

Ziehl-Neelsen, tinción de 273.
— en lepra 250.

MIX
Papier aus verantwortungsvollen Quellen
Paper from responsible sources
FSC® C105338

If you have any concerns about our products,
you can contact us on
ProductSafety@springernature.com

In case Publisher is established outside the EU,
the EU authorized representative is:
**Springer Nature Customer Service Center GmbH
Europaplatz 3, 69115 Heidelberg, Germany**

Printed by Libri Plureos GmbH
in Hamburg, Germany